最新
義肢装具ハンドブック

編　集

三上真弘
帝京大学教授

飛松好子
広島大学大学院教授

大石暁一
国立身体障害者リハビリテーションセンター学院主任教官

高嶋孝倫
国立身体障害者リハビリテーションセンター学院主任教官

全日本病院出版会

執筆者一覧

編集

三上　真弘	帝京大学医学部リハビリテーション科，教授
飛松　好子	広島大学大学院保健学研究科保健学専攻心身機能生活制御科学講座，教授
大石　暁一	国立身体障害者リハビリテーションセンター学院義肢装具学科，主任教官
高嶋　孝倫	国立身体障害者リハビリテーションセンター学院義肢装具学科，主任教官

執筆者一覧（執筆順）

陳　隆明	兵庫県立総合リハビリテーションセンター整形外科・リハビリテーション科，部長
林　義孝	大阪府立大学大学院総合リハビリテーション学研究科，教授
鈴木　順一	甲南女子大学看護リハビリテーション学部理学療法学科，准教授
柴田八衣子	兵庫県立総合リハビリテーションセンター，作業療法士
三輪　隆	心身障害児総合医療療育センター整形外科，医長
山室　健一	自治医科大学整形外科，助教
吉川　一郎	自治医科大学整形外科，教授
星野　雄一	自治医科大学整形外科，教授
久野木順一	日本赤十字社医療センター脊椎整形外科，部長
山本　宣幸	秋田大学医学部神経運動器学講座整形外科学分野，医員
井樋　栄二	東北大学大学院医学系研究科医科学専攻外科病態学講座整形外科学分野，教授
砂川　融	広島大学病院整形外科，講師
水関　隆也	広島県立身体障害者リハビリテーションセンター，医療センター長
越智　光夫	広島大学病院整形外科，教授
飛松　好子	広島大学大学院保健学研究科保健学専攻心身機能生活制御科学講座，教授
山下　博樹	昭和大学藤が丘リハビリテーション病院整形外科，助教
森　雄二郎	海老名総合病院人工関節・リウマチセンター，リウマチ科部長
君塚　葵	心身障害児総合医療療育センター，所長
林　泰夫	宇賀岳病院，副院長
浅見　豊子	佐賀大学医学部附属病院リハビリテーション部，准教授
芳賀　信彦	東京大学大学院医学系研究科外科学専攻リハビリテーション医学分野，教授
赤居　正美	国立身体障害者リハビリテーションセンター病院，副院長・同センター研究所運動機能系障害研究部，部長
岩﨑　洋	国立身体障害者リハビリテーションセンター病院，副理学療法士長
丸野　紀子	帝京大学医学部リハビリテーション科，助手
大石　暁一	国立身体障害者リハビリテーションセンター学院義肢装具学科，主任教官
三田　友記	国立身体障害者リハビリテーションセンター研究所補装具製作部，義肢装具士
山﨑　伸也	国立身体障害者リハビリテーションセンター研究所補装具製作部，主任義肢装具士
東江由起夫	新潟医療福祉大学医療技術学部義肢装具自立支援学科，教授
栗山　明彦	早稲田医療技術専門学校義肢装具学科，学科長
高嶋　孝倫	国立身体障害者リハビリテーションセンター学院義肢装具学科，主任教官
佐々木和憲	株式会社佐々木義肢製作所，義肢装具士
水上　昌文	茨城県立医療大学保健医療学部理学療法学科，教授
中村　隆	国立身体障害者リハビリテーションセンター研究所補装具製作部，義肢装具士
栗林　環	横浜市総合リハビリテーションセンターリハビリテーション科
小池　純子	横浜市総合リハビリテーションセンター，副センター長

序

　どの疾患においても，装具療法は治療の一手段であり，目的があり，適応があり，使うタイミングと外すタイミングというものがある．

　一方，装具は道具であり，ものとしての特性が，構造，素材などから決まる．

　それぞれが明確に分けられた教科書があれば，義肢装具に関わる多職種にとって便利だし，これから義肢装具を学ぶ初心者にとっても学びやすいに違いない．

　また，両者を理解して初めて装具療法を行う事ができる．

　本書はこのような考えに基づいて作られた．道具としての義肢装具は現在，義肢装具士として教育に携わり，指導的な立場にある国立身体障害者リハビリテーションセンター学院義肢装具学科教官である大石暁一先生と高嶋孝倫先生が編集に当たり，臨床については，帝京大学医学部リハビリテーション科教授の三上真弘先生と私，広島大学大学院教授飛松好子が携わった．この4人は，国立身体障害者リハビリテーションセンター学院の授業や，研修会の講師として，また日本義肢装具学会の活動を通じて長い間，義肢装具に関してそれぞれの立場からともに関わってきた仲間である．そのため忌憚のない意見を交わしながら編集作業を行う事ができた．

　本書の特徴は，1. 義肢装具の特性についての記載と，臨床における適応に関する記載を明確に分け，それぞれの専門家に原稿を依頼したこと，2. 評価の定まらない開発段階の義肢装具については記述しないこと，3. 本書をひもとけば，おおよその義肢装具とその臨床における使われ方がわかるようにしたことである．

　1については，各方面で活躍する先生方に原稿を依頼する際にこの点を強調し，趣旨に沿って記載していただくようにお願いした．2については，たとえばMASソケットなど，新しい大腿義足のソケットに関しては製作が難しく，製作技術を含めて現段階では十分普及していない事などから見送った．3については，たとえ整形外科医にとっては常識的な事についても，本書の読者層は多岐にわたると考えられたので，説明を加えたり，疾患の記載に関してはあまり微に入り，細にわたらないようにした．

　全日本病院出版会の古谷　勲さん，鈴木希望さんには，企画を快く引き受けてくださり，原稿の遅れに気をもませたり，何かと御迷惑をおかけしたが，最後まで，辛抱強く，編集作業を行っていただいた．本書が無事出版される運びとなったのもこのご両人に負うところが大きい．感謝申し上げる．

　最後に本書は，医師，義肢装具士，理学療法士，作業療法士がそれぞれの立場から義肢装具に関して執筆したものであり，まさにチーム医療を体現したものといえる．本書が義肢装具療法を行うに当たって活用される事を祈る．

2007年10月

編者を代表して

飛松　好子

臨床

I. 切断

1. 切断術と断端管理

Key words 切断(amputation), 断端管理(stump management)

切断術の原則

できるだけ長い断端を残すように努力すべきである．切断術は良好な断端を形成し，歩行能力を再獲得するための機能再建手術との認識が重要である．良い断端は，①痛みなく関節が動かせる，②十分な軟部組織により被覆されている，③有痛性の神経腫がない，④十分な血流供給がある，の条件を満たしていることが要求される．

1. 断端筋肉の処置方法(図1)[1)]

1) 従来の方法
切断端で筋肉群を切り離したままで，筋膜同士のみを縫合する．この場合，断端末の筋肉は萎縮し，良好な断端とならない．

2) 筋肉縫合法(myoplasty)
拮抗筋肉群同士を縫合し，骨端を覆う方法．

3) 筋肉固定法(myodesis)
骨端にドリル孔を形成し，その孔に筋肉群を固定する方法．

4) 筋肉縫合固定法(myoplastic myodesis)
筋肉群の末端の内層を骨端末に開けたドリル孔に固定し，さらに筋肉を縫合し骨端を覆う方法．
現在では2)〜4)の手技が推奨されている．

2. 神経，血管の処置

止血は確実に行うことが大切である．術後に血腫が形成された場合，創の遷延治癒や感染の原因となるからである．大血管は二重結紮を行う．神経は切断時には軽く引っ張り出し，鋭利なメスで切断する．太い神経(坐骨神経など)の場合，神経を結紮してから切断する．神経と伴走する血管からの出血を防止するためである．切断術後には必ずドレーンを挿入留置する．

3. 骨の処置

骨端末部は滑らかになるようにヤスリなどで丸くしておく．下腿切断の場合，脛骨前下端を斜めに切断することがソケットの適合上特に大切である(図2)．この処置がなおざりにされた場合，必ずといってよいほど義足装着後に断端前面に創を形成する．
また，下腿切断の場合，断端の負荷性獲得や脛腓骨間の安定性獲得のため，脛骨腓骨間骨接合術(図3)を行うことがあるが，一般的には必要ない．

切断術

各レベルの切断術実際の詳細は成書を参考されたい．図4[2)]と図5[3)]は上肢および下肢における切断部位の選択について示したものである．

1. 下肢切断

1) 股関節離断術
術式としてはBoydのテクニックが推奨される．この手技では，筋肉群をそのinsertionかoriginで切断するので，出血を最小に抑えることができる利点がある．

2) 大腿切断術
従来より術式に大きな変化はない．断端の筋肉

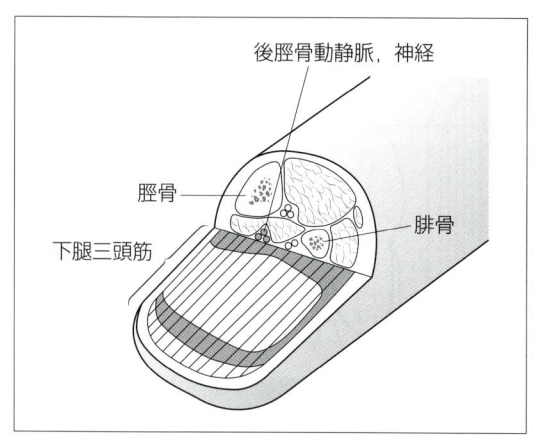 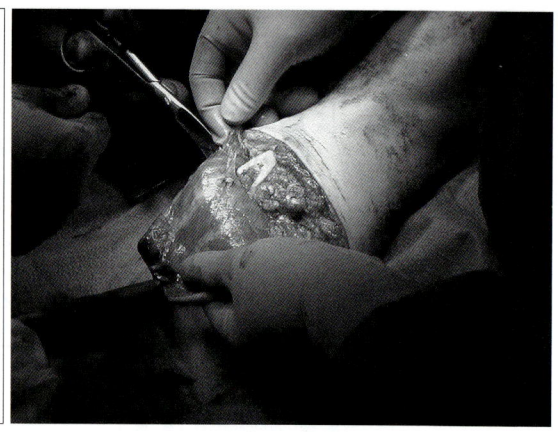

a：後方長皮弁法　　　　　　　　　　b：実際に行ったところ

図 7

体重を負荷することは不可能である．大腿切断術においても断端末に体重負荷性を持たせるための術式がある．Gritti-Stokes の手術方法がその 1 つの例である．

3）膝離断術

断端末荷重が可能であり，日本の和式の生活に適していること，さらに手術侵襲が少ないこと，大腿骨顆部の膨隆部による懸垂効果といった利点がある．一方では，大腿骨顆部の形状のためソケットの適合が得にくく不恰好になりやすい，膝継手を取りつけるスペースの余裕がないなどの欠点も従来から指摘されている．

皮膚切開は前方長皮弁，円弧状皮弁，内外皮弁を用いる．膝蓋靱帯を温存し，十字靱帯に縫合することで大腿四頭筋の機能を温存する．ハムストリングは後方関節包か十字靱帯に縫合する．膝蓋骨は切除せず，大腿骨遠位端の軟骨は温存する．

4）下腿切断術

非血行障害性切断では，皮弁は魚口状切開で前後等長，あるいは前方皮弁をやや長くとる．

血行障害例では原則として駆血帯は使用しない．皮膚縫合時はピンセットを用いない．血行を保つため皮膚弁はできるだけ筋膜と一体とし，なるべく分離しないようにする．Burgess の後方長皮弁法が従来より好んで用いられている．この方法は下腿後方の皮膚，筋肉の血流が前方より良いことに基づいている．骨切断レベルのやや末梢で下腿軸にほぼ直角に前方皮膚切開を加える．この内外側両端から末梢へ向かい縦切開を加え，この部位において再び骨軸に直角に後方へ向かい 12～15 cm の後方皮膚弁を作成する．前方の伸筋群を同一レベルで切断し，さらに脛骨を，そして腓骨を脛骨と同じか，やや短めに切断する．後方屈筋群も切断し，下腿三頭筋は末梢になるほど薄くなるように斜めに切断する（図 7）．そして，後方筋膜を前方の骨膜と筋膜に縫着する．その他，下腿内側皮膚の血行が外側よりも良好であることに基づく Robinson の skewed sagittal flap 法や Persson の sagittal flap 法がある．創傷治癒率に大きな差異を認めない[5]．

血行障害例において下腿切断が不適当なケースは，高度な膝関節屈曲拘縮を認める場合である．心肺疾患，体力低下により義足歩行が全く望めないと考えられる場合は，創の治癒を優先し，大腿切開が考慮されるべきである．

5）サイム切断

断端末での体重負荷が可能である．多少の脚長差はあるが，屋内では義足なしで歩けて，和式の生活には便利である．

皮切は外果先端より脛骨遠位端を通り，内果先端の 1.5 cm 下部に達し，これより足底部の長軸に達し，直角となるようにする．足背動脈は結紮後切離する．足部尖足位にし，前方関節包を横切し，内側で三角靱帯，外側で踵腓靱帯を切離する．距骨を引き出し，後方関節包を切開し，さらに踵骨を前方に翻転させながら後方へ向かい，踵付着部

でアキレス腱を切断する．踵皮膚弁の弾力性を損傷しないように踵骨から骨膜下に剝離し，距骨と踵骨を摘出する．脛骨下端の軟骨が指頭大に残る程度で脛骨を切断する．脛骨動静脈は踵皮膚弁遠位で結紮される．踵皮膚弁が移動しないように，脛骨前下端部に踵皮膚弁を縫合固定する．

6）足根骨部切断
a）足関節の可動性を残した切断
断端が丈夫な皮膚で覆われ，十分な体重負荷性を有することが長所である．しかし，一方では足部残存筋の不均衡のため二次変形が生じやすいことが欠点である．

(1) リスフラン(Lisfranc)切断
足根中足関節離断であり，後足部切断の中で一番遠位の切断である．

(2) ショパール(Chopart)切断
末梢神経障害例や足関節背屈不能例には施行しないほうがよい．足部残存筋の不均衡を是正するために，前脛骨筋腱を付着部で切離温存し，距骨に移行することもある．

ショパール切断とリスフラン切断によって生じた尖足変形を矯正するため，アキレス腱の切腱術が推奨されるようになった[6]．

b）脛骨下端と踵骨を癒合させる切断
断端部の尖足・内反変形の予防と断端の体重負荷性を目的とする．現在では，行われることが稀な術式である．

(1) ボイド(Boyd)切断
ショパール関節で切断し，次いで距骨を摘出し，腓骨を部分切除する．腓骨結節の末梢側，踵骨頸部で踵骨の骨切りを行い，踵骨を前方へ移動させ踵骨・脛骨の関節固定を行う．

(2) ピロゴフ(Pirogoff)切断
踵骨の前方 2/3 を垂直に切断し摘出する．残った踵骨の後方部分と踵皮膚弁を前方へ 90°回転させ，踵骨・脛骨の関節固定を行う．

 ## 2．上肢切断

1）肩甲胸郭間切断（forequarter amputation）
肩甲骨がなく，義手操作の力源が健側肩甲骨や体幹側屈に限られ，実用性に乏しい．さらに，外観上の問題も指摘されている．術式は前方より進入する Berger 法と後方より進入する Littlewood 法がある．Littlewood 法のほうが容易で出血も少ない．

2）肩関節離断
肩甲骨が残存し，切断側の肩甲骨の運動が力源として利用できる．皮切は烏口突起から始まり，三角筋前縁から後縁へ，そして腋窩後面に達する．そしてさらに腋窩前方より後方にもう 1 つの皮切を加える．大胸筋を上腕骨付着部で切離し，神経血管束の処置をする．烏口腕筋と上腕二頭筋を烏口突起から，三角筋を上腕骨から切離し，関節包を露出する．関節包前方後方を切開し，上肢を離断する．すべての筋肉の切断端は関節内に収納する．

3）上腕切断
前後に等長の皮弁をおく．神経血管束を処置したのち，屈筋群と上腕三頭筋を切離する．上腕骨を切断し，上腕二頭筋と三頭筋を myoplasty や myidesis といった手技を用いて処置する．

4）肘関節離断
皮弁は後方は肘頭より 2.5 cm 長く，前方は上腕二頭筋付着部やや末梢とする．屈筋群を切離，神経（正中神経・尺骨神経）血管束の処置を行う．次いで，上腕二頭筋と腕橈骨筋を切離，橈骨神経を処置する．伸筋群は肘関節より以遠で切離する．肘関節を離断し，上腕三頭筋と上腕二頭筋を myoplasty や myidesis といった手技を用いて処置する．

5）前腕切断
近年では，筋電義手の利用も考慮に入れ，筋電信号が得られやすいように断端筋肉の処置に際して myoplasty や myidesis といった手技を用いることが望ましい．

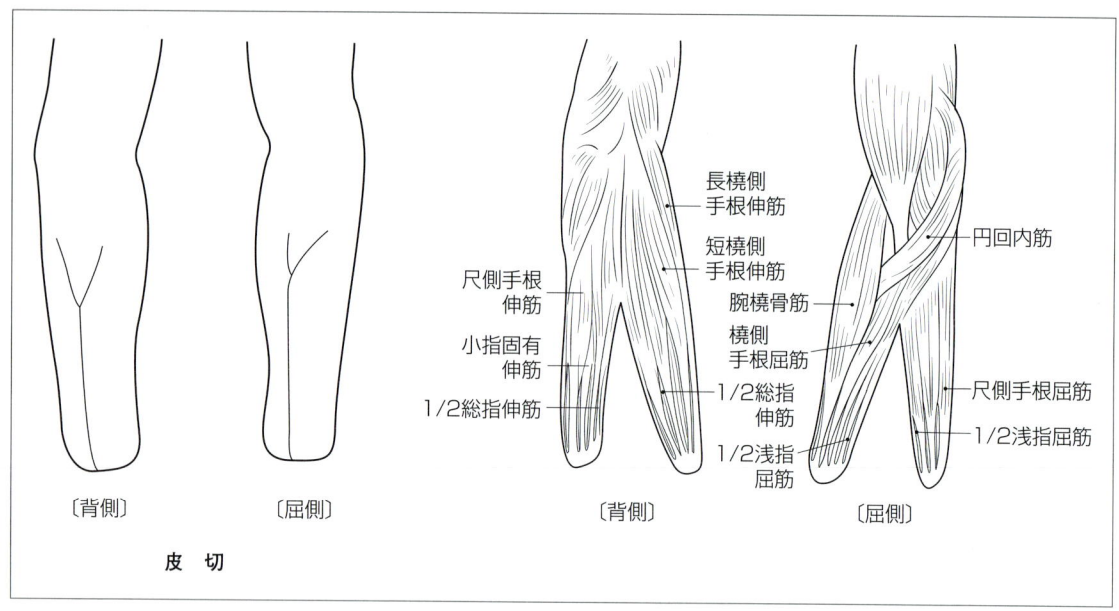

図 8　クルーケンベルグ切断

(文献 7 より改変引用)

6) 手関節離断

両側茎状突起の末梢に基底を置き，掌側に長めに皮弁を作製する．まず神経血管を処置する．すべての腱を切離し，手関節を離断する．腱は可及的に骨端に縫合する．

7) 特殊な切断

(1) クルーケンベルグ切断(Krukenbergplastik)(図 8)[7]

手関節離断や前腕切断においてその前腕部を縦割二分し，断端自体で物を把持しようとするものである．前腕の回内により両断端が開き，回外により閉じる．知覚が残っているという利点はあるが，外観が問題である．適応は慎重であるべきである．全盲切断者や開発途上国などで義手の供給が受けられない場合など考慮されてもよいと思われる．

(2) シネプラスティー(cineplasty)

切断側上肢や健側上肢帯の動きに頼らず，断端近位の筋肉の動きにより，義手を操作しようとするものである．現在では前腕切断や上腕切断長断端例に対して上腕二頭筋が用いられる．筋線維に直角に作製したトンネルに，反転した皮膚弁を挿入し，このトンネル内に棒を通し，その棒の両端にケーブルをつけ，これを義手につなぎ筋力で引っ張って義手を動かすようにするものである．

切断術後の断端管理

断端管理とは，断端の成熟を促進し，早期に義肢装着に適した断端を獲得するための方法である．従来より rigid dressing や soft dressing が代表的であったが，最近ではシリコンライナーを用いた方法も提唱されてきている．

1. Rigid dressing

切断術直後に仮義肢を装着する場合としない場合がある．

1) 術直後義肢装着法

1969 年に Berlmont ら[8]，Weiss ら[9]によって報告された．生理学的切断術(筋肉固定，筋肉縫合固定術)を行った直後に，手術室にて切断端に滅菌断端袋をかぶせて，その上にギプス包帯を巻いてソケットをつくり，仮義足を装着するものである(図 9)．

2) 術後早期義肢装着法

切断端創の治癒が得られるまではギプス包帯による断端管理(rigid dressing)を行い，切断端創の

治癒が得られたならば，できるだけ早期に仮義肢を装着し，訓練を行う方法である．外傷や腫瘍など創の治癒が比較的よい場合には，切断術直後義肢装着法は優れた結果をもたらす．しかし，血行障害に起因した切断例では，早期荷重，負荷により創の治癒遷延がみられる．血行障害例では，創の治癒最優先とすべきであり，本法が第一選択となる．

本法の長所は，①創の治癒や断端の成熟が早期に獲得できる，②術後の断端痛や幻肢痛が抑制される，③切断術後早期に離床，訓練が開始できる，④リハビリテーション期間が短縮できる，ことである．一方，短所は，①術後の創チェックができない，②義肢について専門的な知識と熟練した製作技術が必要であるため，切断前あるいは切断術直後より，チームアプローチが実施できる体制がないと成功しない．このため，弾力ソックスやairbagソケットを用いた断端管理を行っているところも多い．

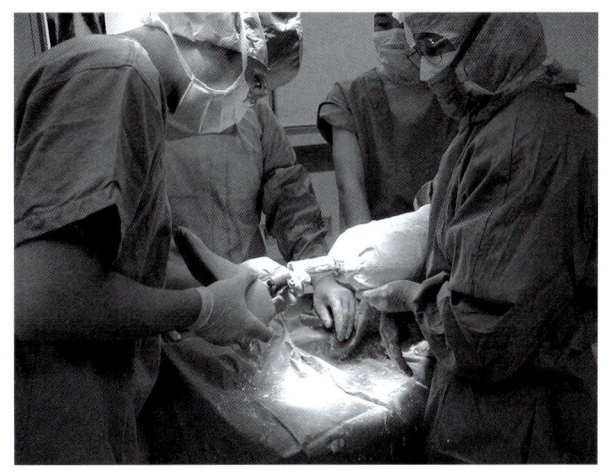

図 9　術直後義肢装着法を行っているところ

2. Soft dressing

従来より行われている方法で，切断端にガーゼを重ねて，さらにその上から弾力包帯を巻いて圧迫するものである．弾力包帯による圧迫は断端が成熟するまで行う．断端が成熟すれば，義足を作製し義足装着訓練を行う．

長所は比較的簡便であり，切断端創のチェックが容易である．短所は，①断端浮腫の予防効果が不十分，②断端の成熟が遷延する，③包帯を巻くのに熟練を要する，④切断後の断端痛，幻肢痛が強い，⑤弾力包帯の巻き直しが頻回に必要である，⑥リハビリテーション期間が遷延する．

3. Semi-rigid dressing

Rigid dressing の利点を生かしながら，弾性を有する材料にて断端を覆い断端管理する方法である．現在行われているのは air bag を用いた方法である．

4. シリコンライナーを用いた断端管理方法

最近では下腿切断者に対する新たな断端管理法が提唱され始めている[10)11)]．この方法は切断術後の断端管理にシリコンライナーを使用し，断端の早期成熟を促し，リハビリテーションを円滑に行おうとするものである．

（陳　隆明）

引用文献

1) 陳　隆明：切断術直後の断端ケア，鶴見隆正ほか（編），理学療法 MOOK 義肢装具，2，三輪書店，2000．
2) 澤村誠志：切断と義肢，第 1 版，24，医歯薬出版，2007．
3) 澤村誠志：切断と義肢，第 1 版，19，医歯薬出版，2007．
4) Gottschalk FA, et al：The biomechanics of trans-femoral amputation. Prosthet Orthot Int, 18：12-17, 1994.
5) Ruckley CV, et al：Skew flap versus long posterior flap in below-knee amputations；multicenter trial. J Vasc Surg, 13(3)：423-427, 1991.
6) Lieberman JR, et al：Chopart amputation with percutaneous heel cord lengthening. Clin Orthop, 296：86, 1993.
7) 澤村誠志：切断と義肢，第 1 版，57，医歯薬出版，2007．
8) Berlmont M, et al：Ten years of experience with the immediate application of prosthetic devices to

amputees of the lower extremities on the operating table. Prosthetics International, 3：8, 1969.
9) Weiss M, et al：Physiologic amputation, immediate prosthesis and early ambulation. Prosthetics International, 3：38, 1969.
10) Viger S, et al：Healing of open stump wounds after vascular below-knee amputation：plaster cast socket with silicone sleeve versus elastic compression. Arch Phys Med Rehabil, 80：1327-1330, 1999.
11) Jahannesson A, et al：From major amputation to prosthetic outcome：a prospective study of 190 patients in a defined population. Prosthet Orthot Int, 28：9-21, 2004.

■■ 参考文献 ■■
1) 澤村誠志：切断と義肢, 第1版, 医歯薬出版, 2007.
2) 日本整形外科学会, 日本リハビリテーション医学会編：義肢装具のチェックポイント, 第6版, 医学書院, 2004.
3) 川村次郎ほか(編)：義肢装具学, 第3版, 医学書院, 2004.
4) 石神重信ほか(編)：最新リハビリテーション医学, 第2版, 医歯薬出版, 2005.

臨床

I. 切断

2. 義肢の適用と処方

> **Key words** 義肢(prosthesis)，筋電義手(myoelectric prosthesis)

義肢の適用と処方に際しては，義手と義足を一様には論じられない．義足処方においては，断端自体の状態を考慮するだけでは不十分である．糖尿病，高血圧，心疾患など内科的基礎疾患や各種身体精神機能(意欲，訓練に対する理解力，非切断下肢の片脚起立能力，非切断下肢の血行状態，股関節屈曲拘縮の有無，体幹筋力，上肢機能など)，さらに体力を評価した上での処方が必要である．このような評価は特に高齢切断者では極めて重要である．したがって，本稿では義手と義足を分けて記す．

義　手

義手は装飾義手，能動義手，作業用義手，さらには電動(筋電)義手というように分類されるが，ここでは能動義手について記す．義手は切断レベルに応じた適切なものを処方するべきであり，義手を「使える手」として最大限に発揮させるためには訓練が必須である．

 1. 能動義手

1) 肩関節離断

肩甲胸郭間切断，解剖学的肩関節離断，そして上腕切断極短断端が含まれる．肩義手が処方されるが，そのほとんどが残念ながら装飾義手である．実用的な義手として使うためには，骨格構造型も考慮されるべきである(図1)．ソケットの懸垂には胸郭バンド式ハーネスを用いるのが一般的である．肩継手としては，隔板肩継手(sectional plate shoulder joint)，屈曲外転肩継手(flexion-abduction shoulder joint)，ユニバーサル肩継手(universal shoulder joint)がある．肘継手は能動単軸肘ブロック継手(functional elbow unit)を用いる．

2) 上腕切断

上腕義手が処方される．健側上腕長の30～90%を有するものを対象とし，短断端(30～50%)，標準断端(50～90%)とも全面接触差込式ソケットが一般的に用いられている．自己懸垂性を持つ吸着式ソケットや各種ゲルライナーを用いたソケットも症例のニーズに応じて考慮されるべきである．肘継手は能動単軸肘ブロック継手(functional elbow unit)を用いる．

3) 肘離断

肘義手が処方される．この中には肘離断，健側上腕長の90%以上のものが含まれる．通常差込式ソケットを用いるが，断端末の上腕骨隆起部が問題となるため，ソケットの適合には注意が必要である．肘継手は能動単軸肘ヒンジ継手が用いられる．

4) 前腕切断

前腕義手が処方されるが，断端長によってソケットの工夫が必要である．極短断端(健側前腕長の35%以下)では有効な肘の可動域を得られないため，スプリットソケットと倍動ヒンジ肘継手を組み合わせた義手を考慮する(図2)．短断端(健側前腕長の35～55%)では自己懸垂機能を有するミュンスター型またはノースウェスタン型ソケットが用いられる．中断端(健側前腕長の55～80%)は前腕部の回内回外機能が残存しているため全面接触差込式ソケットが適用される．ソケットの懸垂は

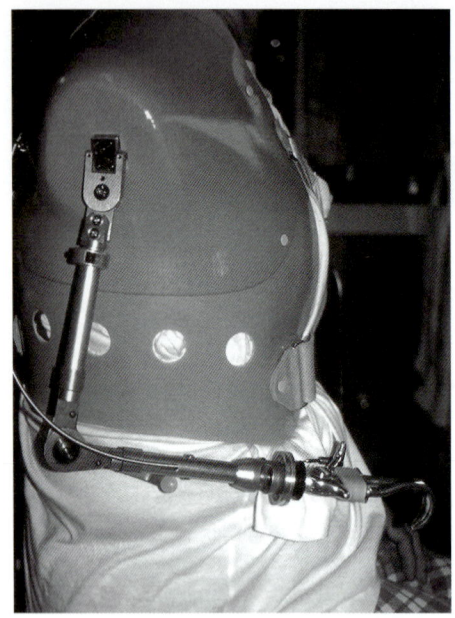

図1 肩甲胸郭間切断者に処方した骨格構造型能動義手

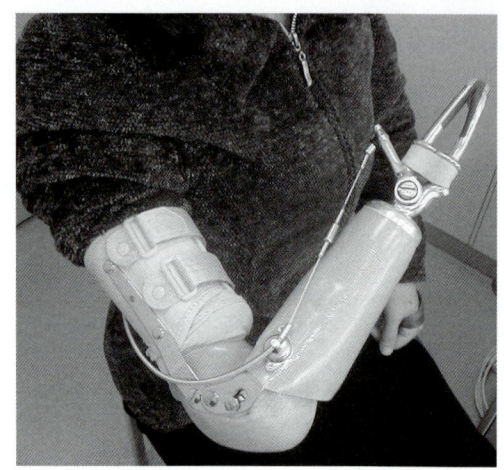

図2 前腕切断者(極短断端)に処方したスプリットソケットと倍動ヒンジ肘継手を組み合わせた義手

上腕カフとたわみ式肘継手が用いられる.

5) 手関節離断

手義手が処方される．前腕長断端(健側前腕長の80％以上)と手関節離断が含まれる．ほぼ正常な前腕部の回内回外機能を有している．断端末部の骨性隆起のためソケット適合に工夫が必要であり，有窓式ソケットが用いられる．

6) 手部切断

手根骨，中手骨から基節骨の切断を含む．装飾義手が処方されることが多いが，作業用義手として考慮する場合は，残指機能を最大限に利用できるようにソケットを工夫することが肝要である．

7) 手継手と手先具

摩擦式手継手(friction type wrist unit)が一般的に用いられるが，本人のニーズによっては迅速交換式手継手(quick disconnect wrist unit)も考慮される．屈曲用手継手(wrist flexion unit)は手の屈曲角度を数段階の角度に手動で固定でき，食事やトイレなどのADL促進に役立つことがある．その他，手先具の位置を任意に変えて固定できるユニバーサル手継手がある

手先具は義手の操作性を左右する重要なパーツであり，切断者のニーズを考慮して決定されるべきである．能動フック，能動ハンドが一般的である．作業用としてはいろいろなものがあり，双嘴鈎や鎌持ち金具などがある．

2. 筋電義手

体外力源を用いて手先具や継手を駆動させるものである．良い適応は手関節離断や前腕切断者である．上腕切断者用電動義手は現在市販されてはいるが，重量が重く，高価である．残念ながら日本においてはほとんど使用されていないのが現状である．

義　足

本稿では各切断レベルにおける処方の適応や留意点について記す．

1. 股関節離断

骨盤切断，大腿切断極短断端，解剖学的股関節離断が含まれる．股義足が処方される．最も普及しているのはカナダ式ソケットである．ダイアゴナルソケットも断端を覆う面積をなるべく小さくするような工夫がなされている．外観には優れるが，腸骨稜上部の懸垂が困難な肥満者に対しては注意が必要である．股継手はOtto Bock 7E7(スプ

リング付き）や Vessa U-701（ストッパー付き）が一般的と思われる．身体条件がよく自立歩行が十分に見込める場合は，遊脚相制御機能を優先したものを選択すべきである．ただし，高齢者である場合は立脚相制御を重視したものを選択することが無難である．今日の膝継手は立脚相制御重視といっても，ある程度の速度追随調整が可能である．軽量な固定膝は，高齢者など体力虚弱例や安全に歩くことを最優先する場合には良い選択肢である．高活動者にはエネルギー蓄積型足部が第一選択である．高齢者など体力虚弱者には，低活動者用の軽量なエネルギー蓄積型足部が考慮されるべきである．単軸足部も安全優先や日本の生活様式を考慮した場合には適応となる．義足の重量による疲労も歩行障害因子の1つであるため，義足の軽量化には留意が必要である．

2）大腿切断

吸着式ソケットが第一選択である．ソケットのデザイン（四辺形ソケット，坐骨収納ソケット）は，切断者個々のニーズに合わせて判断する．差込式ソケットは短断端で吸着不可の場合や上肢機能に問題があって装着できない場合に考慮すべきである．ゲルライナー式の場合，ピン懸垂と吸着式があるが，ピン懸垂の場合ライナーロックアダプタースペースが必要なため，長断端では適応困難である．吸着式の中でも，Iceross シールイン・ライナーでは短断端の場合適応外となる．ゲルライナー式の適応は断端に問題さえなければすべての切断者に使用可能であると考える．しかし，ライナーを正確にロールオン装着できない症例や断端の形状が特異で，ライナーと断端間が密着せず空気が入ってしまう場合は適さない．また，高温多湿な日本では，発汗対策など断端のケアに無頓着な者に対する処方は注意を要する．膝継手と足部に関しての考え方は股関節離断の場合と同様である．

3）下腿切断

PTB は現在なお主流といえる．自己懸垂作用がないために膝カフが必要である．懸垂作用が不十分なため，ソケットと断端の間でピストン運動が生じ，皮膚のトラブルを生じることがある．膝カフを常時装着しているため，大腿四頭筋の萎縮を生じることも欠点である．PTS は自己懸垂のためのカフは不要である．本ソケットは短断端例にはしばしば有効である．また，外観がよいため女性には有利であり，膝を屈曲させるにつれて断端がソケットより脱出し，膝の完全屈曲を可能とするため，和式上の生活には利点がある．KBM も自己懸垂性を有しているが，ソケット上縁内外側の適合が厳密なため，装着には内側果部プラスチック状の楔や内側翼の切り離しなど工夫が必要である．ゲルライナー式の適応と留意点は大腿切断の場合と同様である．ただし，注意を要する症例は，未成熟断端，周径変動の大きい断端，癒着が著しく骨ばった断端などである．膝関節機能が温存されているため，大腿切断と比べ義足装着が容易であり，歩行時のエネルギー消費が小さく[1)~3)]，高齢切断者でも，歩行能力を再獲得する可能性が大きい[4)~6)]．高活動者にはエネルギー蓄積型足部が第一選択である．高齢者など体力虚弱者には，低活動者用の軽量なエネルギー蓄積型足部が考慮されるべきである．単軸足部も安全優先や日本の生活様式を考慮した場合には適応となる．

4）膝離断

膝義足が処方される．膝関節離断のほか，下腿切断の極短断端や膝屈曲拘縮のある下腿切断も適応となることがある．断端長も長く，また大腿骨顆部の膨隆により懸垂性に優れている反面，ソケットへ断端が挿入しにくく工夫が必要である．従来までは高性能な膝継手を取りつけるスペースがなかったが，最近ではさまざまな多軸機能を有した膝継手が開発され，この問題は解決されたといえる．断端末荷重が不可能な例については坐骨支持が必要である．ソケットタイプとしては，全面接触式二重ソケット，在来式ソケット，プラスチック有窓式ソケット，がある．

5）サイム切断

断端末荷重が可能な場合があり，断端が長く，断端末部の膨隆により義足の懸垂が得られやすい

反面，義足が太くなり，外観が悪く女性には禁忌とされている．また，通常の足部が適応しにくい．末梢循環障害例での断端末荷重には注意が必要である．近年では，サイム切断にも適用されるエネルギー蓄積性足部も開発されている．断端末荷重が不可能な例には，PTB下腿ソケットと同様な体重支持方法をとる必要がある．ソケットタイプとしては，全面接触式二重ソケット（無窓式），内側有窓式ソケット（VAPC），後方有窓式（ノースウェスタン式）・後方開き式（カナダ式）ソケットがある．

6）足部切断

足根骨切断，中足骨切断，足指切断が含まれる．足底での体重負荷は可能だが，残存筋力の不均衡による尖足，内反変形といった二次変形が起こりやすく，断端の前下面を中心として有痛性ベンチや創を形成しやすい．ソケットの内部に断端を密着させ，安定化させることと，足部底面には適度の柔軟性を持たせる工夫が必要である．足袋式足根義足，下腿式足根義足，ノースウェスタン大学式，スリッパ式がある．

7）膝継手

立脚相制御を重視したものには，固定膝や荷重ブレーキ膝といった静的安定機構のものと，bouncingやyieldingといった動的安定機構のものがある．

①固定膝：TG1014，Otto Bock社3R17．

②荷重ブレーキ膝：Otto Bock社3R15（単軸膝），Nabtesco社NK-1（単軸膝），Blatchford社PSPC（スタンスフレックス機構，単軸膝），LAPOC社M0770（BASS，単軸膝）．

③Bouncingを有する膝：Blatchford社PSPC（スタンスフレックス機構，単軸膝），Otto Bock社3R60（EBS，多軸膝），Ossur社Total Knee（多軸膝），LAPOC社M0780（SWAN，多軸膝），Teh-Lin社TGK-5 PS0（多軸膝）．

④Yieldingを有する膝：Otto Bock社3R80（単軸膝），Otto Bock社3C1（単軸膝），Otto Bock社C-Leg（単軸膝），Nabtesco社HYBRID KNEE，Ossur社RHEO KNEE（単軸膝）．

遊脚相制御を重視したものの代表はコンピュータ制御膝継手である．ただし，最近では立脚相制御を重視した膝であっても，ある程度の速度追随調整が可能なものがある．

①コンピュータ制御膝：Nabtesco社インテリジェント膝（新型荷重ブレーキ付き単軸膝と四軸膝），Blatchford社IP（単軸膝），Otto Bock社C-Leg（単軸膝），Ossur社RHEO KNEE（単軸膝）．

②そのほか：Otto Bock社3R95（単軸膝，立脚層制御なし），Otto Bock社3R106（多軸膝），Otto Bock社3R72（多軸膝）など．

（陳　隆明）

■■■ 引用文献 ■■■

1) Gailey RS, et al：Energy expenditure of trans-tibial amputees during ambulation at self-selected pace. Prosthet Orthot Int, 18：84-91, 1994.
2) Waters RL, et al：Energy cost of walking of amputees：the influence of level of amputation. J Bone Joint Surg, 58：42-46, 1976.
3) Gonzalez EG, et al：Energy expenditure in below-knee amputees：correlation with stump length. Arch Phys Med Rehabil, 55：111-119, 1974.
4) Steinberg FU, et al：Prosthetic rehabilitation of geriatric amputee patients：a follow-up study. Arch Phys Med Rehabil, 66：742-745, 1985.
5) Moore TJ, et al：Prosthetic usage following major lower extremity amputation. Clin Orthop, 238：219-224, 1989.
6) Pohjolainen T, et al：Prosthtic use and functional and social outcome following major lower limb amputation. Prosthet Orthot Int, 14：75-79, 1990.

■■■ 参考文献 ■■■

1) 澤村誠志：切断と義肢，第4版，医歯薬出版，1999．
2) 日本整形外科学会，日本リハビリテーション医学会（編）：義肢装具のチェックポイント，第6版，医学書院，2004．
3) 川村次郎ほか（編）：義肢装具学，第3版，医学書院，2004．
4) 石神重信ほか（編）：最新リハビリテーション医学，第2版，医歯薬出版，2005．

臨床
I. 切断
3. 下肢切断の理学療法

> Key words 下肢切断（lower extremity amputation），理学療法評価（physical therapy evaluation），理学療法（physical therapy），義肢装着訓練（prosthetic fitting exercise）

はじめに

下肢切断者リハビリテーションにおける理学療法士の役割は，切断により生じた機能障害や，それに伴う日常生活動作の困難性を改善して，切断者に処方された義足の特徴を生かし，可及的早期に社会復帰を可能にすることである[1]．今日，義足に関する研究・開発は目覚ましく，高機能な義足部品が導入される一方で，血管原性による高齢切断者の増加[2)3)]や，逆に悪性腫瘍に対する積極的な患肢温存手術等の導入で，切断の対象疾患は大きく変化してきている．

下肢切断者の理学療法実施においては，切断原因を取り巻く医学的知識を十分理解し，医師，看護師，義肢装具士，メディカルソーシャルワーカー等の専門スタッフと緊密な連携をとり，理学療法プログラムを進めることが極めて重要である．

下肢切断における理学療法は，術前・術後の理学療法評価，義足装着前訓練さらに義足装着訓練に大別される[1)4)]．本稿では，主に大腿切断を中心に理学療法評価および各種運動療法，義足装着訓練の実際について述べる．

術前理学療法評価

術前評価の目的は，切断後における義足装着訓練プログラムの設定と義足歩行の到達目標を決めるために，医学的・社会的情報の収集や義足装着の阻害因子を把握することである．しかし，術前の状態や主科の治療方針によっては，術前評価の実施が困難なことや，その実施に十分な時間が取れない場合があるが，その際は可能な範囲で実施する．

1. 理学療法士が術前に収集すべき医学的情報[5)]

1) 切断原因に関する医学的情報

下肢切断の主な原因としては外傷，末梢循環障害，悪性腫瘍，感染，先天性奇形等が挙げられる．しかし近年，疾病構造の変化や治療方法の発達に伴い，かつては切断原因の第1位であった外傷性切断[6)]は減少し，血管原性切断が下肢切断の主流となっている[7)〜9)]．これまで切断術が選択されてきた疾患も，患肢温存を目的とした治療が優先され，救肢が困難な場合にのみ切断術が施行される傾向にある．切断に至るまでの治療経過が長いほど，断端を含めた全身の機能低下をきたしやすく，治療経過を含めた切断原因に関する情報と知識は，機能的および生命予後を含め，理学療法プログラムを計画する上で極めて重要な情報といえる．

2) 切断術式・切断高位に関する情報

術式には各種方法があり[10)]，術式によっては術後の筋萎縮や神経腫の形成など，断端成熟の阻害因子となる場合があるので，よく理解しておく[11)]．また下肢切断では，断端を可及的に長く残すことが基本とされるが，切断原因，年齢，性差等では，この原則が当てはまらない場合もあり，高位の決定理由を理解した上で，残存機能を生かすための断端訓練が必要となる．

術後理学療法評価

術後評価の目的は，担当した切断患者に最も適した義足装着訓練プログラムを作成し，義足歩行の到達目標を設定することである[1)2)]．

1. 断端の評価

断端創部の抜糸が完了するまでは，評価の実施に制限を受ける場合もあるが，断端拘縮の有無，筋力のアンバランスなど，標準的な義足装着訓練が可能であるかを判断するため，早期より断端評価を実施する．

1) 断端長計測

断端長は大腿切断では坐骨結節から断端先端まで，下腿切断では膝関節裂隙から断端先端までを実測値として計測する．さらに X 線画像より，坐骨結節から骨先端まで，膝関節裂隙から骨先端までの機能的断端長も併せて計測する．義足をコントロールするために，断端の骨長が実質的な断端長となるので，機能的断端長の計測が極めて重要となる．

2) 断端周径計測

術後の血腫や浮腫の増減，断端の成熟を把握するため，頻回に断端周径の計測を実施する．大腿切断では坐骨結節から断端先端まで，下腿切断では膝関節裂隙から断端先端までをおのおの 2.5 cm 間隔で計測，下腿切断では膝裂隙より 5 cm 間隔で大腿部も計測する．坐骨結節からの計測においては，計測者の技術によっては軟部組織の厚みで再現性が低くなることがあるので，上前腸骨棘を基点にして鼠径部周辺から断端先端までの周径を 2.5 cm 間隔で計測してもよい．

3) 断端可動域測定

短断端では，筋力の不均衡により断端拘縮が出現しやすく，早期より断端可動域の維持が重要となる．抜糸が完了していない期間では，創部周辺に強い筋緊張や疼痛を誘発しないように注意を要するが，抜糸後は他動的に可動域を計測する．大腿切断では股関節の屈曲拘縮の有無を確認するために，トーマス肢位を用い正確に測定する．下腿切断では後方筋肉筋膜弁を用いた断端形成による筋肉の不均衡や，大腿後面のハムストリングにより膝関節の屈曲拘縮を呈しやすく，股関節と同様に膝関節の可動域維持が重要である．

4) 筋力測定

抜糸完了までは，術創部に過度の緊張がかからないように，自動運動による筋力測定でよく，完全抜糸後は抵抗をかけ筋力を測定する．大腿切断では大殿筋，中殿筋，内転筋群を，下腿切断では大腿四頭筋の筋力を測定する．また切断例が高齢者の場合は立位保持に不可欠な非切断肢，腹筋，背筋等の筋力も測定しておく．

5) 幻肢・幻肢痛

断端の幻肢および幻肢痛の有無を調べる．さらに断端部の自発痛や圧痛の有無に関しても評価する．

2. 姿勢バランス, 基本動作能力評価

可能であれば術前に評価することが望ましいが，術後の安静臥床に伴う廃用を予防するため，座位や立位におけるバランス能力や基本的動作能力を評価して，早期より座位保持や立位保持訓練を開始する．

3. 合併症とリスク管理

血管原性疾患の切断者では，循環障害に伴う虚血性心疾患，呼吸器疾患，脳血管疾患の合併や，非切断肢の虚血や筋力低下および全身持久力の低下をきたしている場合がある[12)]．これらの合併症は義足歩行の阻害因子となるため，十分なリスク管理が必要である．

義足装着前訓練

義足装着前訓練は，切断手術までの期間と，切断術後から訓練用仮義足による義足装着訓練が開始されるまでの期間に大別される．

1. 切断手術前訓練

切断術後の機能低下を予防するため，術前より両上肢および非切断肢の関節可動域訓練や筋力維持訓練，術後の移動手段となる車椅子操作や松葉杖歩行を含む基本動作訓練や全身調整訓練等を実施する．

2. 切断手術後訓練

1）断端訓練
a）断端可動域訓練

完全抜糸までの期間は，術創部に過剰な緊張のかかる積極的な可動域訓練は禁忌となるが，完全抜糸後は創部の治癒状況に合わせて，積極的な可動域訓練を開始する．高齢者切断例，短断端，創部痛の強い症例では，早期より断端拘縮が生じやすく，良肢位の保持が大切である．拘縮除去を目的とした訓練では，徒手的な可動域訓練とともに，緩やかな負荷による長時間伸長法を併用することで，術創部に過剰な負荷をかけず，安全で効率のよい伸張訓練が実施できる．

b）断端筋力訓練

断端の筋力増強訓練においても，断端創部が抜糸前であれば筋力訓練は，等尺性収縮運動，自動介助運動，自動運動による筋力維持訓練を中心に実施する．抜糸後は創の治癒状況に合わせ，徒手抵抗や重錘抵抗等を用いた積極的な筋力増強訓練を随時実施していく．切断部位別の筋力増強訓練は，大腿切断で股関節伸展筋力と内・外転筋力を，下腿切断では股関節周囲筋と膝関節伸展筋を強化する．筋力増強訓練は断端部の循環を改善し，浮腫の軽減や断端の成熟を早める効果がある．

c）断端包帯法

断端の成熟を促進し，形状を円錐形に整えるため，弾性包帯による断端包帯法を実施する．断端包帯法に用いる包帯は縦糸にゴムが織り込まれている弾性包帯を用い，大腿切断では5号包帯(幅12.5 cm)4～5本を，下腿切断では4号包帯(幅10.0 cm)3～4本を継ぎ合わせ使用する．

弾性包帯の巻き方は，断端の長軸方向に沿って数回折り返した後，8の字型に遠位から近位方向へ巻き上げ，大腿切断では骨盤まで(図1-a)，下腿切断では大腿部まで巻き上げ固定する(図1-b)．断端部へかける緊迫圧は末梢部で強く，中枢へ近づくに従い緩く巻くが，中枢部の緊迫圧が高くなりすぎないように注意する．本法は術直後の断端管理だけでなく，仮義足装着訓練開始後も義足を外しているときは常に施行し，断端浮腫の予防に努める．また本法は断端管理の目的で医療者側だけが施行するのではなく，切断者自身が上手に巻けるよう指導することが大切である．

3. 両上肢・非切断下肢の運動療法および全身調整訓練

術後早期より，断端訓練と平行して，両上肢・非切断下肢側の関節可動域訓練や筋力増強訓練，全身調整訓練等を行い，義足歩行への準備を進めていく．筋力増強訓練では訓練用ゴムバンドや重錘負荷を用い，松葉杖歩行に必要な肩甲帯から上肢の筋力や体幹筋，非切断肢の強化を図る．

4. 立位訓練

立位時のバランス能力や非切断肢の支持性等の向上を目的に，平行棒で立位バランス訓練を実施する．機能の向上に合わせ，片足跳び等や立ちしゃがみ等の訓練を段階的に追加していくが，高齢切断者や合併症を有する切断者には，病態に合った訓練プログラムが準備されるべきである．

義足装着訓練

1. 断端挿入訓練

義足装着訓練の第一歩は断端をソケット内に正しく挿入する訓練から開始する．下腿切断では，断端の形状により比較的容易に装着が可能であるが，吸着式大腿義足の装着が可能になるまでには，時間をかけた訓練が必要となる．断端がソケット

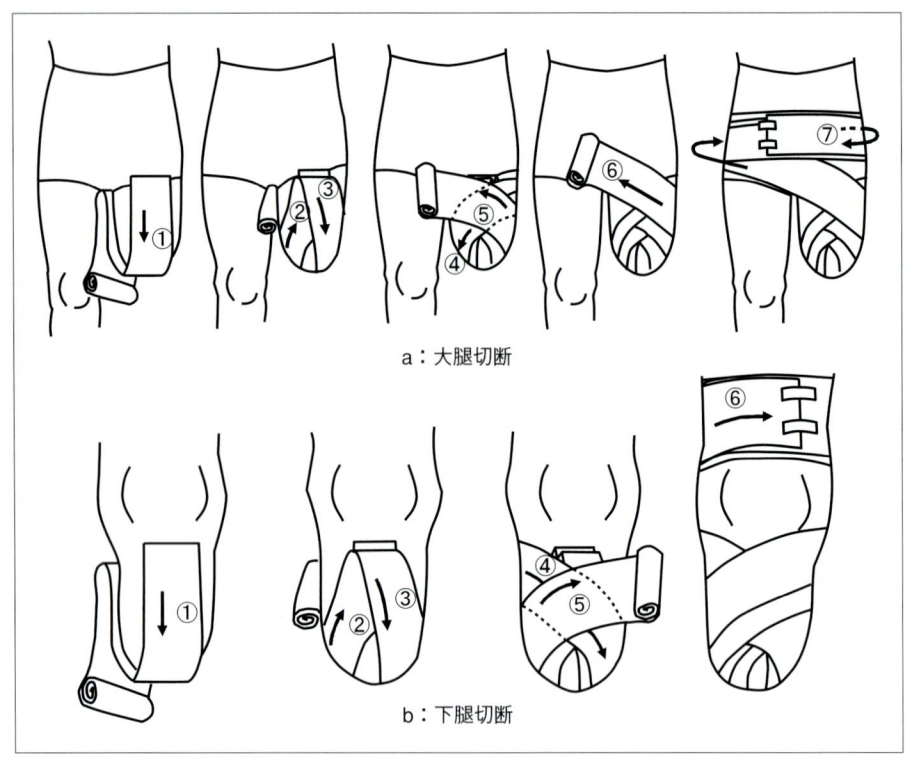

図1 断端包帯法
a：大腿切断
b：下腿切断
（文献13より一部改変引用）

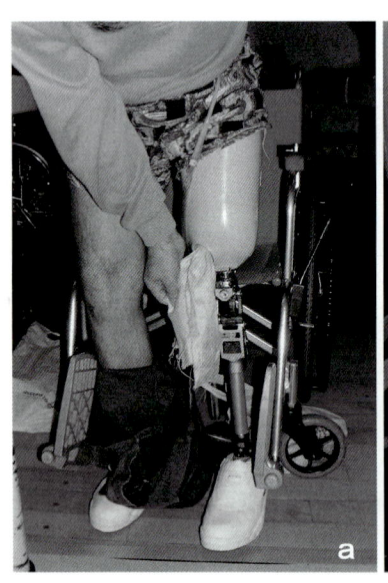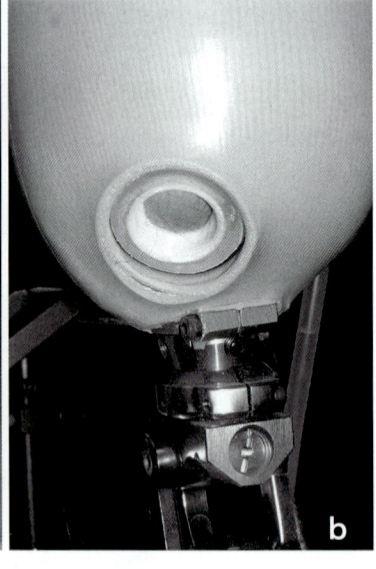

図2 義足装着訓練
a：断端挿入布を引き抜きながら断端挿入
b：バルブ孔より断端先端部の適合性を確認

内に正しく挿入されていない状態での義足歩行は，断端に傷を作ったり異常歩行の原因となる．

吸着式大腿義足では，断端をソケット内に円滑に挿入するため，断端とソケット内にタルクを塗り，滑りを良くしておく．断端挿入布は引き抜きやすい方向に引っ張るのではなく，前後左右均等に引き抜きながら断端を挿入する（図2-a）．断端挿入布を引き抜いた後，長内転筋が内転筋チャンネルに位置しているか，またバルブ孔より断端先端部の位置を確認する（図2-b）．断端挿入後，バ

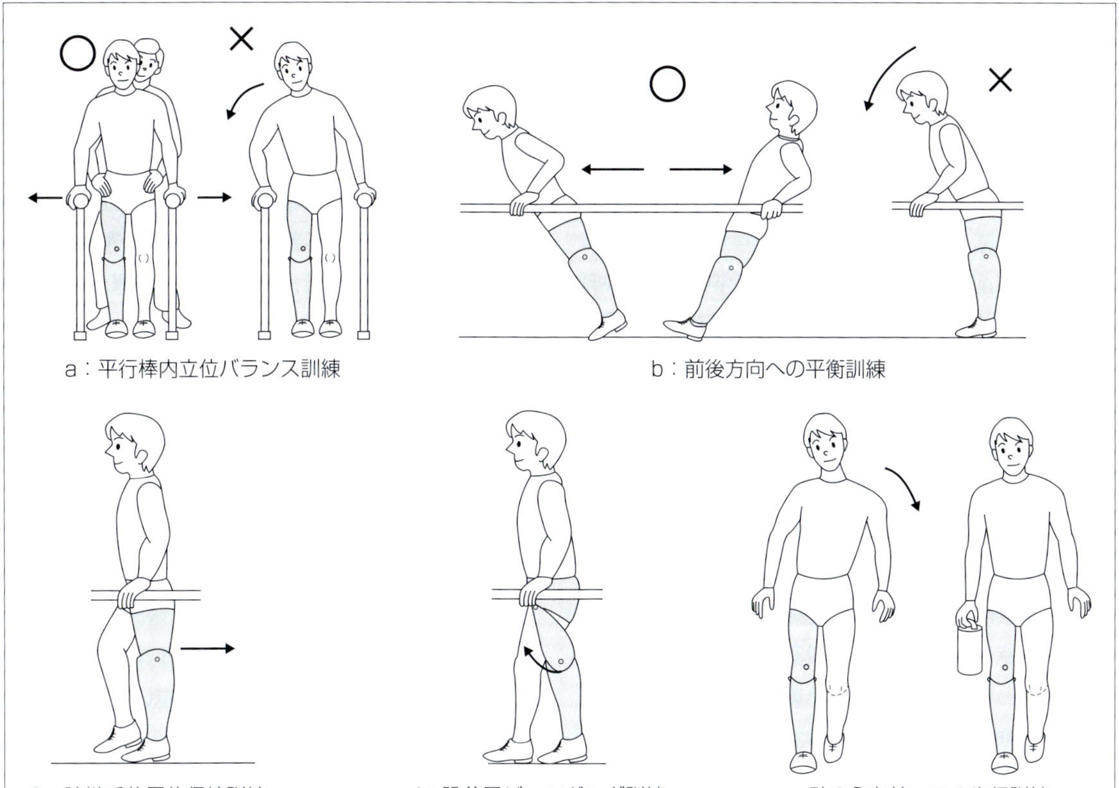

図3 義足歩行訓練

（文献1より一部改変引用）

ルブを閉じソケットの吸着性を確認する．PTB式下腿義足では，ソケット前壁上縁と膝蓋骨の位置および膝関節の屈曲角度などから，正しく装着されているかをみる．

2．平行棒内基礎訓練

安定した義足歩行を獲得するためには，平行棒内における基礎的訓練に十分な時間をかけることが極めて重要といえる．性急な義足歩行は異常歩行の原因ともなり，結果的に正常歩行獲得の遅れにつながる場合がある．そのため平行棒内立位バランス訓練，平行棒内歩行訓練では，目的とする動作が習得できるまで，理学療法士による的確な指導が必要となる．

1）平行棒内立位バランス訓練

装着する義足の種類に関係なく，義足歩行の基本的訓練として，平行棒内で両下肢を10cm程度に開き，重心を左右交互に動かし側方バランス訓練を行う．重心移動時は肩と骨盤を水平位に保持し，体幹の側屈が起こらないよう注意する（図3-a）．吸着式大腿義足においては，切断者の股関節伸展筋を作用させ，義足膝継手の膝折れが起こらぬよう注意しながら，上体を前後方向に倒し支える訓練を行うが，その際，上部体幹のみの屈伸にならないように注意する（図3-b）．両脚での立位安定性向上に合わせ，義足片脚立位で膝継手を伸展位に保持する訓練も追加する（図3-c）．初期に行う平行棒内バランス訓練は，立脚期における膝継手の安定性を獲得する基礎訓練となるので十分に時間をかけ訓練する．膝継手の安定性向上に合わせ，断端による膝継手屈伸操作を目的に，交互足踏み訓練も随時追加する．

2）平行棒内歩行訓練

a）義足を支持脚とした非切断下肢側の振り出し訓練

カナダ式股義足や吸着式大腿義足では，膝継手

おわりに

　切断者が，義足を用いて切断前の日常生活動作を獲得するためには，単に高機能の義足部品で製作された義足を装着するのみでは可能とならない．切断者リハビリテーションチームにおける専門医療職者による，それぞれの分野における高度な技術の提供と，チーム間の緊密な連携と協調に基づいたリハビリテーションの提供が必要といえる．

（林　義孝，鈴木順一）

■ 文　献 ■

1) 林　義孝：切断者のリハビリテーション，川村次郎（編），義肢装具学，第3版，168-182，医学書院，2004．
2) 長島弘明：切断，千野直一（編），リハビリテーション MOOK 7 義肢装具とリハビリテーション，1-8，金原出版，2003．
3) 武智秀夫ほか：大腿切断の発症数，原因，予後—岡山県の調査から．総合リハ，26：7-10，1998．
4) 井上　悟，林　義孝：下肢切断に対する理学療法のキーポイント．理学療法，19：806-813，2002．
5) 陳　隆明，川村次郎：切断，川村次郎（編），義肢装具学，第3版，26-37，医学書院，2004．
6) 澤村誠志，中島咲哉：切断原因にみた切断手技，別冊整形外科 4，8-17，南江堂，1983．
7) 澤村誠志：切断の動向．総合リハ，26：797-799，1998．
8) 林　義孝ほか：下肢切断者に関する疫学的研究．日本義肢装具学会誌，15：163-170，1999．
9) 安藤徳彦ほか：大腿義足，千野直一（編），リハビリテーション MOOK 7，義肢装具とリハビリテーション，74-84，金原出版，2003．
10) 陳　隆明，澤村誠志：義肢装具のチェックポイント，第6版，55-59，医学書院，2005．
11) 三上真弘，石田　暉：リハビリテーション医学テキスト，改定第2版，296-303，南江堂，2005．
12) 大峯三郎ほか：血管原性下肢切断の理学療法プログラムと義足適応．理学療法，20；330-339，2003．
13) Barbara Engstrom, Catherine Van de Ven（編著），陶山哲夫ほか（監訳）：切断のリハビリテーション 知っておきたい全プロセス，第3版，53，協同医書出版社，2002．
14) 和田　太ほか：下腿義足，千野直一（編），リハビリテーション MOOK 7，義肢装具とリハビリテーション，85-99，金原出版，2003．
15) 原　和彦，細田多穂：切断と義肢，細田多穂（編），理学療法ハンドブック　第3巻，改訂第3版，75-114，協同医書出版社，2005．

臨床

I. 切断

4. 上肢切断の作業療法

Key words　基本操作訓練(basic training), 能動義手(body-powered prosthesis), 筋電義手(myoelectric prosthesis)

はじめに

上肢切断者に対しての作業療法の目的は、上肢を失った状況下で、その人らしい日常生活を支援することである。義手は手の代替の道具で、その使い方は使用する切断者により異なっており、実に個性的である。

義手を代替の道具として活用するためには、基本操作の獲得は必須であり、今回は基本操作訓練に重点をおき作業療法アプローチを紹介している。

一般的に上肢切断の作業療法は、基本操作訓練のような、画一的な動作を習得すればよいと考えがちである。しかし、切断者が生活の中で使いこなせるようになるためには、ニーズに合わせて生活全般を見据えた上で、さまざまな側面からのアプローチが不可欠である。これらを含めたアプローチを担うのが作業療法の役割となる。

リハビリテーションにおける作業療法の流れ

受傷・切断後、主治医からリハビリテーションの指示が出され、作業療法が開始する。

作業療法の義手操作獲得のための基本的な流れを、図1に示す。

①評価(初期)・オリエンテーション、②義手装着前訓練、③仮義手(訓練用義手)の処方、④仮義手操作訓練(基本操作・応用操作・ADL訓練など)、⑤仮義手の調整、⑥本義手の処方(作製・調整)、⑦本義手操作訓練、⑧評価(最終)、⑨社会復帰となる。

また、義手を使用しない訓練も有用であり、切断者の生活に応じて断端を活用したADL訓練も行っていく。片側切断の場合は片手動作訓練や、利き手を切断している場合は利き手交換訓練、また、両側切断の場合は、義手操作訓練だけでなく、自助具の使用を含めた日常動作訓練や指導が重要となる。

オリエンテーションと評価

オリエンテーションは、医師や作業療法士が初回の診察や評価の中で同時に進めていくことが多い。

オリエンテーションの目的は、①義手全般について正確に理解してもらう、②具体的なイメージを持った上でニーズを抽出する、③訓練の流れを理解し訓練導入をスムーズに行えることが挙げられる。

これは、切断者が訓練や義手を使用した生活に対し、展望を持つことができるための方向づけであり、訓練には不可欠となる。これからの訓練内容や習熟後にどのようなことが可能になるかを知ることで、積極的に今後について切断者自身が考えられる手がかりとなる。

評価は、リハビリテーションのためのアプローチを導き出すために行う。つまり、何ができないか、そのできない原因を抽出することで現状を把握し、どうすることでできるようになるかを考えることである。現状やニーズを把握し、一人ひと

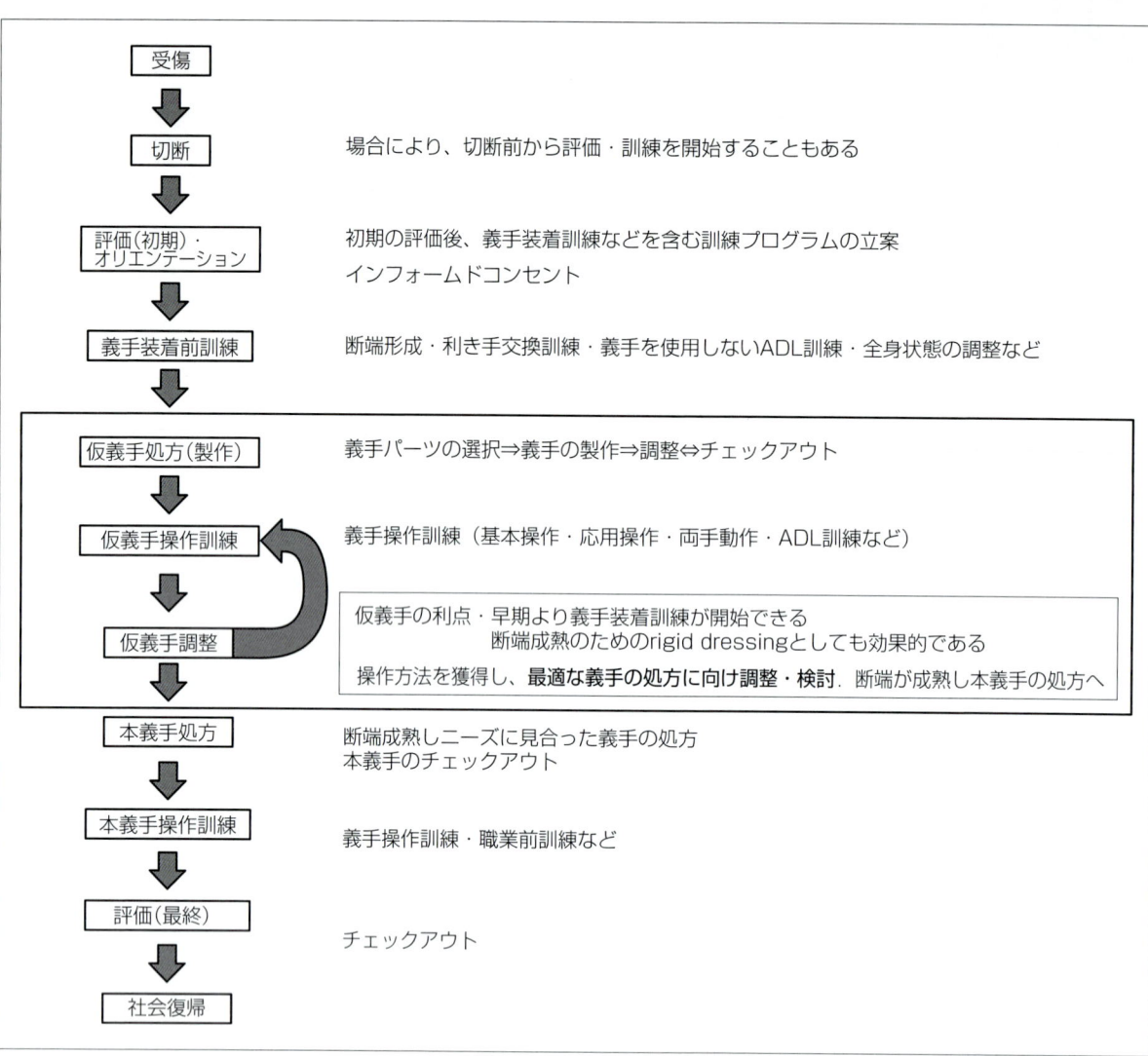

図1 上肢切断に対するリハビリテーションにおける作業療法の流れ

りに応じたオリエンテーションや訓練を行うために必要なものとなる．断端のみの評価だけではなく，切断者を全般的に把握し，治療方針や治療内容を決めるために行う．評価項目は多岐にわたっており，対象者に合わせて選択される（表1）．

この中で，受傷し障害をどのように感じているかなど，心理的側面の評価は訓練を行っていく上で欠かすことはできない．訓練場面などで切断者同士が情報交換できる場を設定するなど，ピアカウンセリングは非常に効果的である．

今，何で困っているのか，どのようなものを必要としているのか，仕事・役割・趣味等，生活の中で作業活動を遂行するためには，どのような義

手が適しているか．また，将来的にどのような生活場面で義手を使用していきたいのか，義手の操作を行える能力があるか，義手操作のためにはどのような能力が不足しているかなども含め，詳細な評価（情報収集・検討）が必要となる．

義手装着前訓練

義手装着前の訓練は，義手操作獲得のための準備として非常に重要な訓練となる．

表 1 作業療法評価項目

1 一般情報
①年齢，性別
②切断原因
③切断術：皮膚，血管，神経，骨，筋の処理
④既往歴
⑤主訴やニーズ
⑥受傷前の生活
⑦利き手の確認

2 身体機能面
①全身状態：健康状態，身長，体重，姿勢，バランス，体幹筋力，脊椎の異常（側弯症），視覚障害や聴覚障害の有無
②残存肢の評価：上肢長，関節可動域検査，徒手筋力検査，握力，片手動作の能力や利き手交換の程度，STEF（簡易上肢機能検査）
③切断肢の評価：関節可動域検査，徒手筋力検査
④断端の評価：断端長（巻尺計測・骨の触診・X線），周径（巻尺計測），感覚検査（異常感覚），疼痛（安静時・運動時痛・圧痛ポイント），幻肢（幻肢のタイプ・長さや肢位），神経腫，断端の成熟状態の把握（骨，皮膚軟部組織，傷，損傷組織，形状，柔軟性，腫脹，血行状態，皮膚温など），筋収縮の有無やその程度

3 精神・心理面
①精神機能
②知的レベル（義手操作における理解力や応用力）
③障害受容の程度（受傷と心理反応）
④モチベーションの確認
⑤義手に対する機能上の要望
⑥外観上の要望

4 ADL（日常生活活動）
①片手動作での ADL
　＊動作観察（書字のスピード・筆圧・大きさなど，箸，ボタン，ファスナー，紐結びなど）
②断端の活用状況（両手動作での ADL）
　片手でどのように行っているのか？（巧緻性，協調性，スピード，筋の過緊張の程度など）
　時間がかかるか？　工夫して行えているのか？　介助で行っているのか？
　そのことについてどう考えているか？
③断端ケア

5 社会的側面
①職業（職種内容や職場環境）
②学校
③家庭での役割
④家族構成
⑤趣味やレジャー
⑥自動車の免許や運転の必要性の有無・経済面
⑦義手支給体系
⑧家人の要望や考え
⑨義手の使用環境

6 その他
①義手についてどの程度理解しているかなど

 1. 傷と断端成熟へのアプローチ

受傷後早期からアプローチを開始する場合は，創の治癒過程の把握は不可欠である．

創の部位や大きさ，治癒過程，湿潤や乾燥の程度，瘢痕ケロイド，ひきつれの程度，血腫などのチェックを行う．

断端部の評価は，周径計測と，皮膚や軟部組織の視診と触診，さらに隣接関節の可動域計測によって行う．

視診では断端や傷の，色，形，大きさ，浮腫，発赤，はれ，てかり，しわ，たるみなど，触診で

は筋硬結，神経腫，伸縮性，柔軟性，感覚，圧痛ポイント，温度（熱感・冷感），発汗，張りの程度などの変化を評価し，その経過をみる．

特に，断端の感覚（幻肢の状態・断端痛・異常感覚・痛みのある部位）の把握などは非常に重要で，例えば，触診では熱感が生じていても，本人の訴えは冷たいと答える場合もある．

断端は直接ソケットに接触し義手操作のために重要な部位となるので，着脱や操作を行いやすい形状や状態へ移行していくアプローチが必要となる．これは，傷の治癒に伴いモビライゼーションや，断端の形が紡錘型や腫脹している状態から円錐型へ移行できるよう，さまざまなdressing法のアプローチを行う．

浮腫や異常感覚などは義手装着訓練の阻害因子となるため，できるだけ早期に問題を取り除いておくのが望ましい．

2. 切断肢・非切断肢についてのアプローチ

関節可動域の制限や筋力低下については，できるかぎりその問題を取り除くことは言うまでもない．

肩甲骨，肩関節，前腕関節，体幹，頸部など，切断肢だけでなく，非切断肢や体幹や姿勢も含めてアプローチを行う．

切断によるアライメントの変化により，肩の挙上や脊柱の側弯などが代償的に出現することが多い．また，義手装着により，これらが出現することもあり，断端や切断肢を含め，全身の筋緊張や動きに対しケアしなければならない．

関節可動域拡大や筋力増強訓練，また，神経筋再教育やリラクセーション，モビライゼーションなど，義手操作のために必要な可動性や筋収縮を早期より想定し訓練していく．

義手操作訓練

当センターでは，能動義手（肩・上腕～前腕切断・手関節離断を含む）については，ギプスソケットでの仮義手訓練を行い，また，筋電義手（前腕切断）では熱硬化性のプラスチックソケット（透明なチェックソケット）を使用した仮義手訓練を行っている．

どちらも，仮義手訓練を十分行った後，義手の必要性を再確認後に本義手処方という手順をとっている．

義手の処方やその後の調整は，主治医や義肢装具士と話し合いながら進めていく．

義手装着訓練としては，①基本操作訓練，②応用操作訓練，③日常生活活動・日常生活関連活動訓練，④職業前訓練を行う．

1. 基本操作訓練

まず，訓練前には仮義手のチェックアウトを行う．装着による不快感や痛みなどがないかの確認を行うためである．

訓練は，①義手の着脱方法やパーツの理解とその取り扱いの習得，②基本操作方法の理解と動作獲得，③基本の動作方法を獲得後，さまざまな物品（大きさ・形・材質・硬さなど）に対し，握り・放し動作を行う．これは，さまざまな肢位での手先具と体の関係を踏まえ，それらを動かす方向（高さや遠近）や速さ，正確さについて理解し体得していく．

基本的な操作訓練は，何回も繰り返し，集中して行わなければならない．一度できたからといって，すぐ終わるのではなく，無意識でもできるようになることが，日常生活などでスムースに活用できるための準備となる．

2. 応用操作訓練

次に，①両手動作の中での義手の役割や使用方法の獲得を行う．また，②手工芸や木工などさまざまな活動（アクティビティ）を用いながら，長時間の使用を行う中で，両手動作を含め，ダイナミックな動作や巧緻性の高い動作などを行っていく．

3. 日常生活活動・日常生活関連活動訓練

義手を実生活で使用し，その使用状況や操作方法を確認しながら訓練を行う．例えば，靴の紐結びや茶碗の把持などから，買い物や調理や掃除などさまざまな日常生活の活動や日常生活関連活動を実際に行っていく．

4. 職業前訓練（職場や家庭での使用）

職業復帰（現職復帰・配置転換を含め）に向けて必要とされる動作をシミュレーションし，また，実際に行っていく．さらに，必要に応じて職場訪問を行い，仕事に適切な義手について検討する．さらには，パーツの選択や改良，自助具の活用などを行わなければならない．

5. 義手の管理・保守

義手のパーツの取り扱い，故障時の対応方法，修理，断端袋の使用，汗への対応，グローブの汚れ防止法など，対象者に応じたさまざまな工夫や対処方法を紹介する．例えば冬期はソケットが冷え，冷感を助長させ痛みを生じやすくなるため，ソケットを温めてから装着することや，高温多湿の日本において問題となる汗の対応などに，断端袋の活用の紹介などを勧めることも重要である．

義手の基本操作獲得のために

1. 前腕能動義手

1）基本操作訓練

前腕義手は肩甲骨の外転，肩関節屈曲の動きにより手先具の開閉を行う．

能動フック（随意開き式）を例に基本操作訓練について紹介する．

a）義手の動きの理解

肩関節を90°屈曲し，前腕部をゆっくり前に押し出すことでフックが開大することを確認する．

b）フックの最大開大運動

フックの握りの力（prehension force；ラバーの枚数）は，当面2枚から始め，切断者の状態により調整し，1.5 kg（ラバー3枚）程度にしていく．これは，切断肢の筋力が弱い場合は開大が困難となり，また，断端痛が出現することがあるためである．

特に訓練導入時は正しい運動学習のために，断端や肩の動きを介助しながら動きや力の入れ具合（運動方向やスピード）を誘導し，操作を獲得してもらう．

c）手先具をさまざまな位置で開大

手先具を口元や頭上などさまざまな位置で開閉することにより，ハーネスやケーブルへかかる力も変動し，断端や体の運動方向が微妙に変化することを学習する．

フックの開大には，（イ）の距離（図2-a）が伸張され，（ロ）の距離（図2-b）に変わることで，（ハ）のようなフックの開大（図2-b）が出現する．

この際，切断肢の肩甲骨・肩・肘の動きのみでフックの開閉を行うのではなく，ハーネスは肩から腋窩を通り背面を伝わっているため，非切断肢の肩を固定してより有効にフックの開閉を行う方法や，非切断肢の肩甲骨の外転や前方突出の動きによるフックの開閉動作も学習する（図2-c）．

対象物が遠方にある場合には，肘を伸ばす（伸展）動きでフックを開大させることができる．しかし，近位にある場合には，肘を伸ばして対象物を取りに行くことができないため，切断肢や非切断肢の肩甲骨の外転や前方突出の動きを使いフックを開大させる．

このように，対象物の距離と開始する姿勢により動きが変わってくることを理解し，切断肢の動きと非切断肢の動き，またその両側の協調的な操作を学習する．

d）目的物を使用した「握り」「放し」の練習

さまざまな物品（大きさ・形・材質・硬さなど）や目的物を使用し，能動フックでの握り方を体験する．また，フックの形（ストレートタイプやカン

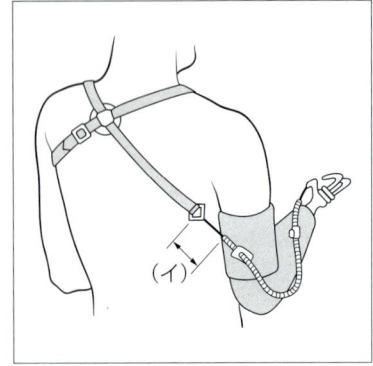
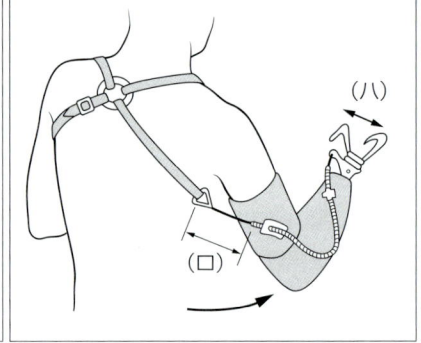
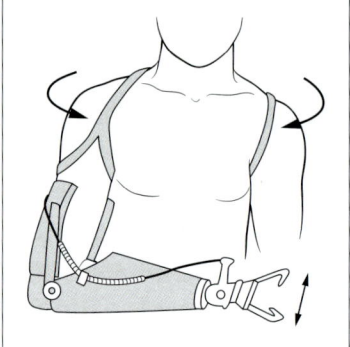

a：静止時　　　　　　　b：開大時(肩関節屈曲)　　　　c：開大時(肩甲骨外転・前方突出)

図2　前腕能動義手の基本操作(フック開大)

(文献2より改変引用)

テットタイプの違い)などの特徴も考慮して行っていく．素材の硬さや大きさにより，義手の使い方は変わってくる．

(1) ブロック

フック操作では最大開大した上で，大きなものをしっかり握る動作を繰り返し行うことから開始する．フックの最大開大は約10 cmのため，5 cm程度のブロックから開始する．その後，さまざまな大きさのブロックに変えていき，対象物の大きさに応じてフックの開き幅を調節して広げる練習を行う．

(2) ペグ

四角柱や円柱などさまざまな形，長さを用いて行う．円柱の直径が約2 cmのものから1 cmのものまで段階づけしながら行っていき，また，フックのfinger(ゆび)のどの位置で把持するか，また，その把持の仕方で動きが変わってくることも学習する．例えば，フックのfingerの先端でペグの下方を把持しておき，フックの可動指鉤を少し緩めることでペグが滑り，回転していくことや，fingerの中心でペグを把持し，可動指鉤を少し緩めることで下方にペグがずれることなども経験していく．

(3) 円盤

これもブロックと同様，さまざまな大きさのものを使用する．ここでは，円盤の中心線部分を握り，安定して持ち上げられるように行う．

(4) スポンジや紙コップ

素材として軟らかいものを潰さず，フックを広げたまま保持して握る操作を獲得する．

(5) パチンコ玉やビーズ

能動フックは細かい物品の把持が可能で，巧緻性にたけている．そのため，その特性を生かせるように手継手の角度を調節しながら，フックの先端を対象物にぶれずに合わせられるよう練習する．

2. 上腕能動義手

1) 基本操作訓練

上腕義手は肩甲骨の挙上から下制，肩関節屈曲から伸展・外転により，肘のロック・アンロック操作を，肩甲骨の外転，肩関節屈曲の動きにより肘の屈曲(伸展)と手先具の開大を行う．

能動フック・能動肘継手を例に基本操作訓練について紹介する．

a) 義手の動きの理解

上腕義手の基本構造は図3-aのごとくである．肘の曲げ伸ばしと，肘を随意の位置で止める(肘継手ロック)ことができ，手先具の開閉(肘継手ロック時)を行うことができる．肘をロックしている状態では，手先具の開閉操作が行え(図3-b)，肘をアンロックしている状態では肘の曲げ伸ばしの操作が行える(図3-c)．このような義手の機構とコントロールを理解してもらう．

b) 肘継手フリーでの肘の屈曲・伸展動作

フックの強度(ラバーの枚数)は，当面2枚から始め，切断者の状態により調整していく．肘継手をフリーにし，両側の肩甲骨の外転・前方突出，肩関節屈曲・伸展の動きで，前腕幹部を上げ下ろ

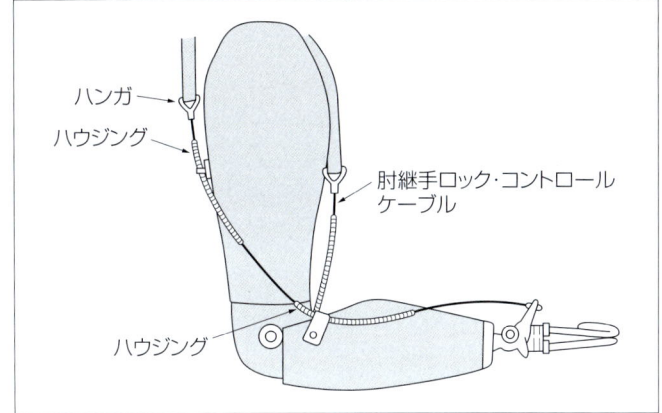
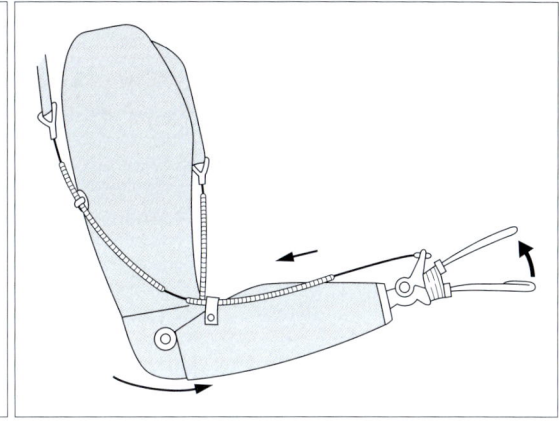
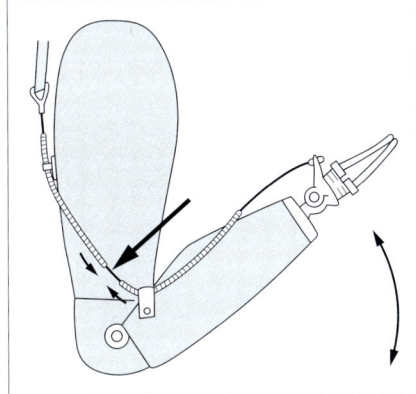

図 3
上腕能動義手の基本操作（フック開大・肘の曲げ伸ばし）
　a：上腕能動義手
　b：フックの開大（肘ロック状態）
　c：肘の曲げ伸ばし（肘アンロック状態）
（文献 2 より改変引用）

しし，肘継手を屈曲・伸展させる．これは，断端に過度な圧迫刺激を加えることなく動作を確認できる．断端や肩の動きを誘導介助し，操作を獲得してもらう．

この際，肩関節屈曲の際に，フックが切断者の顔に急に近づくため，リスクを配慮し動作を誘導する．

c）肘継手ロックでのフックの開閉操作

まず，肘継手を屈曲 90°程度に設定し，両側の肩甲骨の外転・前方突出（図 4-a），肩関節屈曲の動き（図 4-b）で，フックを開大する．前述の肘継手の曲げ伸ばしに比べると，断端への負荷が高くなるため，開大が困難な場合は，断端や肩の動きを介助しながら動きの力の入れ具合（運動方向やスピード）を誘導介助し操作を行う．

次に，肘継手の角度を変え，さまざまな位置でのフックの開閉を行っていく．

この操作を獲得後，義手を補助手として使用する両手動作訓練や，目的物を使用した「握り」「放し」の練習の導入を行っていく．

d）肘継手ロック・アンロック操作訓練

肘継手のロック・アンロック操作は，ロックコントロールケーブルを引っ張ったり，緩めたりすることで行う．

操作のための動作は断端長により若干異なるものの，肩甲骨の挙上から下制，肩関節屈曲から伸展・外転を組み合わせた動きにより行われる．その動きの理解にはやや時間を要する場合もあるが，ロック・アンロック音の学習や鏡での動作姿勢のフィールドバックなどの活用は習得への近道となる．

（1）肘継手フリー⇒ロックの操作理解・体験

ロックコントロールケーブルの動きにより，ロック・アンロックとなることを理解し，その動作を介助誘導し体験する．セラピストが義手や断端に手を添えて，切断者の肩や義手ソケットの断端から動きを伝える．

操作は，はじめにケーブルを緩め（図 5-a），一

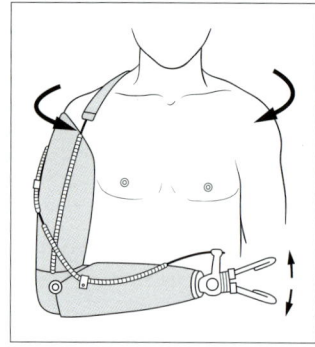

a：開大時(肩甲骨外転・前方突出)　　　b：開大時(肩関節屈曲)

図4　上腕能動義手の基本操作(フック開大)

（文献2より改変引用）

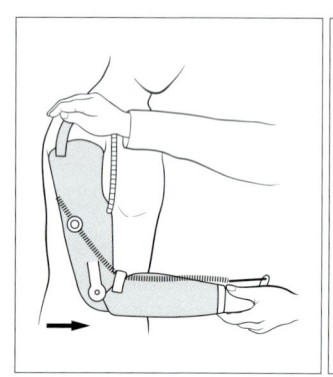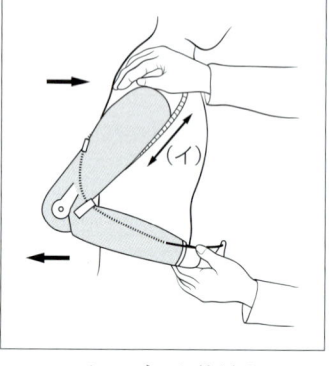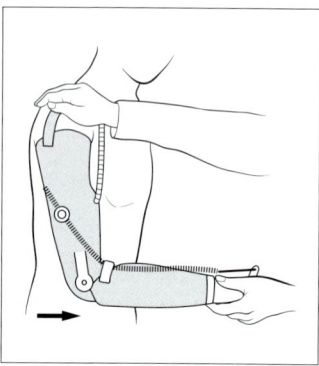

a：ケーブルを緩める　　　b：ケーブルを伸長する　　　c：最後に緩める

図5　上腕能動義手(肘継手のロック)の基本操作の理解

（文献2より改変引用）

度ケーブルを引っ張ると(イ)の距離が大きくなり(図5-b)肘がロックされ，最後に完全にケーブルを緩める(図5-c)ことで動作は終結する．完全に緩めた後に次の動作に移る．肘のロックの解除動作も基本的には同様である．引きっぱなしでは次のロック・アンロック操作はできないことを理解してもらうことが重要である．

(2) 肘継手フリー⇒ロック操作の獲得

次に，切断者自身によるロック操作練習に移行する．この操作練習は複雑な運動方向を獲得しなければならず，混乱しやすいので，繰り返し正しい動作をセラピストが誘導し，鏡などを用いて自己フィードバックできるとよい．

肘継手をフリーの状態から，肩甲骨の外転，肩関節屈曲の動きにより，切断者自身で前腕部を屈曲させていき前腕を保持させ，肩甲骨の下制，肩関節の伸展により肘をロックさせるという動作を繰り返し行う．肘継手のアンロック操作はセラピストが行う．

このとき，前述したように，ロックし終わり，完全にケーブルを緩めた後に次の動作に移ることに留意する．

(3) 肘継手ロック⇔フリー操作の獲得

ロック操作を獲得後，ロックからフリーへの動作に移行する．肘継手の角度(前腕部)は伸展位におき，前腕の重量に影響しない肢位で練習する．

肘を屈曲した状態でのフリー操作直後(ロック解除後)，前腕部が伸展し，ロックがかかってしまうことがある．ロック解除した際に，そのままの位置で前腕部を維持できるようにする．これは，切断側の肩甲骨の下制・前方突出，肩関節の伸展・外転や両側の肩甲骨と肩関節の協調的な動きが必

要となる．

肘継手ロック・フリー操作獲得後，フックの開閉動作とのコンビネーション訓練に移行する．肘継手の位置を変えながら，前述したさまざまな物品を用いた訓練を繰り返し行っていく．

3. 前腕筋電義手

1）筋電信号の検出と分離
a）筋電義手の仕組み

筋電義手は，断端の筋収縮により発した筋活動電位を電極が採取し，筋電シグナルとなりリレースイッチを介して筋電ハンドのモーターを動かす仕組みとなっている．リレースイッチで筋電シグナルとモーターとバッテリーをつないでおり，閾値を超えるシグナルがきた場合にのみモーターが動く．

電極は，筋電位を「筋電位増幅装置」によって筋電ハンドの操作をするために必要なシグナルまで増幅する装置のことで，これらを動かすモーターはバッテリーから得られる．

電極の筋電位増幅装置を敏感にすればするほど（高い感度），わずかな筋電位から大きなシグナルが得られるが，バッテリーの消耗は激しく，さらに誤動作の原因となるため，適度な感度設定と十分な筋収縮訓練が必要となる．

筋電操作は，ON-OFF制御か比例制御に大別され，2つの電極で2つの機能（伸筋で開く・屈筋で閉じる）が基本となる．

ON-OFF制御（デジタルハンド）は，一定のスピード（110 mm/s）と力（80N）で筋電位が発生しているとき義手が動き，発生していないときは動かないものである．

比例制御（DMCハンド）は，筋電位の電圧が高いときは速く強く動き，低いときはゆっくり動く仕組みとなっており，スピードは15～130 mm/s，把持力は0～90Nと変化する．

b）電極位置の選定

筋電信号を採取する筋肉としては，手関節掌屈筋群（橈側手根屈筋・長掌筋・尺側手根屈筋）と，手関節背屈筋群（長橈側手根伸筋・短橈側手根伸筋・尺側手根伸筋・指伸筋）から選択することが適切であるが，触診と表面筋電計やMyo Boy（Otto Bock社製）で確認し決定する．

そのためには筋の走行に沿って電極を置くことが望ましいが，切断や損傷により筋の走行や部位がずれている場合も多く，解剖学的な位置は参考程度とする．

重要なのは，確実に触診を行い，収縮が発生しているか，筋の弛緩と収縮が行えているかを確認することと，筋収縮訓練を十分行い，最適な位置の決定をすることである．

c）筋収縮訓練

筋収縮訓練の目的は，①筋収縮（十分な筋収縮を安定して出現することができる），②分離収縮（屈筋と伸筋の2つの収縮を分離して行えるようになる），③適切な収縮（分離した筋収縮を閾値に合わせて出現できる）が挙げられる．

切断後では，筋の損傷や廃用のための筋萎縮などにより，十分な筋収縮が行えることは稀である．仮に十分に行えた場合でも，頻回の収縮により疲労が出現し，筋の分離が不十分で誤動作の原因となり，また，筋の過剰緊張のため十分な電位差を生じることができず，操作が困難となる場合がある．

まず，ON-OFF制御（デジタルハンド）での十分な筋収縮を出すために，屈筋のみ，あるいは伸筋のみを収縮させる．

非切断肢で手指屈曲位での手関節掌屈と手指完全伸展位での手関節背屈を行いながら，必要な筋収縮を理解していく．

その後，同様の動きを切断肢でも行い，筋の走行に沿って電極を置き最適な位置を選択する．あらかじめ断端は湿らせておくことで筋電位が拾いやすくなり，電極は密着度が高くなるよう少し圧迫して設置する．

また，筋肉の収縮を過度に意識しすぎると弛緩がうまくいかず，切断肢や身体全体（肩甲帯，肩，肘）の過緊張を招くことがある．収縮と弛緩それぞれ

臨床 I．切断

5．小児切断

Key words　外科的変換(surgical conversion)，先天性脛骨欠損症(tibial hemimelia)，先天性腓骨欠損症(fibular hemimelia)，サイム切断(Syme amputation)，ブラウン手術(Brown procedure)，大腿近位限局性欠損症(proximal femoral focal deficiency；PFFD)

はじめに

　切断は先天性のものと後天性のものに大別されるが，小児切断の多くは先天奇形である．切断は，大人の場合には，今まで存在していた身体の部分の喪失，すなわち，すでに獲得した技能の喪失である．一方，小児の場合は先天性では生後よりその部分は存在しないか，または機能しないかなので，最初から代償性技能の習得が行われる．障害の受容よりも障害との共存であり，子供自身によって，使いにくい部分は使わなくなり，使える部分は使うことが無意識に選択される．したがって，いかに実用的に使えるようにするかということが大切であり，形態や美容にこだわって患肢を温存して使いにくくしたり，治療を長引かせて長期入院の生活を強いることは好ましくない．しかし，両親，特に母親が罪の意識をあまりに大きく持つあまり，美容や形態にこだわり切断に踏み切れないことも少なくない．障害の受容は母親にとって大切な過程である．十分に説明して受容のための時間を費やした上で切断時期を決定するのが望ましい．

小児切断例の統計

　全国統計によれば，我が国の18歳未満の肢体不自由児は1970年では57,500人でそのうち上肢切断2,000人，下肢切断900人であった．肢体不自由児は経年的に減少する傾向があり1996年には41,400人になった．ところが2001年の統計では47,700人と再び増加した[1]．最近の切断児数の統計はないが，最近20年間の義肢交付決定者数は経年的に減少し，特に18歳未満の小児でそれが顕著であるため，切断児数も減少していると推定される[2]．

小児切断の原因

　先天性切断は先天奇形や欠損によるもの，またそれらの治療上の必要性により待機的に行われた切断(surgical conversion)である．

　後天性切断は不慮の事故や悪性腫瘍の治療のための切断などが含まれる．我が国では，先天切断が約80％で後天性切断が20％であり[3]，近年では悪性腫瘍に対して患肢温存療法が行われるため腫瘍が原因の切断は減少している．一方，米国では銃創や農業用大型機械によるものが含まれるため後天性切断の比率がやや高い[4]．部位では先天性片側上肢の切断が最も多く，全体の約45％で次に先天性多肢切断が18％，先天性片側下肢切断が16％と続く[3]．多指症のように全く機能がなく軟部組織だけでつながっているような痕跡指などは容易に切断されるため上肢切断が統計上多くなる．

小児切断の適応

1. 先天性切断

1) 先天奇形に対する切断

外見上の問題だけでなく，機能的な面で，特に義肢をつけやすくして立位や歩行を容易にするために切断が行われる（surgical conversion）．先天性脛骨欠損や腓骨欠損，大腿骨限局性欠損症などの下肢の疾患に多く行われる．

2. 後天性切断

外傷や悪性腫瘍の治療上の必要性で行われる．外傷では交通事故が原因となることが多く，その他では手や足を機械に引き込まれて受傷する例が多い．悪性腫瘍では，化学療法の発達で病巣広範切除と患肢温存が行われる例が増えてきたため，以前のように初期治療としての切断例は減少している．膝関節周囲に発生した骨肉腫に対して，人工膝関節置換や Van Ness 法の rotationplasty などが行われる．老人に多い血管閉塞性の切断は小児ではないが，敗血症や血栓症（心臓カテーテルなど医原性），熱傷や凍傷などによる壊死に対して行われる．また，二分脊椎や脊髄障害などの神経麻痺患者の熱傷や難治性潰瘍，骨髄炎に対して最終的に切断が選択されることが稀にある．

小児切断の特徴

1. 切断部位について

小児切断では，できるだけ骨を長く残すことが原則である．そのため長管骨の遠位での切断よりも関節離断が一般に行われる．骨端部を残せば骨の長軸方向の成長が温存され，成長に伴う脚長差の増大を最小限とすることができる．また，小児切断の重要な合併症である断端部の骨の過成長による突出と痛みを回避するということも大きな理由である．長管骨の近位と遠位の骨端部による成長の割合を図に示す（図 1）[5]．大腿骨の場合，近位骨端部で全体の 30％，遠位で 70％といわれる．したがって，幼少時の大腿中央部での切断は，年長児になると短断端になり義足装着に影響する．同様に下腿切断においては，短断端になっても膝関節を残すほうが将来的に有利である．外傷による切断では，皮膚の断端の覆いが問題となるが，小児の皮膚は緊張に対する抵抗力が強く，荷重負荷に耐えやすいので，植皮してでも長い断端を残すよう努める．

2. 合併症について

1) 断端部の骨過成長

長管骨の切断後数年すると断端の骨が突出して痛みを伴い，義足装着の妨げになることがある．これは断端の骨膜からの骨新生が原因と考えられ，特に 6 歳以前に切断された例に多い．脛骨，上腕骨，腓骨に多く，大腿骨，橈骨，尺骨では少ない．予防策として断端からさらに 2 cm 程度骨膜を多めに切除することが推奨されるが，それでも過成長が出現した場合には，必要に応じて断端形成術を行う．12 歳以降では骨過成長はみられなくなる[6]．関節離断では骨過成長は生じない．

2) 断端部の滑液包

義足ソケットとの摩擦により断端部皮下に滑液包が生じて液貯留をきたすことがある．穿刺して圧迫固定を行い，しばらく義足ソケット装着を避けることが望ましい．断端部以外では，腓骨小頭や脛骨結節部などの骨突出部に滑液包が出現しやすい．

3) 二次的変形

大腿切断後の患側骨盤や大腿骨の発育障害，外反股などがみられる．下腿切断では脛骨と腓骨の近位骨端が残っていると，腓骨のほうが脛骨よりも成長の割合が大きいので膝の内反変形が生じる．このため下肢のアライメントが不良になり義足歩行に不利に働く．

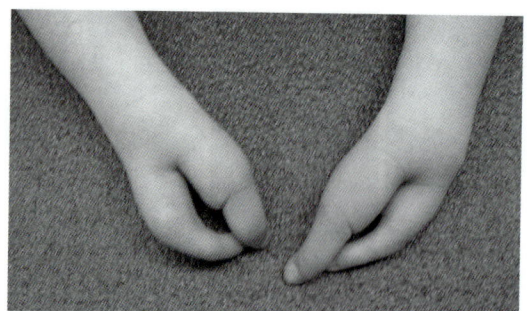

図4　両側の裂手(両側の脛骨欠損に合併)

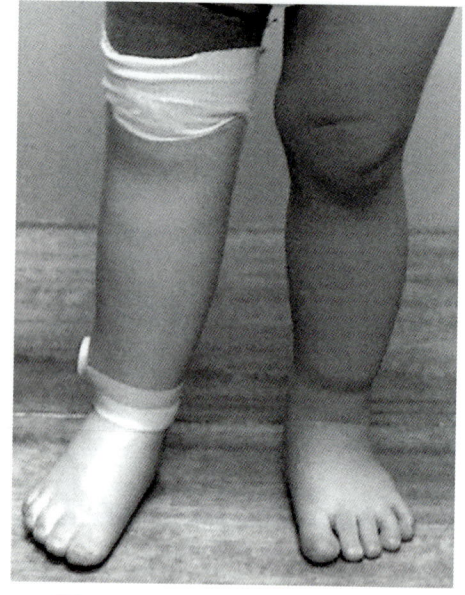

図5　PTB装着(右腓骨欠損症のSyme切断後)

義肢の処方

1. 上肢切断

　片側の場合は，健側でさまざまなことができるようになってから装飾用義手を処方する．装飾用義手であっても，体重を支えたり，物を挟んだりする際に有効である．前腕長断端以上の例では，知覚のある断端のほうが義手よりも実際に使用できるため幼小児期には義手を必要としないが，学童期になると，外見上の理由で外出時に義手を希望する児が多くなる．

　両上肢切断では，足をはじめ，口や顎などさまざまな部位を用いて機能を代償するため，必ずしも義手が有効ではない．

2. 下肢切断

　一側性の場合，つかまり立ちの時期に最初の義肢を処方する．最初は差込ソケットで膝固定とする．3～4歳頃に歩行が安定してきたら，膝継ぎ手を遊動に変える．下腿切断ではPTBが多く処方される(図5)．短断端や膝不安定の場合には大腿骨顆部を包み込むKBMが好まれる．両側の大腿切断や膝離断では，つかまり立ちの時期にまず両大腿スタビーズを作製して立位歩行訓練を開始する．3歳以降に下腿，足部をつけた義足を作製する．両側の短断端の大腿切断や股離断では，室内の移動はいざり移動や手を使った移動が好まれ，また屋外では車椅子移動を行うため義足は実用的には使用しないことが多い．一側性の切断の場合，成長により脚長差がでる．2cm以内に保つように1年ごとに作り替えが必要となる．小児では6歳までは安定性を重視したアライメントを保ち，徐々に大人のアライメントに変えていく．

訓練と母親指導

　幼児では訓練に対する意欲や集中力が不足するため1回に30分程度を目安とする．家庭でも義足を着用するためには母親が良き訓練士の役割を担うことが望ましい．そのためには，義足の生活の実際を理解するため，同程度の障害を持つ母子に接する機会を作るのがよい．ほとんどの切断児は知的に正常であるので，普通学校での教育がふさわしい．音楽のリコーダーや体育のとび箱など困難な種目もあるので，学習面での配慮が必要である．また生活面での負担を軽減するために廊下や階段に手すりをつけたり，洋式トイレにするなどの学校設備面での配慮が不可欠である．

（三輪　隆）

■■ 文　献 ■■

1) 厚生労働省社会援護局障害保健福祉部：身体障害者実態調査および身体障害児実態調査．http://www1.mhlw.go.jp/toukei/h8sinsyou_9/index.htlm
2) 日本リハビリテーション医学会（監修）：リハビリテーション医学白書，切断のリハビリテーション，174-180，医学書院，2003.
3) 加倉井周一：小児切断．総合リハ，15：831-835，1987.
4) Krebs DE, Sidney F：Chracteristics of the child amputee population. J Pediatr Orthop, 4：89-95, 1984.
5) 千野直一，安藤徳彦（編集）：リハビリテーション MOOK 8 小児のリハビリテーション，58-66，金原出版，2004.
6) Abraham E, et al：Stump Overgrowth in Juvenile Amputees. J Pediatr Orthop, 6：66-71, 1986.
7) Fermandez-Palazzi F, et al：Congenital deficiency of the tibia：a report on 22 cases. J Pediatr Orthop B, 7：298-302, 1998.
8) Brown FW：Construction of a knee joint in congenital total absence of the tibia（paraxial hemimelia tibia）：a preliminary report. J Bone Jonit Surg, 47-A：695-704, 1965.
9) Gaine WJ, McCreath SW：Syme's amputation revisited：a review of 46 cases. J Bone Jonit Surg, 78-B：461-467, 1996.
10) 君塚　葵ほか：先天性脛骨欠損の経験．日小児整外会誌，3：382-386，1994.
11) 城　良二：小児下肢変形に対する手術療法．新 OS NOW，26：165-172，2005.
12) Choi IH, et al：Amputation or limb-lengthening for partial or total absence of the fibula. J Bone Jonit Surg, 72-A：1391-1399, 1990.
13) McCarthy JJ, et al：Fibular hemimeria：comparison of outcome measurements after amputation and lengthening. J Bone Jonit Surg, 82-A：1732-1735, 2000.
14) Koman LA, et al：Proximal femoral focal deficiency：natural history and treament. Clin Orthop Relat Res, 162：135-143, 1982.
15) Goddard NJ, et al：Natural history and treatment of instability of the hip in proximal femoral deficiency. J Pediatr Orthop B, 4：145-149, 1995.
16) Gillespie R：Principle of Amputation Surgery in Children with longitudinal deficiencies of the femur. Clin Orthop, 256：29-38, 1990.

臨床

II. 装具

1. 頸椎疾患の装具
―術後外固定を中心に―

Key words　頸椎装具（cervical orthosis），頸椎手術（cervical spine operation），後療法（postoperative management），上位頸椎（upper cervical spine），中下位頸椎（subaxial cervical spine）

はじめに

　頸椎疾患には骨折に代表される頸椎損傷と，頸髄症に代表される頸椎変性疾患とがある．頸椎疾患治療において装具療法は，主に保存療法と術前・術後療法の役割を担う．保存療法としては，手術適応外の症例に対し，頸部の安静により症状の軽減を目的とする．一方，手術症例に対して，頸椎装具は手術までの待機期間の症状悪化を予防するとともに，術後に頸部の制動を目的とする外固定として用いられる．頸椎は胸椎，腰椎と比較し運動範囲が大きいため，頸椎手術の治療体系の中で，頸椎装具による術後後療法は治療に大きく影響する．このため，頸椎手術を成功させるためには頸椎装具の正しい知識が不可欠である．当院における使用法を中心に術後頸椎装具について述べる．

装具の制動性

　頸椎可動域の装具による制動効果に関してはFisherら[1]，Johnsonら[2]，Askinら[3]，永田ら[4]，筆者ら[5]が報告しており，ソフトカラー以外の各頸椎装具では，頸椎前後屈角度は20〜40%に制限されることがわかっている（表1）．また，筆者らは成人ボランティア16名に単純X線機能撮影をし，サービカルフレームカラーとフィラデルフィアカラー装着時の各椎間可動域を装具非装着時と比較し，その制動性を検討した．その結果，両装具ともに，すべての椎間において総可動域の減少が認められた．しかし，中間位を基準とした前屈時，後屈時における各椎間の変位角度の計測の結果で，前屈時のOcc（後頭骨）-C1，後屈時のC6-7レベルでは装具非装着時にそもそも動きが少なく，両装具装着時のほうが角度が増加する傾向があった（図1，2）．頸椎装具装着後でも，後頭骨や上位頸椎の固定術の場合には前屈運動に，下位頸椎の固定術の場合には後屈運動に注意を払い患者に指導する必要がある．

当院で用いている頸椎，頸胸椎装具

　以下，固定範囲が頸部のみのものを頸椎装具，胸部までかかるものを頸胸椎装具とする．当院では外傷患者の救急病棟での管理期間はフィラデルフィアカラーを使用している．手術後の頸椎装具としてはサービカルフレームカラーを，頸胸椎装具としてUD braceを，さらに強固な固定を要する場合にはHalo vestを用いている．

　1. Soft collar

　材質はフォームラバー（スポンジ様合成樹脂）でストッキネットでカバーして，頸部に巻き付け，後方でマジックバンドで留める既製軟性装具である．ストッキネットを外し洗濯することができるので清潔に使える．通気孔のあるタイプもある．頸椎全体の前後屈許容可動性は装具なしの可動域に比べ74%と制動効果が少なく，頸部安静の目的が強い．

表 1 頸椎前後屈の許容可動性

報告者 (計測範囲)	Fisher (Occ-C7)	Johnson (Occ-T1)	永田 (Occ-C7)	Askin (Occ-C7)	著者 (Occ-C7)
Soft collar		74%			
Camp plastic collar	35%				
Aspen				38%	
Philadelphia collar	32%	29%	42%	37%	32%
Stifneck				30%	
Miami J				27%	
NecLoc				20%	
Somi brace	14%	28%			
Four-poster brace	6%	20%			
Cervicothoracic brace		13%			
Halo vest		4%			
Ortho collar			30%		
Cervical frame collar					26%

図 1 前屈時の各椎間角度(中間位からの変化)

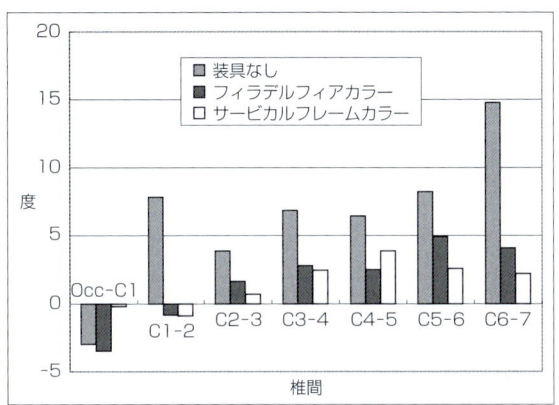

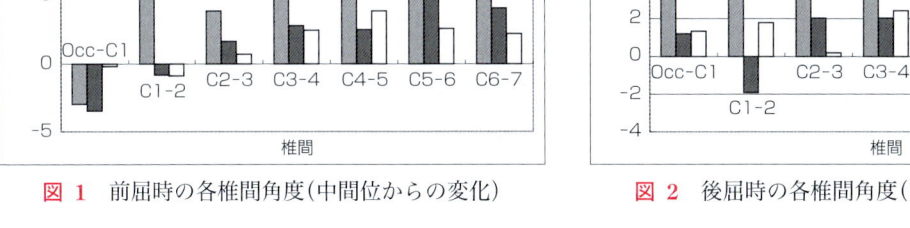

図 2 後屈時の各椎間角度(中間位からの変位)

2. Plastizote Philadelphia collar

　中空のフォームラバー(スポンジ様合成樹脂)を材料にしてカラーとした既製軟性装具である．顎から前胸部を支持する前部と後頭部から肩背中の後部の2つの部分から構成され，マジックバンド(ヴェルクロー)留めとする．前後に2本の強化支柱をつけることも可能である．前後側屈回旋を抑制できる一方，材質の柔らかさから多少の動きが許容される．通気孔付きや顎付きのタイプもある．頸椎全体の前後屈許容可動性は30～40%である．高さの調節ができないため，臥位の際に顎が入り込む傾向があり，注意を要する．

3. Cervical frame collar(図 3)

　金属を曲げてリング状に丸め，顎部と胸部のパッドの間にはめて，後頸部パッドからのストラップをリングに巻き付け頸部に固定するカラー型既製装具である．正面の支柱にターンバックルが備わっていて，高さの調整が可能である．通気性に優れ，非常に軽量である．パッドは取り外し可能で清潔に使用できる．顎受けの深いタイプや後頭部パッドの短いタイプもある．前後屈可動域は正常の約26%に制限される．

4. UD brace(図 4)

　顎部支持板，後頭部支持板および胸骨支え，背部支えなどからなる SOMI orthosis 型の既製硬性頸胸椎装具である．プラスチック製のため軽量で，逆U字型の支持により後頭部や喉元の圧迫痛が少ないが，顎部がこすれやすいという不利点もある．体幹部分を除去することによりカラーへと変更使

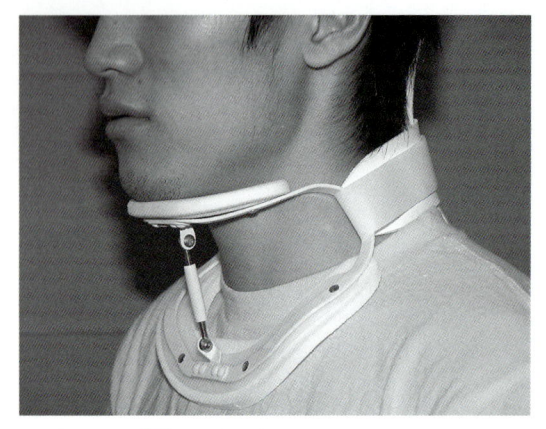

図 3　Cervical frame collar

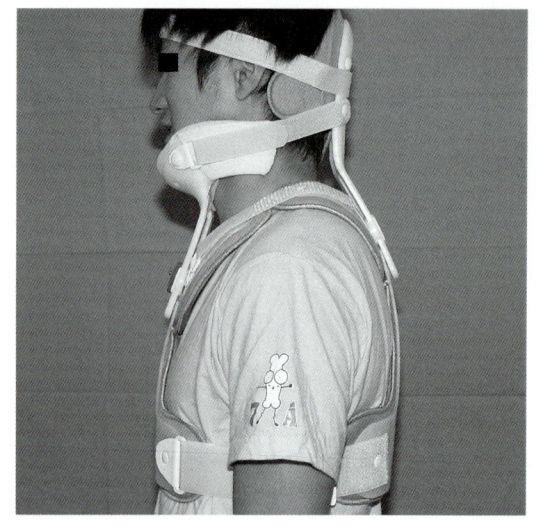

図 4　UD brace

用が可能である．前部，後部の 2 か所で高さの調節がしやすく，仰臥位で装着することができる．

5. Halo vest

圧ゲージ内蔵のスプリングピンを頭蓋骨に固定し，ベストに支柱で固定する既製硬性頸胸椎装具である．頭蓋直達牽引からベスト装着による固定に移行できる．トングタイプとリングタイプがある．頸椎の制動性は他の装具に比し，最も強い．微調整が可能であるが，コネクターが多く，煩雑である．容易に着脱することはできない．頸椎全体の前後屈許容可動性も 4％，回旋 1％，側屈 4％と非常に強固であるが，ベストのムートン部分に隙間があき，緩みが生じることに注意しなければならない．

手術による装具選択

代表的な頸椎手術の術後頸椎装具について当院での使用法を中心に述べる．

1. 上位頸椎手術

軸椎歯突起骨折に対する前方裸子固定術，環軸椎亜脱臼に対する各後方固定術などがある．これらの手術では骨癒合を得ることが surgical goal であり，2 か月以上頸椎装具を装着するのが一般的である．当院では，2004 年まで環軸椎亜脱臼に対し one piece cervical device もしくは Magerl＋Broocks 法を行い，サービカルフレームカラーを約 2〜3 か月装着させている．2005 年からは後方椎弓根スクリュー固定を行っている．椎弓根スクリュー固定は他の内固定より強固であるという小谷らの報告があるが[6]，我々は慎重に頸胸椎装具を骨癒合が得られるまで使用している．

2. 中下位頸椎手術

1）頸椎椎弓形成術

術後の合併症の 1 つに軸性疼痛がある．片開き式脊柱管拡大術における平林の原法[7]や縦割式脊柱管拡大術における黒川らの原法[8]では頸椎装具装着期間は 3〜6 か月と報告されている．その後，装具固定範囲の縮小や，装着期間の短縮が図られるも，1992 年の時点では，国分は中下位頸椎装具の術後外固定法としてポリネック 3 か月と述べている[9]．しかし，長期間の装具装着が軸性疼痛の原因の 1 つとして 1993 年の細野ら[10]に報告されて以来，多種の椎弓形成術において装着期間短縮による成績が報告され[11]〜[14]，術後装具装着期間は 2 週間以内というコンセンサスが得られている．当院では，術後の頸部安静の意味でサービカルフレームカラーを 2 週間装着させている．

2）頸椎前方固定術

頸椎装具を骨癒合が得られるまで装着するというのが一般的であるが，内固定をした場合には短期でよいという報告[15]がある．当院では基本的に 2

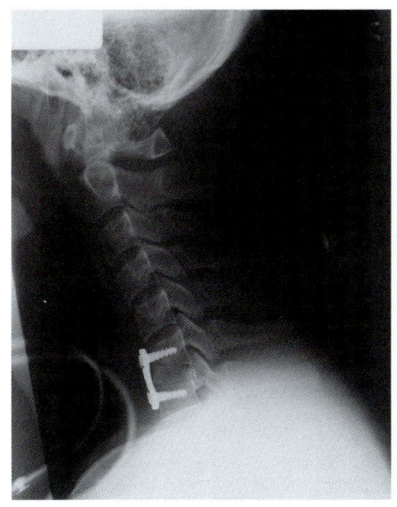

a：フレームカラー装着時，中間位．後方が開大し，植骨部が短縮している．

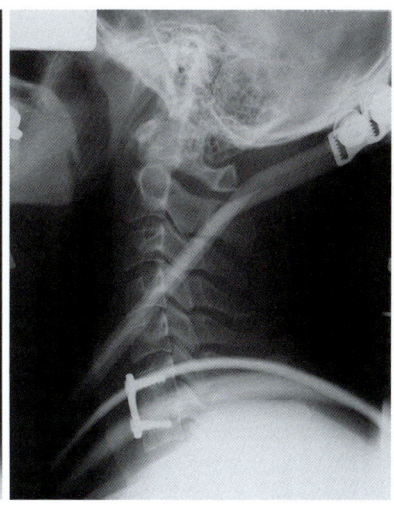

b：UD brace 装着時，中間位．頸胸椎の範囲で固定することによりアライメントが改善される．

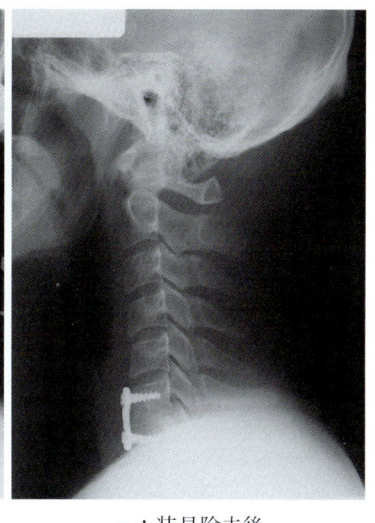

c：装具除去後

図 5

椎間までを前方法の適応とし，植骨のみの前方固定術を行い，サービカルフレームカラーを骨癒合まで装着させている．平均して約 3 か月の装着期間となる．

3. その他（前方脱臼骨折など不安定性の強いもの）

前方プレート固定や前後方固定の場合，フィラデルフィアカラーなどの頸椎装具を約 2，3 か月装着させるのが一般的である．鐙ら[16]は，後方椎弓根スクリューを用いた場合には術後外固定を要しないか，簡易なカラーの 2，3 週間程度の装着と報告している．当院では，前方プレート固定を選択することが多く，術後は術前に用いていた Halo vest または UD brace を約 6 週間装着し，その後頸椎装具に移行し，骨癒合まで装着させている．

頸椎術後装具の落とし穴

1. 固定範囲が狭い

頸部のみの固定では，良好なアライメントが得られない場合がある．初期に頸胸椎装具や Halo vest に変更することが必要な症例もある（図 5）．

2. サイズの誤り

腰椎装具と違い，頸椎の場合には既製装具を用いることが多く，サイズは限られる．適切でないサイズの装具は，たとえ固定範囲の広い頸胸椎装具でも，頸椎装具より制動性が劣る（図 6，7）．装着時には必ず医師が確認することを怠ってはならない．

3. 定期的なアライメントの確認

頸胸椎装具の場合には固定する箇所が多く，緩みが生じ，制動性が弱まる（図 8）．外観や X 線写真を評価し，場合により透視などで定期的に頸椎アライメントや可動性を確認し，装具を固定し直すこと，あるいは装具を変更することは重要である（図 9）．特に Halo vest の場合はコネクターが多く，煩雑であり注意を怠りやすい．

おわりに

近年，低侵襲の頸椎手術の開発，発展や，内固定材料の開発，強度の増加により，頸椎装具の装着期間は短縮され，将来的には椎弓形成術にみられるように，外固定が不要という時代が来るかも

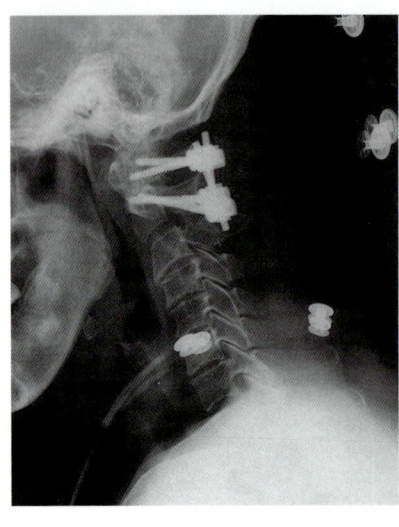

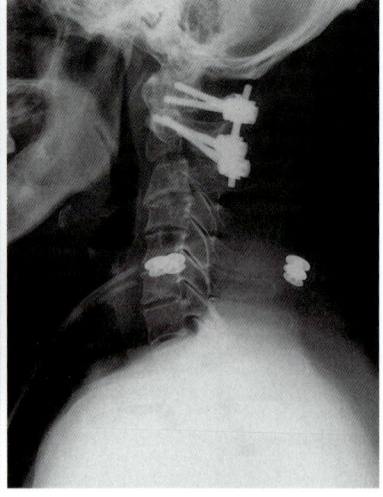

図 6
a：サイズの大きすぎる
　　UD brace 装着時，前屈
b：後屈

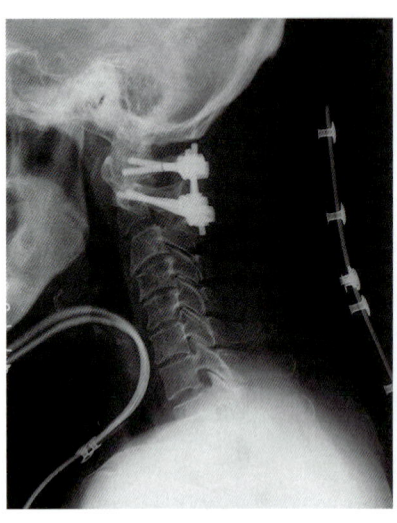

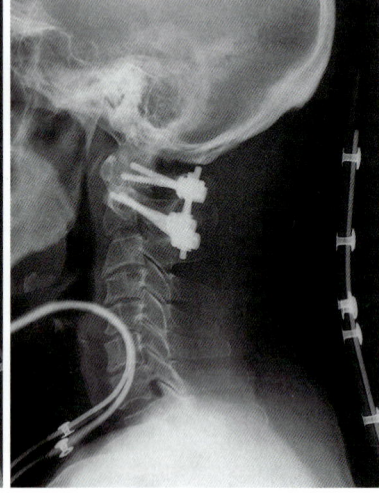

図 7
頸椎のみの固定でもほぼ同等の制動効果が得られている．
　a：フレームカラー装着時，前屈
　b：後屈

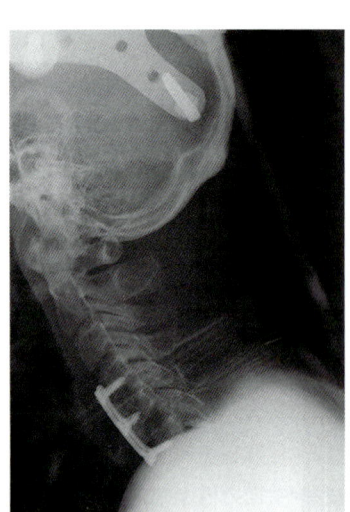

◀図 8
Halo vest 装着時，中間位
装具が緩み，頭部が前方に
傾いている．

図 9 ▶
Halo vest 除去後，UD
brace 装着時，中間位
良好なアライメント
である．

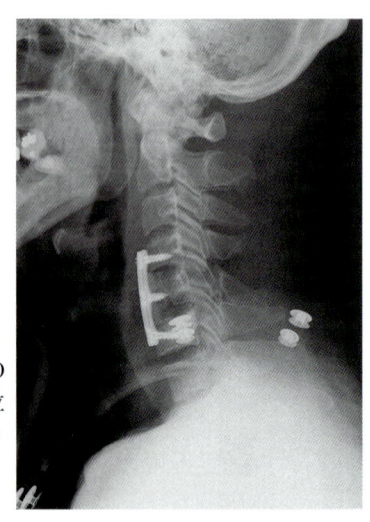

しれない．しかし，現在の頸椎手術の治療体系において，頸椎装具は依然として多くの手術後に外固定として使用されており，後療法の中の重要な役割を担っている．装具の軽量化や，簡便化により，患者にとって快適な装具が多くなっているが，頸部痛，肩こりなどが生じることもしばしばある．装具の選択の際には，制動性ばかりに目を向けず，不快感が少ないことや通気性の良さも考慮すべきである．また，医師が定期的に症状の有無を診察し，高さや付け方を確認すべきであり，場合によっては装具の種類を変更する必要がある．固定範囲が広い装具は，頸部症状が生じやすいだけでなく，下方視が制限され ADL の制限をきたすため，症例を選んで装着すべきである．

(山室健一，吉川一郎，星野雄一)

■■ 文 献 ■■

1) Fisher SV, et al：Cervical orthosis effect on cervical spine motion, Roentgenographic and goniometric method of study. Arch Phy Med Rehabil, 58：109-115, 1977.
2) Johnson RM, et al：Cervical orthosis, a study comparing their effectiveness in restricting cervical motion in normal subjects. J Bone Joint Surg, 59-A：332-339, 1977.
3) Askins V, et al：Efficacy of five cervical orthosis in restricting cervical motion, a comparison study. Spine, 22：1193-1198, 1977.
4) 永田見生：頸部脊髄症・神経根症に対する装具療法．整形外科 MOOK 増刊，2-A：17-21, 1993.
5) 山室健一ほか：頸髄症神経根症の保存療法のコツと pitfall―頸椎装具．MB Orthop, 16：35-40, 2003.
6) Kotani Y, et al：Biomechanical analysis of cervical stabilization systems, an assessment of transpedicular screw fixation in the cervical spine. Spine, 19：2529-2539, 1994.
7) 平林 洌：頸髄症に対する後方除圧法としての片開き式頸部脊柱管拡大術について．手術，32：1159-1163, 1978.
8) 黒川高秀ほか：棘突起縦割法頸椎脊柱管拡大術．別冊整形外科，2：234-240, 1982.
9) 国分正一：頸椎手術の後療法のマニュアル．MB Orthop, 5：73-78, 1992.
10) 細野 昇ほか：痛みをとらえる脊椎とその周辺からの痛みの診断―頸椎症性脊髄症における軸性疼痛．臨床整形外科，28：405-411, 1993.
11) 税田和夫ほか：棘突起縦割法頸椎椎弓形成術後項部愁訴の原因．日本整形外科学会誌，73：s728, 1999.
12) 時岡孝光ほか：片開き式頸椎椎弓形成術後の装具非使用―早期離床例の検討．中部整形災害外科学会誌，45：457-458, 2002.
13) 山本直哉ほか：En-bloc laminoplasty の術後軸性疼痛の検討．骨・関節・靱帯，18：295-303, 2005.
14) 星地亜都司ほか：棘突起縦割法頸椎椎弓形成術後の軸性疼痛と可動域．骨・関節・靱帯，18：305-307, 2005.
15) 吉田勇治ほか：頸椎前方固定術の検討―内固定群と非内固定群との比較．整形外科，51：828-829, 2000.
16) 鐙 邦芳ほか：前方脱臼骨折―後方法．新 OS NOW, 3：40-49, 1999.

臨床

II. 装具

2. 胸腰椎疾患に対する装具療法

Key words　胸腰仙椎装具（thoraco-lumbo-sacral orthosis；TLSO），腰仙椎装具（lumbo-sacral orthosis；LSO），仙腸装具（sacral orthosis），軟性コルセット（damen corset），ミルウォーキー装具（Milwaukee brace）

はじめに

　脊椎疾患に対する装具療法の歴史は2000年以上の昔にさかのぼることができる．今日でも脊柱側弯症などの脊柱変形，各種腰痛疾患，外傷などに装具療法が用いられている．しかし脊椎のどの部位のどのような病態に，どのような装具が適応されるべきかについては，明確なエビデンスが示されていない．多くの整形外科医は硬性装具が腰仙椎部の椎間可動性を制動しうることを期待して，脊椎固定術術後に硬性装具を処方しているし，椎間板圧の減少を期待して椎間板ヘルニアに対して軟性コルセットを処方している．装具療法は手術療法やブロック療法より安全であり，また運動療法より即効性があると考えて，装具療法を多用する．患者側も装具着用による安心感から，容易に装具療法を受け入れ，しかも長期にわたり装着し続ける傾向にある．しかし今後は脊椎疾患に対する装具療法についても，基礎的研究に基づく適切な処方と指導が求められている．本稿では装具療法の適応と実際について，文献的考察を加えて述べる．

装具療法の目的

　脊椎疾患に対する装具療法の目的は，生体力学的には脊柱の固定あるいは制動，脊柱の支持性を補強し安定化させる，脊柱変形の矯正と予防，より良好なアライメントの維持，脊柱関節の負荷の軽減などである．さらにその作用機序は明らかにはされていないが，臨床的には疼痛緩和効果が重要な目的の1つとして挙げられる．疼痛緩和効果と相まって，保温効果，装着による安心感などの心理的効果も期待される（表1）．

　Perry[1]は3,460名の整形外科医師からのアンケート結果から，医師は腰椎装具の装着を第一に腰椎の固定あるいは制動を目的として処方しており，次に腹腔内圧の上昇による脊柱支持性の獲得を目的として用いていると報告している．

　装具療法の各種作用機序が，どの程度臨床的効果発現に関与しているかについては明かにされていないが，体幹の固定あるいは制動，腹腔内圧の上昇による脊柱支持性の獲得，脊椎アライメントの改善や矯正，体幹筋機能の改善などを期待して処方されている．

各種体幹装具の原理と構造

　脊椎の各椎間はその解剖および機能より環軸椎（C1-2），頸椎（C3-T1），胸椎（T2-T10），胸腰椎

表1　装具療法の効果

1．脊柱の固定あるいは制動
2．脊柱の支持性を補強し安定化させる
3．脊柱変形の矯正と予防
4．より良好なアライメントの維持
5．脊柱関節の負荷の軽減
6．疼痛緩和効果
7．保温効果
8．装着による安心感などの心理的効果

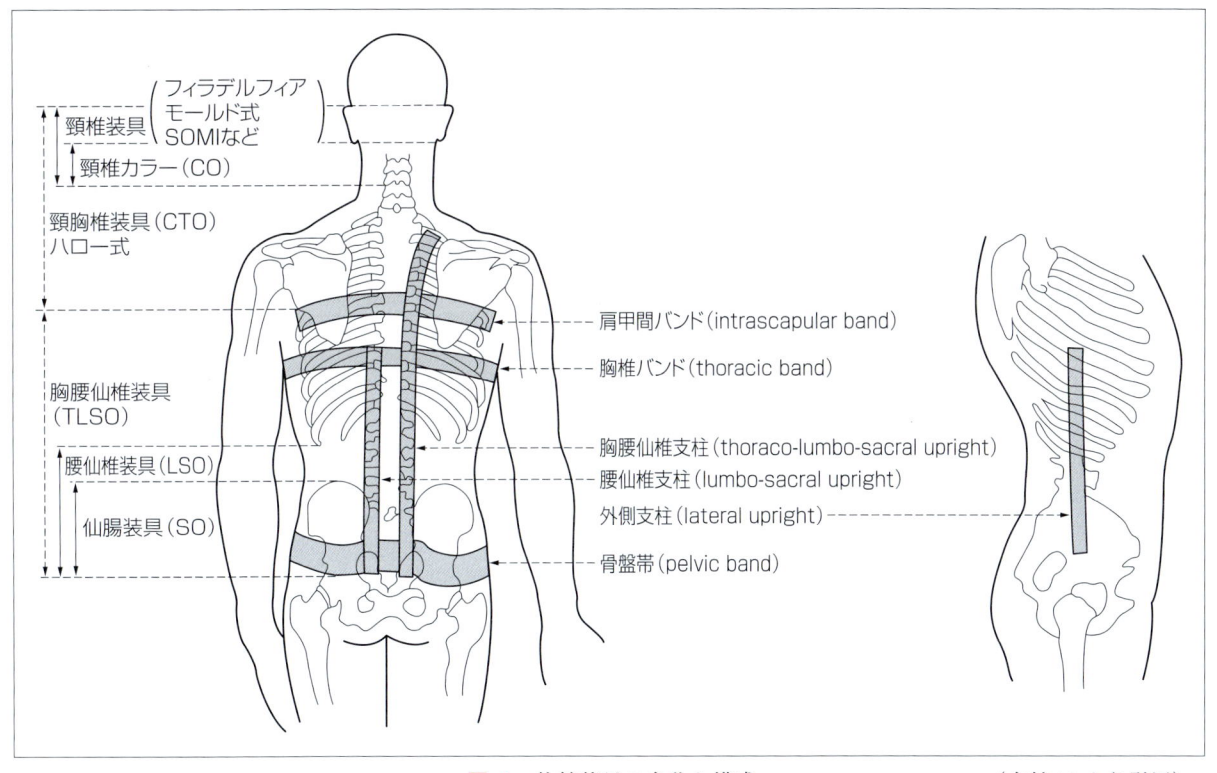

図 1 体幹装具の名称と構成　　　　　　　　　　（文献 11 より引用）

(T11-L1)，腰椎(L1-L4)，腰仙椎(L4-S1)に分けられ，体幹装具の適応もおのおののレベルによって異なる．

　脊柱の運動は矢状面における前後屈，冠状面における側屈，水平面における回旋の3つに分類され，おのおのの運動は体幹装具の特定の構造により制動されうる．まず矢状面における前後屈運動の制動は背部の硬性支柱により達成される．胸腰仙椎装具では胸腰仙椎支柱(thoraco-lumbo-sacral upright)となり，尾側の骨盤帯(pelvic band)と頭側の胸椎バンド(thoracic band)と肩甲間バンド(intrascapular band)を連結する．腰仙椎装具では腰仙椎支柱(lumbo-sacral upright)となり，骨盤帯と胸椎バンドを連結する(図1)．

　冠状面における側屈運動の制動は前方や後方の硬性支柱に連結した中腋窩線上の硬性側方支柱である外側支柱(lateral upright)により達成される．

　水平面における回旋の制動は胸骨や前方胸郭を固定する硬性支柱を含んだ複合的な支柱により達成されうる．

　体幹装具の特性は頭側と尾側の位置，使用材料の硬度，3点支持の置き方などにより規定される．

　体幹の粗大な前後屈運動や側屈運動の制動効果は体幹装具により期待できるが，個々の椎間運動の制動や回旋の制動効果は硬性装具でも少ないとされている．

　体幹装具には軟性と硬性がある．厚手の布地を基本にし，体軸方向に金属やプラスチックの支柱を入れ，体幹を全周性に包み込むタイプの軟性コルセット(ダーメンコルセット)とポリプロピレン製や金属フレーム製の硬性装具がある(表2)．

　硬性装具のうちポリプロピレン製のモールドジャケット式の胸腰仙椎装具はアメリカではTLSO(thoraco-lumbo-sacral orthosis)と呼ばれる(図2)．同様にモールドジャケット式の腰仙椎装具はLSO(lumbo-sacral orthosis)と呼ばれる(図3)．

　TLSOやLSOでは体幹全体に装具が接触する．これに対し，金属フレーム構造を主体としたフレーム型硬性装具では，3点支持により体幹を固定するものが基本となる．このうち背部に2点，腹部に1点を置くものでは脊柱は屈曲位で固定され，

表 2 体幹装具の分類

身体障害者福祉法(1981)	装具 JIS 用語(JIS T 0101-1986 改正)	アメリカ*
●仙腸装具 　金属枠 　硬性 　軟性 　骨盤帯	●仙腸装具 ●仙腸ベルト	SO }flexible SO
●腰椎装具 　金属枠 　硬性 　軟性	●腰仙椎装具 　腰仙椎装具(ナイト型) 　腰仙椎装具(ウイリアムス型) 　腰仙椎装具(チェアバック型) 　腰仙椎装具(軟性)	LSO
●胸椎装具 　金属枠 　硬性 　軟性	●胸腰仙椎装具 　胸腰仙椎装具(モールドジャケット式) 　胸腰仙椎装具(ジュエット型) 　胸腰仙椎装具(テーラー型) 　胸腰仙椎装具(ナイト・テーラー型) 　胸腰仙椎装具(スタインドラー型) 　胸腰仙椎装具(軟性)	TLSO
●頸椎装具 　金属枠 　硬性 　軟性 ●斜頸枕	●頸椎装具 　頸椎装具(支柱付き) 　頸椎装具(モールド式) 　頸椎カラー 　斜頸枕	CO
	●頸胸椎装具 　頸胸椎装具(ハロー式)	CTO
●側弯矯正装具 　ミルウォーキーブレース 　頭部に及ばないもの 　　金属枠 　　硬性 　　軟性	●側弯矯正装具 　側弯矯正装具(ミルウォーキー型) 　側弯矯正装具(アンダーアーム型)	CTLSO TLSO

*C：頸椎　T：胸椎　L：腰椎　S：仙椎　O：orthosis　　　　　(文献11より引用)

ウイリアムス型腰仙椎装具(Williams flexion brace)が代表的なものである．逆に前方に2点，背部に1点を置くものでは脊柱は伸展位で固定され，Jewett型装具が代表的なものである．

　体幹装具の制動効果については適切な装具により制動効果が高いとする報告と，制動効果は高くないとする報告がある．FidlerとPlasmans[2]は異なったタイプの体幹装具を装着させてX線計測を行い，各椎間の動きを30%程度抑制できると報告している．また下肢を含んだ体幹ギプスではL4/5，L5/Sで92%抑制できるとしている．これに対しNortonら[3]は棘突起内にキルシュナー鋼線を刺入して，各種の体幹装具を装着させてX線計測を行い，腰椎の各椎間の動きを完全に抑制することは困難であるとしている．特に腰仙部の動きを阻止することは不可能であると報告している．

　Nachemson[4]も軟性装具と硬性装具による腰椎の制動効果を調べ，ともに制動効果は完全ではなく，特に軟性装具の制動効果は大幅に低下すると報告している．またいずれの装具でも回旋運動は抑制できないとしている．

　体幹装具の主な目的は脊柱の粗大な運動の制動と椎間運動の制限，脊柱変形の強制，維持であるが，いずれも軟性装具にはほとんど制動効果はなく，硬性装具によりある程度の制動効果が期待できると考えるのが妥当であろう．

　胸腰移行部(T11-L1)や上位腰椎(L1-2，L2-3)の運動は装具により制動されやすい．特に同部の固

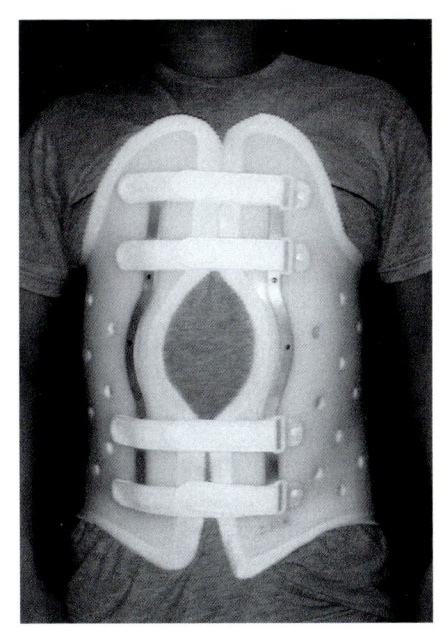

図 2　胸腰仙椎装具
（thoraco-lumbo-sacral orthosis；TLSO）
モールドジャケット式の硬性装具で胸腰椎の固定に用いられる．

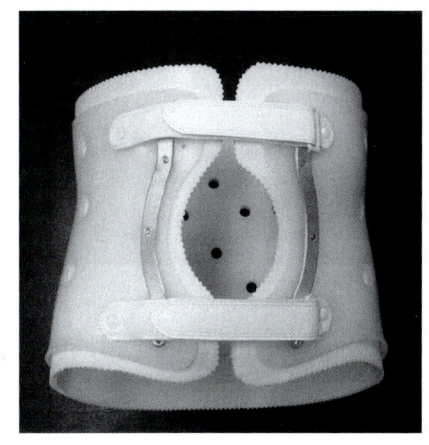

図 3　腰仙椎装具
（lumbo-sacral orthosis；LSO）
腰椎固定のための最も一般的なモールドジャケット式の硬性装具

定には TLSO が有効である．一方，腰仙椎（L4-5, L5-S1）の制動はより困難であり，椎間の運動を完全に抑制することは，たとえ一側の下肢を含めた固定でも不可能である．体幹装具による固定性は体幹の粗大な運動を制限できる程度と考えるべきであろう．

また皮膚や体表局所の性状によっても体幹装具の固定性は変化する．肥満が強かったり，関節リウマチによる皮膚の脆弱性があると骨盤帯や胸椎バンドの固定性が低下し，体幹装具の効果も低下する．

各種体幹装具

1. 軟性コルセット

軟性コルセットは日常臨床で最も高頻度に用いられる体幹装具である．それは着用が容易でコンプライアンスが良好であること，装具の適応疾患のうち軟性コルセットが適応されやすい腰痛症の頻度が他の脊椎疾患に比較し，圧倒的に高いことによる．厚手の布地や合成樹脂製の布地に補強材として金属製やプラスチック製の支柱を体軸方向に入れて作製する．採型してオーダーメイドで作製するものから，より簡易な既製品までさまざまな軟性コルセットがある（図 4）．

2. 硬性装具

1）モールドジャケット式

硬性装具のうちポリプロピレン製の胸腰仙椎装具（thoraco-lumbo-sacral orthosis；TLSO）では体幹ギプスをポリプロピレン製とし，着脱可能としたものと考えてよい．側弯症，脊椎外傷の保存療法，腰椎分離症，脊椎固定術術後などに使用される（図 2）．

腰仙椎装具についてもモールドジャケット式の LSO（lumbo-sacral orthosis）が一般的に用いられている（図 3）．

2）半硬性装具

腰仙椎の粗大な動きを抑制することを目的に筆者らが考案したもので，背側はポリプロピレン製とし，腹側は軟性コルセットと同様な素材とする．固定性は硬性装具より劣ると考えられるが，コンプライアンスはより良好である．腰椎手術の術後に用いている（図 5）．硬性の腰仙椎装具がギプスシャーレとすれば，半硬性装具はギプスシーネに相当する．

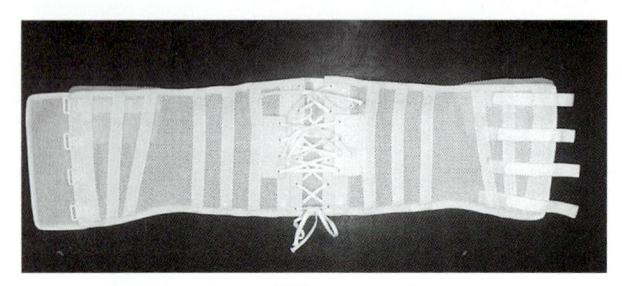

図4 軟性コルセット

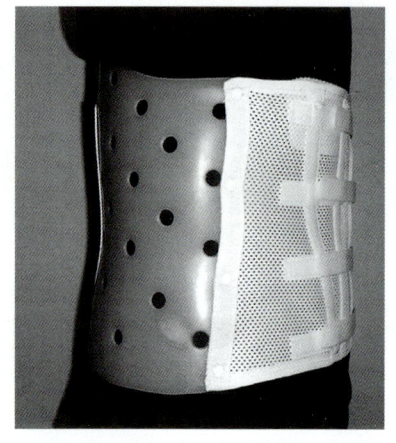

図5 半硬性装具
背側はポリプロピレン製とし，腹側は軟性コルセットと同様な素材よりなる．

3）金属フレーム製硬性装具
a）ウイリアムス型腰仙椎装具
ウイリアムス型腰仙椎装具は別名 flexion brace とも呼ばれ，腰仙椎部の支持，制動ばかりでなく，腰椎前弯を抑制し，軽度屈曲位を維持することを目的とした硬性装具である．金属フレーム構造を主体としたフレーム型硬性装具で，3点支持により体幹を固定するものである．背部に2点，腹部に1点支点を置き，腰仙椎を屈曲位で固定する．両側方，背部の上下に金属製支柱が位置し，装着の不快感よりコンプライアンスは低い．半硬性装具により，腰椎の前弯抑制という目的をより装着しやすい装具により達成することが可能である．

b）Taylor 型装具
胸腰椎部を伸展位で支持する硬性装具である．金属フレーム構造を主体としたフレーム型硬性装具で，2本の後方支柱が骨盤帯に付き，肩甲帯間部と両腋窩部への連絡板によりフレームを体幹に固定し，前方は腹部のパッドにより固定される．胸椎部および胸腰椎部の標準的な硬性装具であり，屈曲，伸展とも中等度の制動効果を有する．しかし側方に支柱がないため，側屈の制動は劣り，さらに回旋運動の制動効果も少ない．胸腰椎部の前屈，後屈，側屈を同時に制動させるためには体幹ギプスのほうが優れている．

c）Jewett 型装具
3点支持により胸腰椎を伸展位に維持する硬性装具であり，前方より胸骨パッドと恥骨パッドの2点支持，後方より背部パッドの1点支持を行う．体幹の屈曲を制限し，胸腰椎部の後弯を矯正する効果が期待できる．

Taylor 型装具と同様に側方に支柱がないため，側屈の制動は劣り，さらに回旋運動の制動効果も少ない．胸腰椎部外傷後の不安定性を管理するには，前屈，後屈，側屈を同時に制動できる体幹ギプスのほうが優れている．

3. その他の体幹装具

1）肩ベルト付き軟性コルセット（図6）
胸腰椎圧迫骨折後の後弯変形を伴った患者の背部痛の改善に，肩ベルト付き軟性コルセットが有用である．肩ベルトを締めることにより，軽度の後弯矯正と体幹バランスの改善が期待できる．

白土ら[5]，桑澤ら[6]は肩ベルト付き軟性コルセットの背側に錘を入れた背嚢付きのリュックサック型体幹装具を，圧迫骨折後の後弯変形を有する脊椎症例に適応している．肩ベルトでは軟部組織を圧迫しないようにパッドを当て，肩ベルトがずり落ちないようにストラップで固定している．重錘の重さは1kg前後が適当であるとしている．後弯傾向にある体幹バランスを改善するには，理にかなった方法と考えられる．

2）仙腸装具（sacral orthosis），骨盤装具
骨盤外傷や骨盤輪不安定症に適応される．骨盤輪不安定症に伴う骨盤痛，仙腸関節痛の除痛に有効である．仙骨と両側腸骨を包み込むように固定し，前方からは恥骨部にパッドを置く．座位や歩行時の装着性よりある程度の可動性を有する皮革

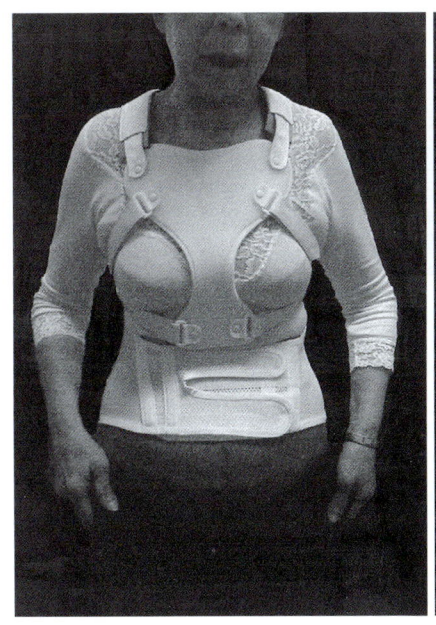

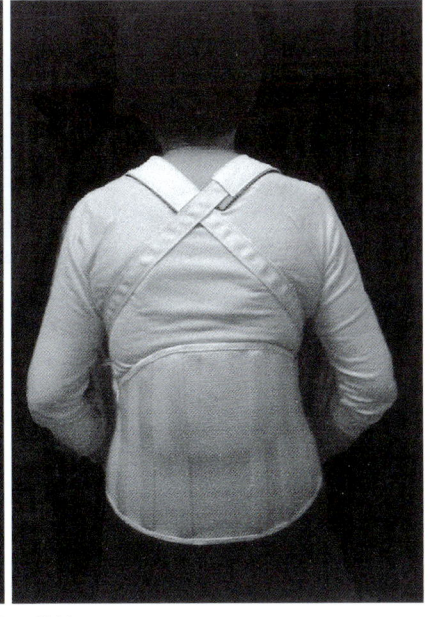

図6　肩ベルト付き軟性コルセット

製が好ましい．

　分娩後の骨盤痛遷延例にも有効であるが，軽症例やX線上不安定性の明らかでない例では，仙骨から恥骨結合を固定する軟性のベルト（仙腸ベルト）でも有効な場合が多い．

各種胸腰椎疾患への適応（表3）

　体幹装具の臨床的目的は疼痛の軽減，運動能力の向上，生活動作障害の改善である．胸椎疾患では脊柱側弯症や後弯症などの脊柱変形，脊椎圧迫骨折などが適応となることが多い．

　腰椎疾患としては腰痛症，脊椎圧迫骨折，脱臼骨折などの外傷，腰椎分離症，腰椎分離すべり症，腰部脊柱管狭窄症，腰椎変性疾患に伴う椎間不安定性，脊椎炎などが適応として挙げられる．

　脊柱弯曲の制御，適切なアライメントの維持が治療に有効な疾患としては，腰椎分離症，腰椎分離すべり症，腰部脊柱管狭窄症が挙げられる．いずれも腰椎伸展を制限し，軽度屈曲位で腰椎を固定することが治療につながる．腰椎可動性の制限は急性腰痛症，腰椎変性疾患治療の目的の1つとなる．腰椎装具の装着により，臨床症状の改善は期待できるが，椎間の動きの制御は不可能とされている．強い椎間不安定性に対しては，脊椎固定術が必要となることが多い．

1. 脊柱側弯症

　特発性側弯症の保存療法の中では，装具療法が最も有効な治療法である．装具療法により変形を矯正し，それを維持することは困難とされており，変形の増悪を防止するのが目的となる．変形の部位，程度，カーブパターン，骨成熟度を指標として，各種装具が適応される．側弯装具に習熟した専門の装具士により作製された，よく適合した装具が治療に用いられねばならない．

　Cobb角が30～40°の側弯変形，30°以下でも骨が未成熟な例では装具療法の適応がある．Milwaukee braceは頂椎がL8より頭側の胸椎カーブに適応がある．かつては装具療法の主流であったが最近では各種のunderarm braceが用いられるようになってきた．胸腰椎部や腰椎の側弯ではTLSOが適応されるが，T8以上の胸椎カーブには矯正力を持たない．

　体幹ギプスによる矯正力は装具療法より強く，症例によっては2～3か月のギプス固定後に装具療法を行うことがある．

表 3　体幹装具の適応一覧

主な疾患	適応装具
頸椎症，頸椎捻挫，頸髄症	頸椎カラー
頸髄損傷	頸椎装具(モールド式)，頸胸椎装具(ハロー式)
頸椎腫瘍	頸椎装具(モールド式)
胸椎カリエス	胸腰仙椎装具(モールド式)，胸腰仙椎装具(金属枠型)
胸腰椎圧迫骨折	胸腰仙椎装具(モールド式)，ジュエット型
骨粗鬆症性圧迫骨折	胸腰仙椎装具(モールド式)，テーラー型
急性腰痛症	腰仙椎装具(軟性)，腰仙椎ベルト
変形性脊椎症	腰仙椎装具，肩ベルト付き軟性コルセット
腰椎椎間板ヘルニア	腰仙椎装具(軟性)
腰部脊柱管狭窄症	ウイリアムス型腰仙椎装具，腰仙椎装具(軟性)
腰椎すべり症	腰仙椎装具(軟性，モールド式)
胸椎後弯症	胸腰仙椎装具(テーラー型，金属枠型)
側弯症	側弯症装具(ミルウォーキー型，アンダーアーム型)
骨盤輪不安定症	仙腸装具(sacral orthosis)，骨盤装具，骨盤ベルト

2．いわゆる腰痛症，椎間板性腰痛

　椎間板性障害にも広く腰椎装具が用いられている．椎間板への負荷を軽減させること，粗大な体幹の運動を制限すること，前屈と後屈を制限し適切な姿勢を維持することを目的として，主に多くは軟性コルセットが適応される．いわゆる腰痛症の中には主に前屈により腰痛の悪化するものと，後屈により腰痛の悪化するものがあるが，軟性コルセットは腰椎を中間位に保ち，粗大な前後屈運動を制限する効果が期待できる．腰椎椎間板ヘルニアを含め椎間板性腰痛患者では腰椎屈曲で症状が増悪することが多く，flexion brace 装着は不適切である．むしろ適度の腰椎前弯維持を目的に，軟性コルセットを装着するのが好ましいと考えられる．

3．椎体骨折

　神経障害がないか，もしくは軽度な胸腰移行部，腰椎の脊椎圧迫骨折や破裂骨折は，装具療法の良い適応となる．体幹装具装着により骨折部の固定性は期待できず，その目的は疼痛の軽減と脊柱変形の進行を防ぐことにある．特に後弯変形進行の防止が問題となる場合には，受傷早期には体幹ギプスや硬性コルセットの装着が適応される．
　しかし外傷の程度が強く，1椎体の外傷で椎体強度が85％以上低下したり，2椎体の外傷で椎体強度が60％以上低下した場合には，体幹装具は脊椎の後弯を予防することは不能であるとされており[7]，椎体強度が大きく低下した例では変形予防のためには手術療法が必要となる．
　また脊柱変形が問題とならない程度の圧迫骨折では，疼痛の軽減を期待して軟性コルセットも用いられる．

4．腰椎分離症，腰椎分離すべり症

　腰椎分離症，腰椎分離すべり症は腰痛疾患の中でも，装具療法が有用な疾患である．若年性の腰椎分離症では硬性の flexion brace 装着により，除痛ばかりでなく分離部の癒合も期待できる[8]．成人の腰椎分離症，腰椎分離すべり症でも除痛効果は高い[9]．
　装具療法の目的は腰椎の粗大な運動の制限，特に過伸展の制限，脊柱の安定化，姿勢の矯正である．

5．腰部脊柱管狭窄症

　Flexion brace 装着が腰部脊柱管狭窄症の治療に有効とされている．腰椎屈曲位の維持と脊柱の安定化により，症例により間欠跛行や腰痛・下肢痛の改善が期待できる．馬尾・神経根の圧迫軽減という点では flexion brace 装着は理にかなった方法といえるが，脊柱アライメントとしては前傾位という不良姿勢を強制することにもなり，さらに硬

性であることにより装着しづらい場合も少なくない．腰椎の安定化と粗大な運動を制限する目的では，軟性コルセットより目的を達せる場合もある．

6. 脊椎炎

脊椎炎急性期では化学療法とともに体幹ギプスまたは TLSO により病変椎間を安定化させることが治療上重要である．炎症と疼痛の軽減に伴い，軟性装具に変更していくのが好ましい．

7. 脊椎固定術術後

脊椎固定術術後には通常腰椎硬性コルセットが処方される．しかし固定術が適応されやすい腰仙部では，前述のごとく装具装着による椎間の制動はあまり期待できない．それにもかかわらず内固定材を使用しない腰椎後側方固定術の癒合率が，通常の硬性装具装着のみでも一般に高いとされている．後側方固定や椎体間固定など術式によっても異なるが，腰仙椎の粗大な動きが抑えられれば腰仙椎固定術が癒合率は高いと考えられる．

最近では脊椎固定術に PLIF やインスツルメンテーションが併用されることも多く，この場合には硬性コルセットが必須とはいえず，内固定の強度によっては軟性コルセットで対応しうる．

体幹装具の有害作用

患者に良く適合し，脊椎病変に合った装具が処方された場合には，除痛効果と安心感より，患者は好んで装具装着を続ける．逆に適合が悪かったり，不快感や不便を感じる場合にはコンプライアンスが低下する．閉塞性肺疾患などの呼吸器疾患がある場合には，体幹装具による胸部の圧迫は避けるべきである．側弯症の装具療法による腎機能の低下が報告されている．腎疾患や肝疾患，横隔膜ヘルニアなどの内臓疾患を合併した場合にも，体幹装具による腹部の圧迫は避けるべきである[10]．

また長期の装具装着により背筋や腹筋の萎縮，線維化，拘縮などの廃用障害が生じうる．さらに鎮痛剤などの薬物と同様に依存性が生じうる点にも注意する必要がある[4]．

資料を提供いただいた内藤義肢製作所に深謝する．

(久野木順一)

■■ 文 献 ■■

1) Perry J : The use of external support in the treatment of low back pain. Report of the Subcommittee on Prosthetic-Orthotic Education. National Academy of Sciences, National Research Council. J Bone Joint Surg, 52-A : 1440-1442, 1970.
2) Fidler MW, Plasmans CMT : The effect of four types of support on the segmental mobility of the lumbosacral spine. J Bone Joint Surg, 65-A : 943-947, 1983.
3) Norton PL, et al : The immobilizing efficiency of back braces ; their effect on the posture and motion of the lumbosacral spine. J Bone Joint Surg, 39-A : 111-139, 1957.
4) Nachemson A : Orthotic treatment for injuries and diseases of the spinal column. Phys Med Rehabil, 1 : 11-24, 1987.
5) 白土 修ほか：腰痛症に対する装具療法．運動・物理療法，9：238-244，1998．
6) 桑澤安行，白土 修：装具療法，戸山芳昭(編)，胸腰椎・腰椎・仙椎．最新整形外科学大系 12, 121-125，中山書店，2006．
7) Patwardhan AG, et al : Orthotic stabilization of thoracolumbar injuries, a biomechanical analysis of the Jewett hyperextension orthoses. Spine, 15 : 654-661, 1990.
8) Micheli LJ, et al : Use of modified Boston brace for back injuries in athletes. Am J Sports Med, 8 : 351-356, 1980.
9) Willner S : Effect of a rigid brace on back pain. Acta Orthop Scand, 56 : 40-42, 1985.
10) Berg U, Aaro S : The long term effect of Boston brace treatment on renal function in patients with idiopathic scoliosis. Clin Orthop, 180 : 169-172, 1983.
11) 加倉井周一：装具，岩谷 力ほか(編)，理学診療マニュアル 運動器疾患の保存療法，176-191，全日本病院出版会・金原出版，1993．

臨床 II. 装具

3. 肩の疾患と装具

Key words　2つの要素（two factors），修復腱（repaired tendon），外転固定（immobilization in abduction），外旋固定（immobilization in external rotation）

はじめに

　10年ほど前，筆者が勤めていたある病院では腱板断裂の術後の装具は外国メーカーの装具を使用していた．外転角度は全例90°の固定であった．小断裂も萎縮の強い広範囲断裂もすべての症例で同じ外転角度に設定し，同一の装具を使用していた．そのため装具をつけた患者の訴えとして，「装具が当たって痛い」，「外転がつらい」，「肩が凝る」などの言葉をよく耳にした．「腱板断裂の手術は術後の固定が大事ですから，もう少し頑張ってください」などと患者を励ましつつ，こんなごっつい装具を外転位で6週間もつけていたらゆっくり眠れないし，つらいだろうなと内心感じていた．当時は今ほど装具の種類もなく，固定期間や固定角度に対する認識もかなり異なっていた．腱板断裂の術後装具は断裂の状態や術中の縫合の状態などを考慮して術後の装具を選ぶべきであり，さらにできるだけ患者の負担や苦痛の少ないものを選択するのが望ましい．この考えと正反対のことを行っていたのがまさに10年前の筆者だったといえる．

肩の装具の選び方

　では，どのように肩の装具を選べばよいのだろうか？　いろいろな装具が次々と登場し，それぞれ一長一短あり，選択に迷ってしまうこともある．以下に肩の装具を選ぶ際のポイントを述べたいと思う．肩の装具選びには大きく分けて2つの要素がある（図1）．1つは医者側の要素である．装具の固定肢位や固定角度，そして固定力である．例えば，反復性前方脱臼の術後では外旋位をとると修復したBankart損傷に離開する力が働くので，術後肢位は内旋位を保持できるものが必要である．広範囲腱板断裂で下垂位をとると修復腱に緊張がかかるような症例では，大きな外転角度を保持でき，しっかりと固定肢位をとれるものが必要である．一方，鏡視下肩峰下除圧術のみの症例なら外転や回旋を制限する必要はないので安静目的の固定だけで十分である．このように個々の症例に合わせて必要な固定肢位や固定力を考え適切な装具を選ぶのがよい．もう1つの要素とは患者側の要素である．つまり，装具装着時の体にかかる負担，苦しさ，肢位のつらさ，不快感，装具の重さ，装具の値段，装具の外観などである．90°外転位よりも30°外転位のほうがはるかに苦痛が少ないのは実際に外転装具を着けてみればすぐわかる．また，重くがっしりした金属が構造の主要素になっている装具は固定力が良い反面，患者への負担は大きい．医者側からみると安全な肢位を保持でき固定力の強いものが良い装具だが，それは患者側からみると不自然な肢位を強制され苦痛が大きい装具になることもある．したがって，装具を処方する医者は最低限の固定肢位，固定力を確保しつつ，できるだけ患者の装具装着時の苦痛の少ないものを選択すべきである．つまり，個々の症例を総合的に判断して適切な装具を処方すべきである．

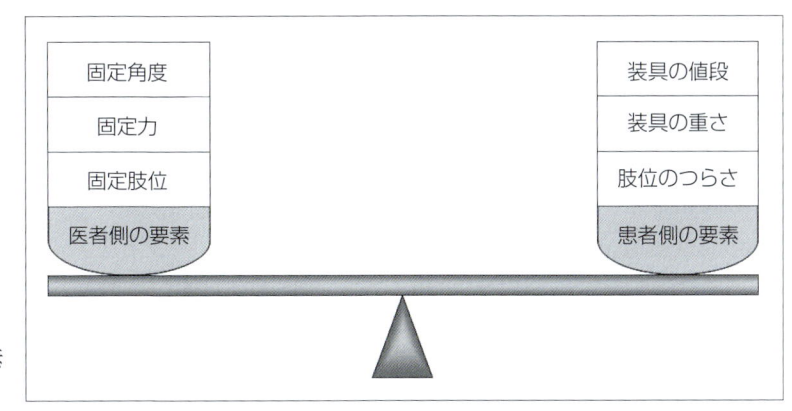

図1
装具を選ぶ際の2つの要素

術後の装具

1. 腱板断裂の術後装具

1) 外転角度について

　腱板断裂の手術中，観血的手術であっても鏡視下手術であっても腱板の断端を縫合する際には修復腱に緊張がかからないように通常外転位で縫合する．縫合後に外転角度を下げていき，何度くらいの外転角度で修復腱に緊張が生じるか確認する．これにより術後装具をどの程度の外転角度に設定すればよいか決めることができるからである．小断裂や不全断裂などの場合は下垂位にしても修復腱に緊張が生じず，外転固定角度を小さくすることができる．一方，広範囲断裂や大断裂の修復の際には断端が退縮しているために縫合の際に修復腱への緊張が強くなることが多く，大きな外転角度の保持が必要となる．ただし，例外として大きな断裂でも受傷後まもない外傷性断裂は比較的容易に元の付着部に戻すことができ，術後大きな外転角度を必要としない．

　このように断裂の大きさ，筋萎縮や脂肪変性の程度，退縮の程度，変性断裂か外傷性断裂かなど，断裂の状態によってある程度術後必要となる外転固定角度を予想することができる．その予想に基づいて術後使用する装具を用意すればよい．ただし，予想外に断端腱を引っ張り出せないこともあるので，迷った場合は大きな外転角度を設定できる装具を選んでおくか，小さな外転角度の装具と

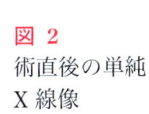

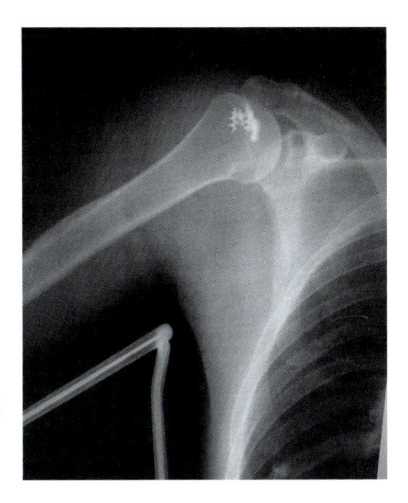

図2
術直後の単純X線像

2種類用意しておくとよい．

　ところで我々が設定した外転角度は設定どおりになっているのだろうか？　ここで我々の施設で行った腱板断裂の術直後の単純X線像を見てみると肩甲骨が主に外転し，肩甲上腕関節は設定した外転角度ほど動いていなかった症例が多かった．検討したのは術直後の単純X線像であり，痛みのために肩甲骨が強く外転していることも考えられる．しかし，それを考慮しても予想外に肩甲上腕関節は設定した外転角度ほど外転位になっていないことがわかった．代表的な症例を紹介する．図2は大断裂でmini open cuff repairを行った症例の単純X線像である．術中は30°以下の外転角度で修復腱の緊張が強くなることがわかったため術後の外転角度は45°に設定した．手術直後の単純X線像では，肩甲骨が外転してしまっており，肝心の肩甲上腕関節は20°程度しか外転していないことがわかる．修復腱に緊張をかけないようにするに

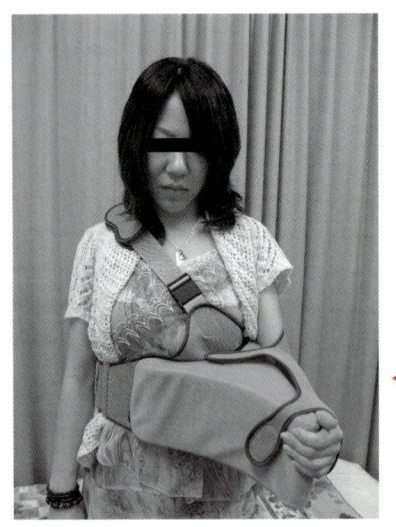

図 10 ▶
我々の施設では Duke Wyre Brace (Sawa shoulder brace) を改良したものを使用している．

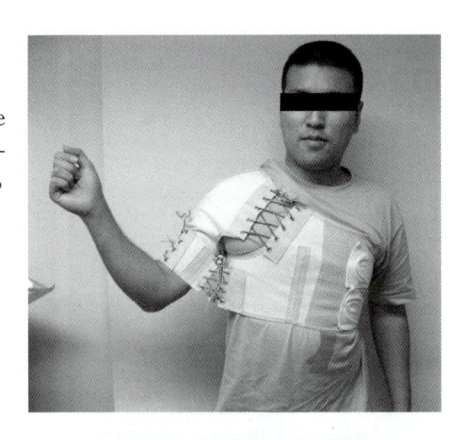

◀ 図 9
外旋固定装具
(ショルダーブレース・ER　アルケア)

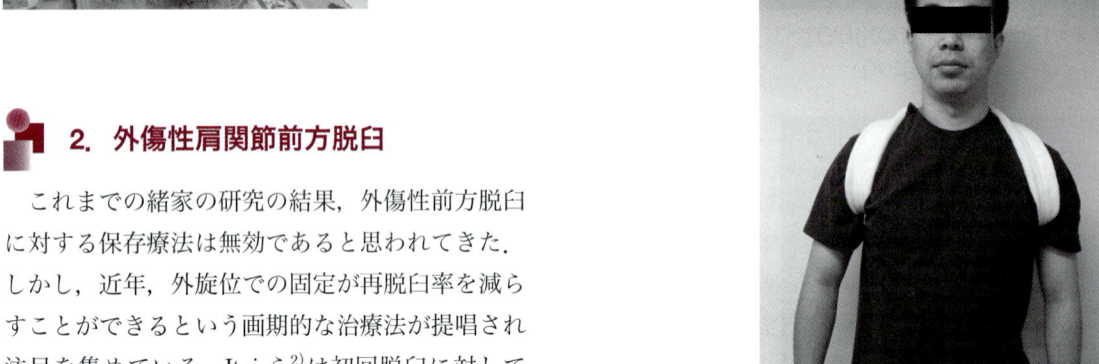

図 11　クラビクルバンド
(クラビクルブレース　日本シグマックス)

2. 外傷性肩関節前方脱臼

これまでの緒家の研究の結果，外傷性前方脱臼に対する保存療法は無効であると思われてきた．しかし，近年，外旋位での固定が再脱臼率を減らすことができるという画期的な治療法が提唱され注目を集めている．Itoi ら[2]は初回脱臼に対して10°の外旋位で3週間の固定を行い，内旋位で固定を行った群と比較した．その結果，15か月の経過観察時点で内旋位固定群の再脱臼が30％だったのに対して，外旋位固定群は0％であり，外旋位固定が有用であることを証明している．現在，外旋位固定専用の装具(図9)も市販され容易に手に入るようになっている．

一方，脱臼を繰り返す症例に対しては手術的治療が選択される．しかし，中学生や高校生など限られた期間しか選手活動の場がない選手にとって復帰までに半年以上の治療期間を要する手術は時として選択肢に入らない．そのような場合，脱臼するのではないかという不安を常に抱えながらプレーをするのは心理的によくないし，選手自身も思い切ったプレーができない．そのような選手に有効なのが脱臼予防装具である(図10)．この装具は前方脱臼の生じやすい外転外旋位をとらないように可動域を制限するものである．決して前方不安定性のある選手の根本的な治療法ではない．あくまでも対処的なものであり，この装具を装着することによって脱臼を完全に予防できるわけではない．どの程度の脱臼予防効果があるかは今後の研究・調査が必要であるが，我々の使用した印象では少なくとも選手に安心感を与え，かつ，装具を着用しているという意識が選手にいい効果を与えているようである．残念ながら時点で日本で市販されているこの種の装具はなく，今後日本での販売・開発が望まれる．

3. 鎖骨骨折

鎖骨中央1/3の骨折は転位しているものであっても保存的加療で骨癒合が得られ，可動域もほぼ正常に近い状態まで回復することが知られている．外固定は整復位を保持する意味でクラビクルバンド(図11)が用いられることが多い．クラビクルバ

ンドは強く締めすぎると腕神経叢が圧迫されるため手指のしびれを生じる．逆に緩すぎると固定の意味をなさなくなってしまい，こちらが意図するような固定を患者に継続してもらうことが意外に難しい．そのため無理に整復位を保持しなくても転位を残したまま三角巾で固定することで十分であるとする意見もある．これは2cm以下の短縮であれば筋力低下などの機能障害は少ないという報告[3]からも頷ける．

（山本宣幸，井樋栄二）

■■ 文　献 ■■

1) Hatakeyama Y, et al：Effect of arm elevation and rotation on the strain in the repaired rotator cuff tendon. A cadaveric study. Am J Sports Med, 29：788-794, 2001.
2) Itoi E, et al：A new method of immobilization after traumatic anterior dislocation of the shoulder：a preliminary study. J Shoulder Elbow Surg, 12：413-415, 2003.
3) McKee MD, et al：Deficits following nonoperative treatment of displaced midshaft clavicular fractures. J Bone Joint Surg Am, 88：35-40, 2006.

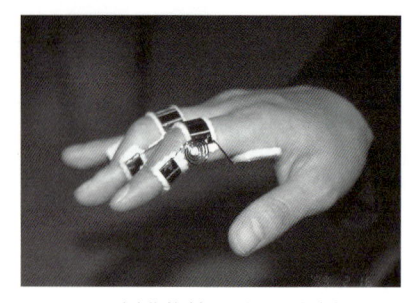

図4 屈曲拘縮に対する伸展用動的装具
Capener splint：末梢にずれやすいので装着位置（PIP関節直中枢）を十分説明する．

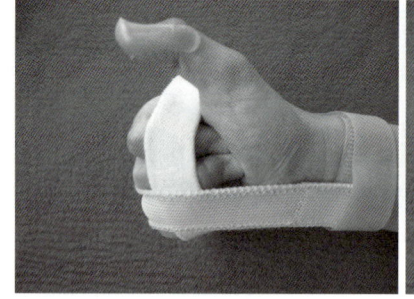

a：MP，PIP関節用
特に拘縮の強い環指には長軸方向のバンドも追加

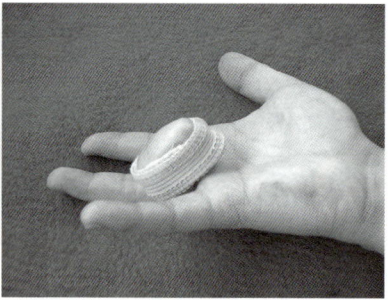

b：PIP，DIP関節用

図5 伸展拘縮に対する屈曲用バンド

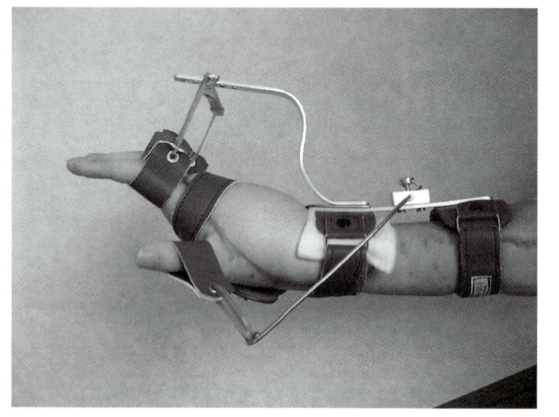

図6 伸展用アウトリガー動的装具

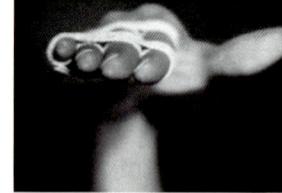

a	b	c
d	e	

図7 伸筋腱術後自動運動用テーピング固定法
（慶應義塾大学整形外科 池上博泰先生ご提供）
尺側指から順に橈側指へとoverlapさせた位置でテーピングを行い（a～c），自動運動中に縫合部にかかる緊張を減じると同時に，健常指による患指の他動運動を行う（d, e）．

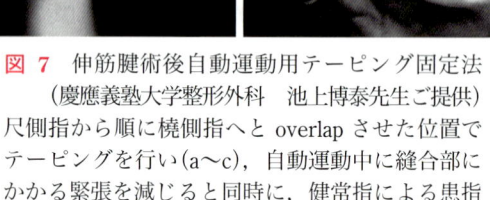

応となることが多いが，そのためにも術前に十分関節拘縮を解除しておく必要がある．関節拘縮が残存する場合には腱剥離術の効果は期待できない．伸展拘縮に対する装具としては屈曲用バンド（図5）を主に使用している．使用方法は屈曲拘縮用装具と同様である．

伸筋腱縫合術後

まず頻度の高い手関節から手背レベルでの伸筋腱損傷の術後について記載する．以前は伸展用動的装具（図6）を使用していたが，現在ではリウマチ，非リウマチを問わず慶應大式減張位早期自動運動訓練[2]を採用しており，全指の基節骨レベルをテーピング固定（図7）している．これにより動的装具必要例が減少した．術後8週を過ぎて伸展拘縮が残存する場合には程度，その範囲により種々の屈曲用動的装具（図8）を処方する．

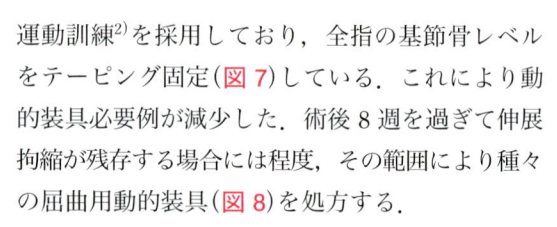

指レベルでの伸筋腱損傷に対しては外固定のみを行い，装具を併用した早期運動療法は行っておらず，固定除去後に残存する関節拘縮や，腱の癒着に伴う滑走障害に対してはその都度装具を処方している．

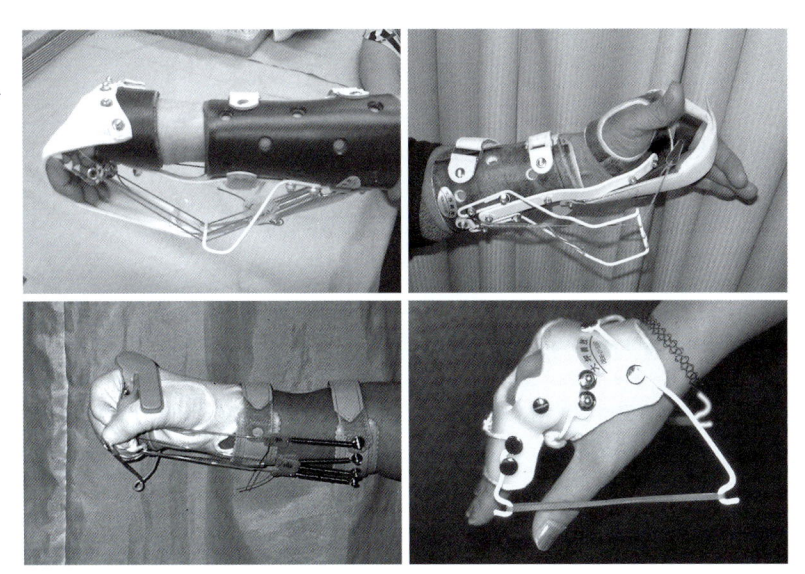

図 8　伸展拘縮に対する各種屈曲用動的装具
a：全指の MP 関節伸展拘縮例．アウトリガーを使用して MP 関節を屈曲し，PIP 関節も屈曲させるために背側カバーを追加
b：示指をより強力に屈曲するためにアウトリガーとは別に屈曲バンドを追加
c：手袋を利用．ある程度の自動運動が可能となり，手の腫脹が軽快すれば使用可能
d：関節拘縮に対するゴムバンドを利用した knuckle bender

腱移行あるいは腱移植術後

Interlacing suture が適切に行えた場合には抜糸の終わった術後 10 日頃から上記テーピング固定を併用した自動屈曲あるいは伸展運動を開始しており，訓練の補助として装具を処方することは稀で，伸展拘縮や屈曲拘縮が残存すれば上述の装具を適宜使用する．

まとめ

以上，当施設での手指腱手術後の一般的装具療法について紹介させていただいた．もちろん適切な手術（腱縫合）が行われているのが大前提であり，小児例は後療法の指導が困難な場合が多いのでここでは省かせていただいた．また当院は施設の性格上切断などの高度損傷例が多いため，早期運動療法の行える症例が少ないのが現状で，症例に応じて時期を調整しながら上述の装具療法を行っている．

手指腱手術後にはリハビリテーションを進めて行く上で種々の装具が必要であり，病態と装具の目的をよく理解し，時期に応じて適切な装具を処方し，その使い方を十分患者に説明し使用状況を把握することが重要である．また，定期的に装具の効果を判定し，調整を行うことが必要であり，装具を一度処方しただけで終わることがあってはならない．

装具療法，特に手の外科領域のそれはまだまだ完成されたものはなく，手術とセットで創意，工夫することによりますます発展する分野と考えられる．

（砂川　融，水関隆也，越智光夫）

■■ 文　献 ■■

1) Kleinert HE, et al：Primary repair of lacerated flexor tendons in no-man's land. J Bone Joint Surg, 49-A：577, 1967.
2) 池上博泰ほか：慢性関節リウマチによる手指伸筋腱断裂―中・環・小指伸筋腱断裂例の治療について―．日本手の外科学会雑誌, 18：110-114, 2001.

臨床
II. 装具

5. 頸髄損傷

> **Key words** 脊髄損傷（spinal cord injury），ASIA 機能障害尺度（Standards for Neurological and Functional Classification of Spinal Cord Injury），動的腱固定効果（dynamic tenodesis effect）

頸髄損傷とは

外傷等で頸髄が損傷されることを頸髄損傷といい，変性疾患等で慢性進行性に発症する頸髄節における脊髄障害とは区別する．四肢痙性麻痺，感覚障害，自律神経障害，神経因性膀胱直腸障害を呈する．

頸髄損傷の症状

1. 四肢麻痺

損傷髄節以下の支配筋の麻痺を呈する．麻痺髄節は ASIA 機能障害尺度に則って決めることができる（図1）．各髄節のキーマッスルの筋力で損傷

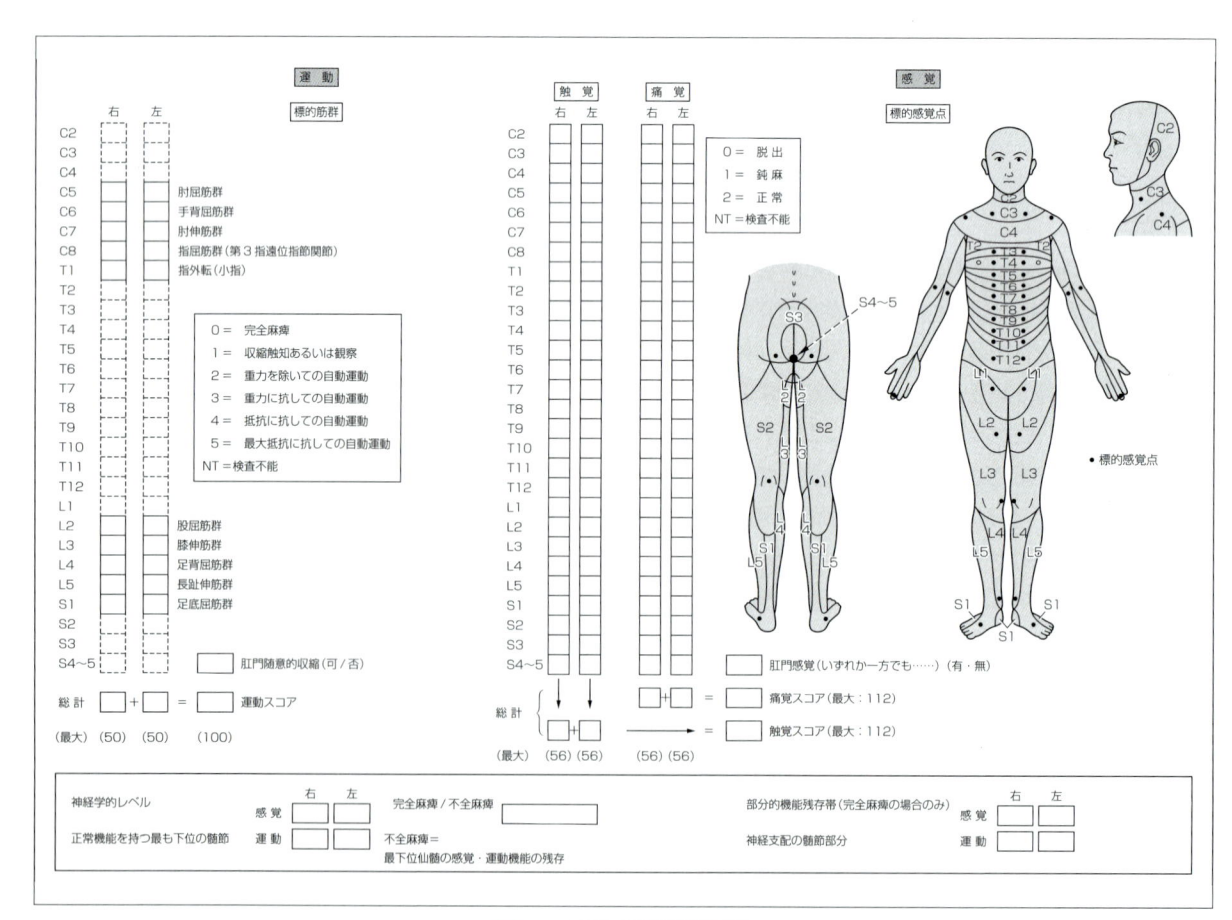

図 1 ASIA 機能障害尺度

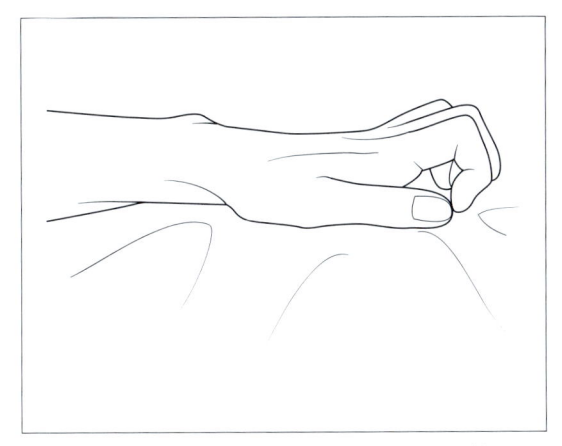

図2 麻痺手の放置によって起こる拘縮
手のアーチの喪失，MPJ過伸展，IPJ屈曲

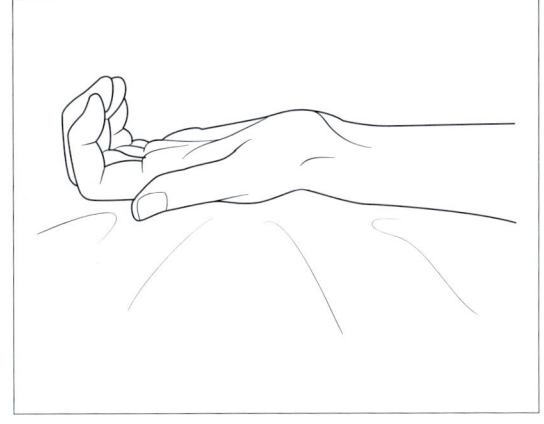

図3 麻痺手の放置によって起こる拘縮
置き方にかかわらず，同じような拘縮となる．

レベルを決定[1)]する．C5のキーマッスルは上腕二頭筋，C6のキーマッスルは橈側手根伸筋，C7のキーマッスルは上腕三頭筋である．体幹以下すべての筋肉が麻痺するので，座位バランスはない．

2. 感覚障害

損傷髄節以下のすべての感覚が麻痺する．皮膚は髄節支配となっているので，麻痺域から損傷部位を推定することができる．ASIA機能障害尺度により決定することができる(図1)．

3. 自律神経障害

核上性麻痺となる．起立性低血圧，温度調節障害，発汗異常等を呈する．膀胱の膨満，肛門部刺激等で，自律神経活動が異常に亢進し，立毛，頭痛，血圧上昇などをきたす自律神経過反射を起こすことがある．

4. 膀胱直腸障害

反射性自動膀胱となる．しかし膀胱壁の筋と膀胱括約筋との間に協調不全を生じ，尿閉や残尿をきたしたり，自律神経過反射を誘発することがあり，自動膀胱では尿路管理は不十分である．

急性期の手の管理と装具

頸髄損傷の手の管理は病院に運ばれたときから始まる．麻痺した手をただベッドの上に置くと図のようになる(図2, 3)．手掌を上に置いた場合には，手関節は中間位，中手指節間関節(MPJ)は伸展位，近位指節間関節(PIPJ)と遠位指節間関節(DIPJ)は屈曲となる．また，親指は，重力のために床に引き寄せられて，手掌と同一平面上にきて，手掌のお盆状の形状は失われる．手掌を下にして置くと手掌の丸みはやはり失われて平坦となり，親指も手掌の横にきてしまい，対立は失われる．指を屈曲する深指屈筋，浅指屈筋腱は引っ張られて，結果としてPIPJ，DIPJは屈曲する．MPJは過伸展する．親指と掌との間はいつもくっついているのでだんだん広がらなくなる．

麻痺手を放置するとこのような拘縮が生じる．手関節の可動域は狭くなる．MPJは過伸展位となり，屈曲の可動範囲が狭くなる．PIPJ，DIPJは屈曲拘縮となり，伸展しなくなる．指を曲げる深指屈筋，浅指屈筋はどちらかというと引き伸ばされた状態で弾力を失う．

このような拘縮を防ぐために急性期では，手を良肢位に保つような道具が使われる．手のアーチと手関節の良肢位固定，指の屈曲を保つ．このことによって手指外在筋の不必要な伸長と短縮を防ぐ(図4)．

C6頸髄損傷にとっては，手の動的腱固定効果が重要である(ダイナミックテノデーシス効果)．ヒトの手は，手関節を背屈すると，自然と指が曲がる(図5)．これを動的腱固定効果(ダイナミックテ

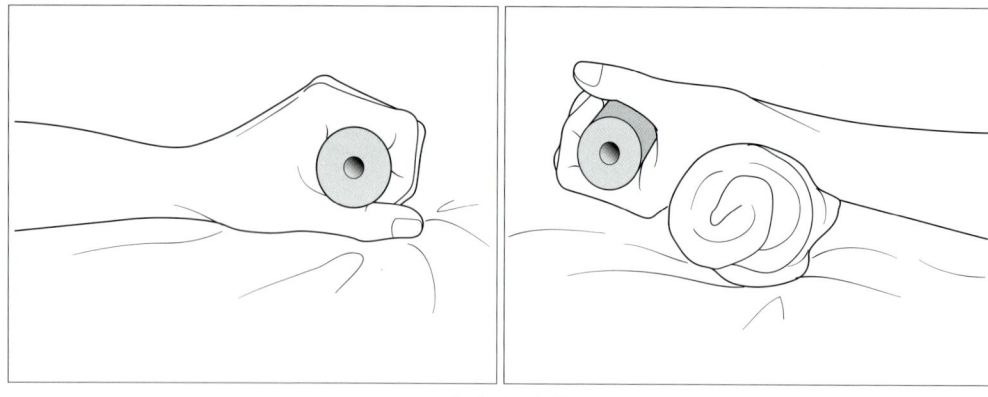

図 4 麻痺手の拘縮予防
ロールを握らせ，MPJ の過伸展を防ぎ，また IPJ は屈曲を防ぐ．同時に母指対立も保持する．
手掌を上に置く場合には，手関節の背屈が保たれるような枕を置く．

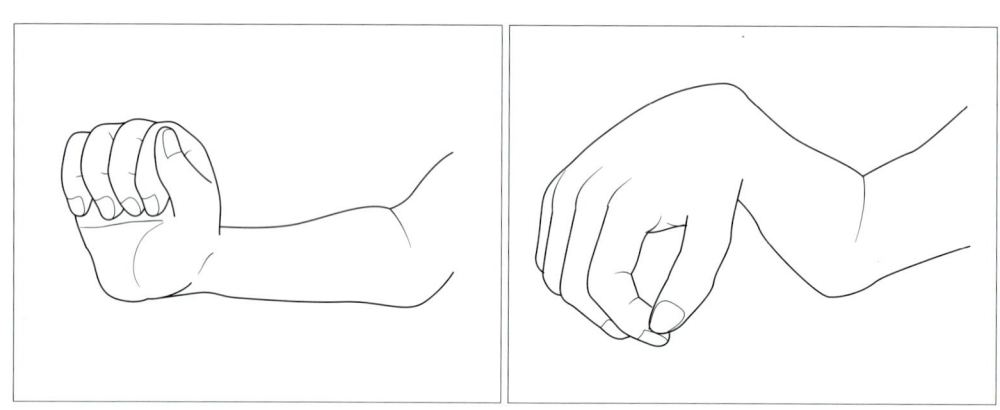

図 5 動的腱固定効果
手関節背屈で手指の屈曲が，掌屈で手指伸展が起こる．

ノデーシス効果）という．手掌を下に向けて手関節を背屈すると，上腕骨内側上顆から発する深指屈筋，浅指屈筋の道のりが長くなり，その結果，これらの筋肉がついている指の先端を引きつける．同時に重力の働きもあって，指は垂れ下がる．MPJ，PIPJ，DIPJ は屈曲し，把握が可能となる．母指についても同様の原理で，手関節を背屈すると母指が人差し指の方に近づき，側方つまみが実現される．C6 頸髄損傷は手関節の背屈はできるが，指を動かす筋肉は利いていない．しかしこのような動的腱固定効果を利用して，ジュースの缶を把持したり，カードをつまんだりすることができる．このような動きができ，実用的であるためには，関節の拘縮がないことと，腱が適度な長さであり，手関節が背屈したときに指が曲がって，緊張が保たれることが必要である．そのためには初期の段階から，腱を必要以上に伸ばさないよう，関節の拘縮を作らないような配慮が必要となる．

リハビリテーションと生活における装具

装具の目的は，拘縮の予防と改善，適度な筋緊張の維持，機能獲得である．

頸髄損傷の上肢機能の分類には Zancolli 分類（表1）が用いられる[2]．

C4 頸髄損傷では，上肢帯は完全に麻痺しているので，装具の適応はない．頸部や頭部の動き，舌，口唇，呼気等を利用したコントローラーの操作による電動車いすや環境制御装置，パソコンが適応となる．

C5 の場合は上腕二頭筋まで機能しているが，筋

表1 Zancolli 分類

型	最低機能節	残存筋	亜型
1．肘屈曲可能型	5〜6	上腕二頭筋(biceps) (+) 上腕筋(brachialis) (+)	腕橈骨筋(br. rad.) (−) (1-A) 腕橈骨筋(br. rad.) (+) (1-B)
2．手関節伸展可能型	6〜7	長橈側手根伸筋(ECRL) (+) 短橈側手根伸筋(ECRB) (+) 強力(strong)	弱い(weak) (2-A) 円回内筋(pron. teres) (−) 橈側手根屈筋(FCR) (−) (2-B)Ⅰ 上腕三頭筋(triceps) (−) 橈側手根屈筋(FCR) (−) 上腕三頭筋(triceps) (−) (2-B)Ⅱ 円回内筋(pron. teres) (+) 円回内筋(pron. teres) (+) 橈側手根屈筋(FCR) (+) (2-B)Ⅲ 上腕三頭筋(triceps) (+)
3．指伸展可能型	7〜8	総指伸筋(E. D. comm) (+) 小指固有伸筋(EDV) (+) 尺側手根伸筋(ECU) (+)	示指固有伸筋(EDⅡ) (−) 長母指伸筋(EPL) (−) (3-A) 指(EDⅡ) (+) 長母指伸筋(EPL) (−) (3-B)
4．指屈伸可能型	8〜1	深指屈筋(F. D. prof A) (+) 示指固有伸筋(EDⅡ) (+) 長母指伸筋(EPL) (+) 尺側手根屈筋(FCU) (+)	浅指屈筋(FD subl.) (±) 長母指屈筋(FPL) (−) (4-A) 浅指屈筋(FD subl.) (+) 長母指屈筋(FPL) (+) (4-B) 骨間筋(intrinsic ms.) (−)

肘，手，指の各関節機能と頸髄の髄節との関係を示した評価法である． (文献2より改変)

力はあまり強くない．食事動作にBFOが必要となることがとりわけ初期には多い．時間がたつにつれ，筋力が回復し，BFOを使わなくとも食事が可能となることが多い．上腕二頭筋筋力がある場合には食事や机上動作にカフ付き手関節装具を使用する．回外位でスプーン等を使うか，回内位で使うかは，やりやすいほうでよいが回内位のほうが口に持っていきやすい．回内筋が機能していないので，回外位にひっくり返ってしまうことがある．

C6頸髄損傷の場合，リハビリテーション開始初期に肘関節の屈曲拘縮や，前腕の回外拘縮のある場合がある．このようなときに拘縮除去を目的に肘関節装具，回内装具を使用するときがある．肘関節の完全伸展は，プッシュアップ動作に必要である．回内は，回内筋の利いてないC6では上腕が移転によるトリックモーションで回内するのであるが，わずかな拘縮でもあるとトリックモーションが利かず，OTは初期にこれを取るためにストレッチをしている．装具でそれを促進したりする．頸髄損傷の前腕は筋萎縮があり，潰した楕円のような形状をしているので，装具に肘関節を含めな

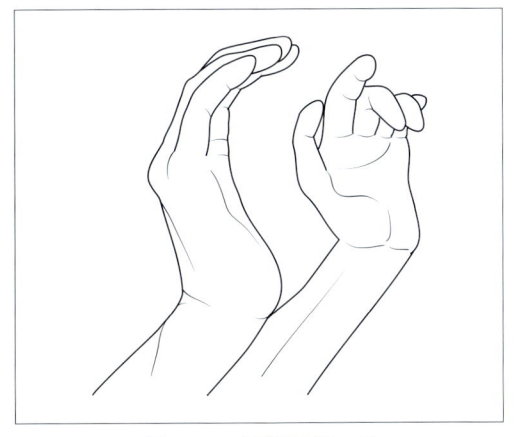

図6 C7頸髄損傷の手
手関節の掌背屈にもかかわらず，MP関節の屈伸が起こらない．筋力のアンバランスとそれによるMP関節伸展拘縮が原因である．

くとも，前腕だけで回内位を保つことが可能である．

スプーンや所持のためのカフ付き装具は，手関節を止める必要はないので，カフ付き手装具を使用する．C6頸髄損傷は，動的腱固定効果を最もよく使って握り，つまみ，放しを行うが，弱い場合には，手関節駆動型動的装具の適応である．ピン

頸髄損傷

チは側方つまみである．

　C7頸髄損傷の場合には，筋力のアンバランスから動的腱固定効果を使えない場合が多い（図6）．多くのC7頸髄損傷は両手を使うことによって握りの代わりにしている．手関節駆動式動的装具の適応である．

（飛松好子）

■■ 文　献 ■■
1) ASIA (Standards for Neurological and Functional Classification of Spinal Cord Injury), revised version. American Spinal Cord Injury Association 1992.
2) 津下健哉：第21章 頸髄損傷の機能再建，私の手の外科，第2版，491，南江堂，1995．

臨床

II. 装具

6. 膝疾患装具

Key words　膝関節(knee joint)，膝装具(knee brace)，足底板(insole)，保存療法(conservative treatment)

変形性膝関節症（内側型）

変形性膝関節症（以下，膝 OA）は，膝関節を構成する組織に退行変性と増殖が起こり，関節の変形をきたす疾患である．我が国では内側型の膝 OA が多く，内反変形に伴う荷重の不均衡が起こり，疼痛や関節水腫などの症状を起こす．治療には保存療法と手術療法があり，保存療法では，生活指導，運動療法，薬物投与，関節注射，装具療法が行われる．しかし単一の治療では十分な治療効果を上げることが困難であるため，種々の治療を組み合わせて行われているのが現状である．手術療法は，病期の進行状況や malalignment の程度により関節鏡視下 debridement，高位脛骨骨切り術，人工膝単顆置換術，人工膝関節全置換術が選択され行われるが，外科的治療の前に保存療法を試みることが原則である．内側型膝 OA に対する装具療法には，足底挿板療法と膝装具療法があり，これらを病期により使い分けることが必要である．

1. 足底挿板療法

膝 OA に対する足底挿板療法には，外側楔状足底挿板，アーチサポートおよびこの両者を組み合わせた足底挿板を用いる方法がある．

1）外側楔状足底挿板

内側型膝 OA には外側楔状足底挿板が一般的には普及している（図 1-a）．戸祭らは外側楔状足底板による治療を行い，そのほとんどの症例で日常生活での症状が軽減したことを報告した[1]．安田らの静力学的な検討では，外側楔状足底板の装着により片脚起立時に FTA は不変のまま大腿骨，脛骨の直立化および踵骨の外反化による機能的下肢軸の直立化が起こることを示し，膝関節の内側関節面に作用している過大な負荷を減少させるとした[2]．動力学的解析では，Crenshaw らが，外側楔状足底板の効果を調べるために健常人を用い，三次元歩行解析を行った．その結果，膝関節における内反モーメント，内側コンパートメントにかかる圧を有意に低下させたと報告した[3]．また最近のトピックスとして，戸田らは FTA が外反矯正することが可能な距骨下関節弾性固定付き足底板を考案し，その有用性について報告している[4]．

2）アーチサポート

扁平足用のアーチサポートを膝 OA に用いる装具療法である（図 1-b）．当科の内田らは，外側楔状足底板に対する従来の静力学的研究は，距骨下関節で起こる足部の肢位が無視されていることを指摘し，扁平足用のアーチサポートを使用して X 線学的および筋電図学的に検討を行った．その結果，下肢アライメントの補正は距骨下関節で行われているとし，外側楔状足底板を装着させても，ほとんどの症例で踵骨が内反していることを指摘した．またアーチサポートの効果は，足の長軸アーチを保持し歩行時の足部の安定化を図り，踵骨を内反方向に動かすことによって下腿の回旋運動を変化させ，さらに下肢の筋活動の変化により，三次元的に起きていると報告した[5]．

3）外側楔状足底板＋アーチサポート

外側楔状足底板とアーチサポートを組み合わせた足底挿板療法である（図 1-c）．中嶋らは，若年健常者を対象として flat，flat＋アーチサポート，

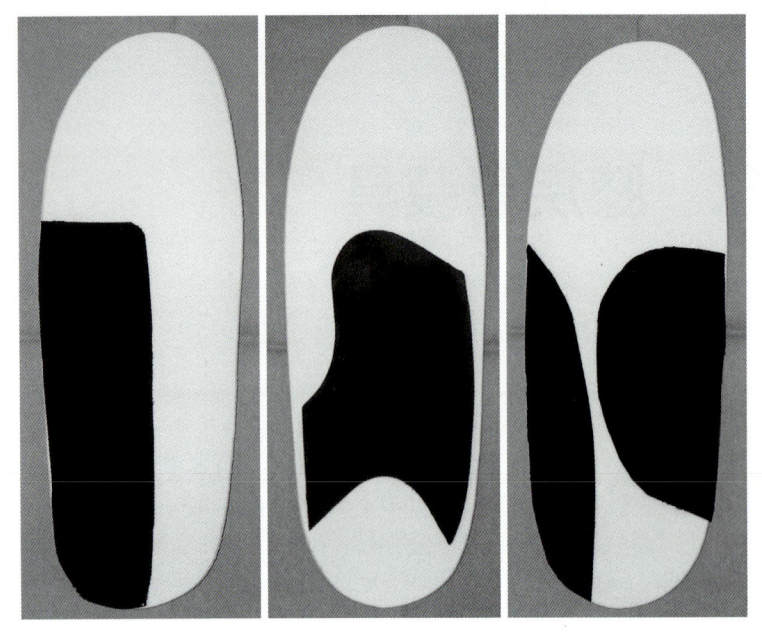

図1
内側型膝 OA に用いる足底挿板
　a：外側楔状足底挿板
　b：当院で使用しているアーチサポート
　c：外側楔状＋アーチサポート

外側楔状，外側楔状＋アーチサポートと形状の異なる足底挿板装用時における歩行時の膝関節内反モーメントを計測した．その結果，外側楔状足底板にアーチサポートを組み合わせた足底挿板は，歩行立脚中～後期にかけて膝関節内反モーメントを有意に減少させた．またアーチサポートの高さを被験者のアーチ高に適合させることにより，外側楔状足底板単独よりも有意な膝内反モーメント減少がみられたと報告した[6]．

2. 膝装具療法

膝 OA に用いる膝装具は，膝関節痛の軽減と関節の支持性の獲得，膝関節のアライメントの矯正などを目的として使用される．その種類には，sleeve type と hinge type がある．また近年新しい概念の unloading brace が開発され，その効果が報告されている．

1) Sleeve type

膝関節全体を覆ういわゆるサポーターの一種で，その作用機序に関しては明らかにされていない．運動性を良くするために膝継手を組み込んだものも普及しているが，機械的に膝関節を支持できないのは明らかである．しかし装具の装着により，患者に安定感を与え，精神的な安心感が疼痛の軽減に関与していること，また膝周囲筋を圧迫することで膝関節固有覚に何らかの影響を及ぼしていることが考えられる（図 2-a）．

2) Hinge type

膝関節の支持性を強固にするために，片側または両側に金属支柱があり各種膝継手が組み込まれている．また膝関節の内反変形によるアライメント異常を矯正する目的で使用される装具があるが，これらは，3 点固定の原理が応用されており，片側支柱の方向に膝関節の変形を矯正する構造となっている．つまりストラップやパッドを用い支柱方向に引き寄せる方法がとられる．我が国では旭川医大式膝装具がその代表的な装具である[7]．

3) Unloading brace

Unloading brace は，大腿，下腿部はプラスチックシェルで固定され，膝内側に設置された多軸付き膝継手により膝関節のねじれを許容するいわゆる三次元の動きをする装具である．このため，膝関節の屈曲に伴い関節裂隙を広げる作用がある．またダイアゴナルストラップと大腿，下腿シェルの 3 点曲げ応力により，膝関節を外反位に保持する効果を持つとされている（図 2-b）．Komistek らは，内側型膝 OA の患者に対し歩行中の関節裂隙の変化を調査した．その結果 brace 装着後には，平均 2.2°の関節裂隙の開大を認めたと報告した[8]．また Kirkley らは，Kellgren & Lawrence 分類の

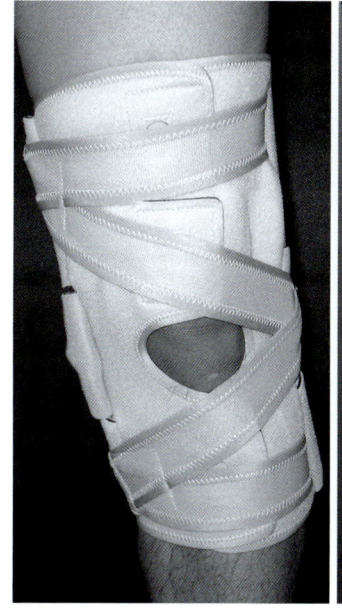

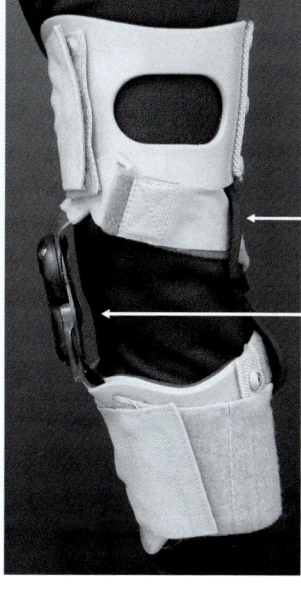

図 2 内側型膝 OA に用いる膝装具
　a：Sleeve type
　b：Unloading brace

→ダイアゴナルストラップ
→多軸付き膝継手

stage Ⅱ, Ⅲ, Ⅳの内側型膝 OA 患者に対し, control 群, neoprene-sleeve type 装具装着群, unloading brace 装着群に分け, 前向き調査を行った. その結果, unloading brace 群は neoprene-sleeve type 装具装着群に比べ WOMAC において疼痛, 歩行能力, 階段昇降能で有意に改善したと報告した[9]. またこの結果は, 病期の進行した内側型膝 OA でも適応になることを示した.

3. 装具の適応

足底挿板療法の適応については, 安田らは北大分類 stage Ⅲ までの症例で有意な疼痛, 歩行能力の改善を認めたと報告した[10]. また FTA の評価では, 180°前後の症例に適応があり, 190°以上の内反変形が著しい症例では, 症状改善例が少ないとする報告が多い. 以上より足底挿板療法の適応は, 病期が比較的軽度～中等度な症例に適応があり, 過去の報告からは, 外側楔状足底挿板とアーチサポートを組み合わせたものを治療に用いるのがより効果的である. また膝装具療法の適応は病期がさらに進行した中等度から場合によっては重度の内側型膝 OA に適応があり, 使用する装具は unloading brace を用いることが適切といえよう.

4. 注意点

膝 OA に膝装具療法を行う場合は, 他の保存療法と比較すると, 装具装着の煩雑さ, 製作の手間や年齢的な背景などから患者側の装着に対するコンプライアンスの低下が危惧される場合が多い. このような患者に対して, 装具装着の目的やその効果などを十分に教育することが極めて重要で, 納得の得られる患者のみに処方されるべきである. また装具挿着後の効果判定も重要で, 装着による障害が発生する場合もあり, この場合には早期にその解決策を図ることが大切である.

膝前十字靱帯損傷

膝前十字靱帯（ACL）損傷は, スポーツ中のジャンプの着地や急な方向転換などの動作時に大腿四頭筋に発生する過度の収縮が, 脛骨の前方移動を起こし発生することが多い. ラグビーなどでタックルを受け損傷する接触型損傷もあるが, ほとんどの場合は非接触型損傷である. ACL 損傷が起こると, 一般的には損傷 ACL の自然治癒能力は低いとされているため, 膝関節の不安定性が生ずる結果となる. 膝の不安定性には, 脛骨の前方およ

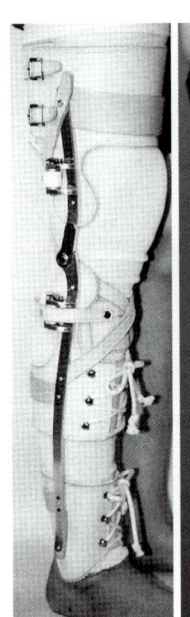

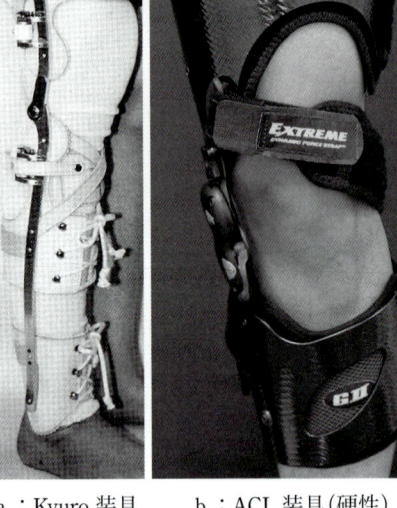

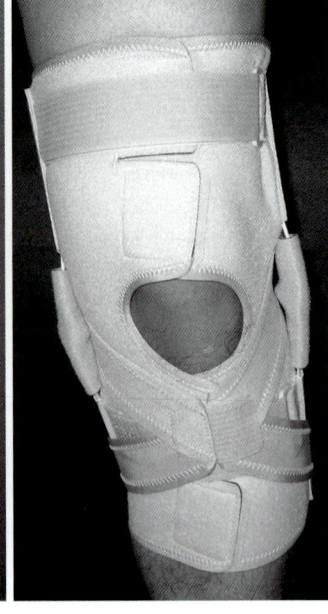

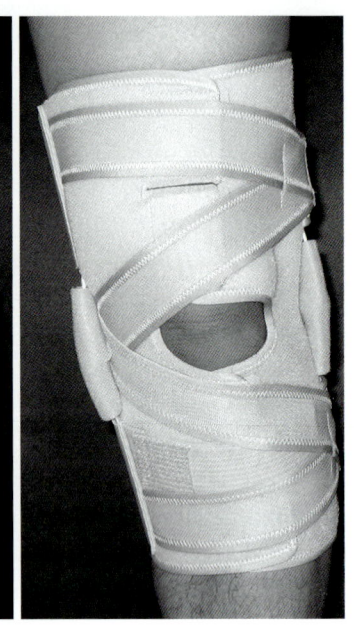

a：Kyuro 装具　　b：ACL 装具（硬性）　　c：ACL 装具（軟性）　　d：MCL 装具（軟性）

図 3　靱帯損傷で用いる膝装具

（a は文献 17 より引用）

び回旋動揺があり，これがスポーツ活動や日常生活中に膝崩れ現象を惹起させ ADL においても支障をきたすようになる．ACL 損傷の治療には，保存療法と手術療法があり，この両者の治療中に装具を用いることがある．

1. 保存療法で用いられる膝装具

ACL 損傷膝の保存療法中に用いられる膝装具には，不安定が残存した陳旧例に対して用いる膝装具と，特殊な治療として，受傷直後の新鮮例に対し損傷靱帯の治癒を導くことを目的に使用される膝装具［Kyuro 膝装具（図 3-a）］とがある．

1）陳旧例に用いる膝装具

通常の保存加療が行われると膝不安定性が遺残し，障害膝となる．この残存した脛骨の前方および回旋不安定性を制御することを目的に膝装具が用いられる．ACL 不全膝用の装具には，硬性装具，軟性装具など多種多様なブレースが市販されているが，その有効性についての客観的評価は一定していない（図 3-b, c）．ジャンプや着地などの減速動作での脛骨の亜脱臼を制御する効果は期待できないとする報告もある[11]．

2）Kyuro 膝装具

Kyuro 膝装具は，井原らにより報告された装具であり，その目的は新鮮 ACL 損傷に機能的瘢痕組織を誘導し断裂した ACL に治癒を導くことである．本装具は，大腿部と下腿部の支柱にコイルスプリングが装着されており，このコイルスプリングが持つ牽引機構により大腿部を前方へ，下腿部を後方へ動的に牽引する働きがある．この Kyuro 膝装具を受傷早期に装着し理学療法を行う．井原らは受傷後 3 か月時点での関節鏡評価を行い，完全断裂と診断した症例の 73.3％が靱帯の緊張が良好で太さが 2/3 程度まで回復した治癒良好例であったと報告している[12]．装具の使用にあたり経験を要する．

2. 手術療法後に用いる膝装具

スポーツ活動の継続を希望するものや日常生活動作でも不安定感が強い症例ではしばしば手術療法が適応となる．現在は靱帯再建術を行うのが一般的である．移植靱帯に術後過度なストレスが加わらないようにすることを意図して膝装具が用いられている．しかし過去の基礎的研究では，再建 ACL に対する膝装具の制動効果に関しては否定的

な見解も多く，装具使用の意義は，可動域制限と装着による精神的安心感にあると考えられている[13]．

3. 装具の適応と注意点

膝不安定性が残存した陳旧性 ACL 損傷例でスポーツ活動性は高いが再建術を希望しないもの，スポーツ活動性は低いが継続を希望するものに膝装具が処方されることが多い．しかしその効果は明確にされておらず，膝崩れを頻回に起こす患者には半月板損傷や軟骨損傷などの二次損傷を防ぐためにも再建術を勧めるべきである．Kyuro 膝装具は，数サイズの診断直後用膝装具を準備しておかなければならないこと，また装具装着に対する細かい指導なども必要で，ただ装着すればよいというものではないことなどから，一般施設での使用は難しいのが現状であろう．

側副靱帯損傷

内側側副靱帯（MCL）損傷は，膝関節靱帯損傷の中で最も頻度が高く，側方動揺性の程度により 1～3 度損傷に分類される．治療方針は合併損傷，特に ACL 損傷の有無により異なってくる．新鮮例で単独損傷の場合，その治療は不安定性の程度によらず，すべて保存療法が行われる．以前はギプス固定による強固な固定を行っていたが，現在は膝装具を併用した早期運動療法が有用であることが判明している．ACL 損傷を合併した MCL 損傷では，1 度，2 度損傷に対しては保存療法が行われる．3 度損傷に対しては，一次修復術の適応と考えられてきたが，関節拘縮の発生頻度が高いことから，3 度損傷といえども保存療法を勧める報告が増えている．一方，陳旧性 MCL 損傷で強い不安定性がみられた場合は，MCL 再建術が施行される．外側側副靱帯（LCL）損傷も単独損傷例には MCL 損傷と同様に膝装具を用いた保存療法が行われる．ただし 3 度損傷の場合は LCL のみならず，他の後外側支持機構（PLC）も損傷していることが多い．PLC 損傷に対する再建術は術後成績が安定した再建方法が明らかとなっていないため，3 度損傷に対しては新鮮例のうちに一次修復術を行うのが一般的となっている．

1. 側副靱帯損傷に対する装具療法

受傷直後や膝関節の腫脹が強い場合には，ギプスシーネなどの外固定を行い，急性期の症状が緩和された後より装具を装着させ早期運動療法を開始する．膝装具を用いた早期運動療法の目的は，損傷靱帯の自然治癒の促進と関節拘縮や筋萎縮の防止を行うことである．装具の種類には，軟性と硬性の装具がある．軟性装具は，サポーター型となっており 2 本のアルミ合金製の継手支柱が取り付けられており，側方動揺性を制御するためのクロスベルトが付属している（図 3-d）．硬性装具は金属素材でできた大腿，下腿フレームの間に継手が設置されているのが一般的な形状である．

2. 装具の適応と注意点

単独側副靱帯損傷で側方動揺性のない 1 度損傷に対しては，装具療法を用いることは少なく，弾性包帯固定による治療が行われる．軟性装具の最もよい適応となるのは，2 度損傷である[14]．3 度損傷の場合，軟性装具を用いることもあるが，不安定性が著しいと判断できた症例では硬性装具が使用される．ACL 損傷を合併した側副靱帯損傷では，多方向への不安定性を認めるため硬性装具を用いた治療の適応となる場合もある．装具を用いた保存療法を行う場合，最も重要なのは側副靱帯の損傷度合と ACL 損傷の合併を確実に診断し適切な装具を処方することである．装着にあたっては，適切な高位に装着し，軟性装具では側方動揺性を制御するためのクロスベルトが十分な効果を発揮できるよう患者に習得させる．

図 4
膝蓋骨脱臼・亜脱臼に用いる膝蓋骨装具

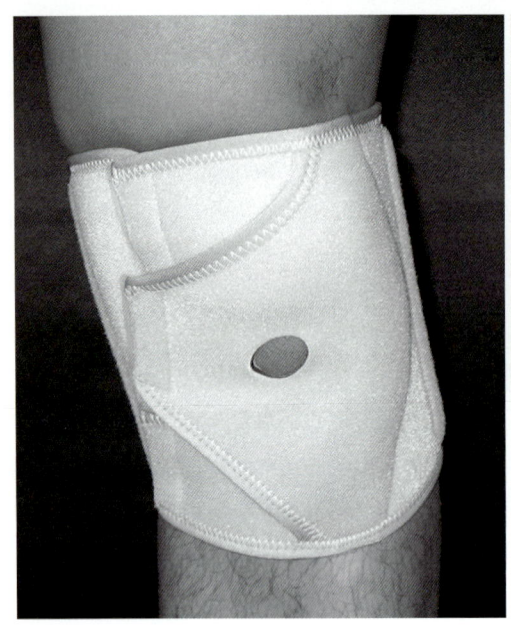

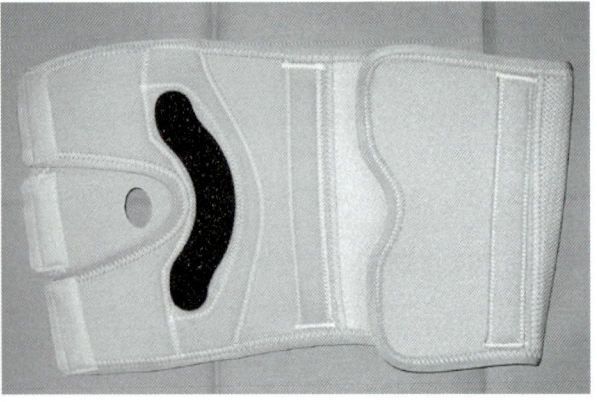

膝蓋骨を外側側方抑制するためのパテラパッドが設置されている．

膝蓋骨脱臼・亜脱臼

　膝蓋骨脱臼・亜脱臼は，10～20歳代の若年女性に多く発症する．何らかの外傷によって発症することもあるが，多くの場合，全身関節弛緩や下肢のmalalignment，さらに骨形成不全などの発症素因が存在する．この素因を持つ患者に軽微な外力が加わることにより膝蓋骨が容易に脱臼や亜脱臼を起こす．初回脱臼後，その多くは膝蓋骨の不安定性が増強し反復性となり障害をきたす．初回脱臼後は保存治療が行われることが多いが，不安定感の著明な症例や，脱臼・亜脱臼を繰り返す症例では手術療法が行われる．装具は，保存療法中に用いられる．

1. 膝蓋骨脱臼・亜脱臼に対する装具療法

　脱臼・亜脱臼後の急性期には，疼痛や腫脹が強いため一定の安静期間が必要となる．初回脱臼の場合は，ギプス固定がその後の反復性を予防するのに有用であったとする報告もある[15]．膝蓋骨装具を用いた装具療法は，大腿四頭筋訓練や外側支帯のストレッチなどの運動療法と併用して行われるのが一般的であり，その目的は外方偏位や不安定性を示す膝蓋骨を制動することである．膝蓋骨装具を使用することで，X線においての評価では静的アライメントは改善されることは判明しているが，膝蓋骨動的アライメントへの影響は明らかとなっていない（図4）．

2. 装具の適応と注意点

　膝蓋骨脱臼・亜脱臼に対する保存療法の治療成績は，比較的良好であり，手術例に劣らない成績が得られたとする報告もある[16]．したがって，治療を開始する場合，まずは装具を用いた保存療法を行い，その後に再度評価し治療方針を決定することが望ましいと考える．ただし，装具療法単独で治療を行うのではなく，患者の持つ素因を十分に評価し運動療法を計画することが必要である．骨形成不全を伴い，反復脱臼の症例では，いたずらに装具に頼ることなく，膝蓋骨の外科的realignment法を考慮すべきであろう．

（山下博樹，森 雄二郎）

■■ 文　献 ■■
1) 戸祭喜八ほか：変形性膝関節症の足底板に依る治療．中部整災誌，18：398-400，1975．
2) 安田和則ほか：変形性膝関節症に対する楔状足底板の効果—その静力学的機序に関する検討—．臨整外，14：677-682，1979．
3) Crenshaw SJ, et al：Effects at lateral-wedged

insoles on kinetics at the knee. Cli Orthop, 375：185-192, 2000.
4) 戸田佳孝ほか：変形性膝関節症に対する足底板療法．整・災外，49：563-569, 2006.
5) 内田俊彦ほか：変形性膝関節症に対するアーチサポートの効果―静力学的機序に関する検討―．中部整災誌，33：2360-2362, 1990.
6) 中嶋耕平ほか：足底挿板の形状が歩行の膝関節内反モーメントに及ぼす効果．日本膝関節学会(抄)，31：63, 2006.
7) 山下　泉：変形性膝関節症に対する旭川医大式膝装具の長期成績．リハビリテーション医学，25：267-270, 1988.
8) Komistek RD, et al：An in vivo analysis of the efectiveness of the osteoarthritic knee brace during heel-strike of gait. J Arthroplasty, 14：738-742, 1999.
9) Kirkley A, et al：The effect of bracing on varus gonarthrosis. J Bone Joint Surg, 81：539-548, 1999.
10) 安田和則ほか：変形性膝関節症に対する楔状足底板の効果(第2報)―臨床的評価―．臨整外，16：665-672, 1981.
11) 黒坂昌弘ほか：前十字靱帯損傷．整・災外，39：381-388, 1996.
12) 井原秀俊ほか：ACL 新鮮損傷に対する保護的早期運動療法の実際とその適応．関節外科，20：85-90, 2001.
13) 遠山晴一ほか：靱帯損傷のリハビリテーション．整・災外，39：411-419, 1996.
14) 須田康文ほか：側副靱帯損傷に対する装具療法．新 OS NOW，17：123-127, 2003.
15) 森　雄二郎：Anterior knee pain の臨床像と治療．日整会誌，75：651-662, 2001
16) 吉矢晋一ほか：膝蓋骨亜脱臼・不安定症/治療/保存療法．関節外科，15：70-74, 1996.
17) 井原秀俊ほか：ACL 損傷保存療法：Kyuro 膝装具．新 OS NOW，17：118-122, 2003.

臨床
II. 装具
7. 足部疾患と装具

Key words 足部疾患(foot disease)，先天性内反足(talipes equinovarus)，外反足(pes valgus)，外反母趾(hallux valgus)，装具(orthosis)

はじめに

　足部疾患に対する装具療法に関しての成書や報告が多数みられるので，装具処方における要点をまとめることとし，疾患に重きを置きながら装具の教科書に記載されている点[1]はなるべく省略した．まず，足部の運動・歩行に対する役割，装具処方の基本，そして，小児の場合を中心として，先天性内反足・外反足・先天性内転足，成人の外反母趾・変形性足関節症，麻痺性の脳性麻痺・二分脊椎の種々の足部変形等の装具に関してまとめた．

足部の運動と歩行

　人の足は内反 inversion，外反 eversion を中心とした複合運動を行い，歩行時立脚期の制動と加速を滑らかに行っている．立脚期前半の制動では下腿内旋，距踵関節の回内により外反扁平足肢位の軟らかい足となり接踵時に shock absorption を行い，立脚期後半の駆動では下腿外旋，距踵関節の回外および足固有筋の作動により内反凹足肢位の硬い足となり，足部底屈筋群の駆動力を有効に働かせている．足部は下腿・距骨の部分と距舟踵関節以下の部分の2つに機能的に分けられ，距舟踵関節での変形の両端が外反足と内反足であり，距舟踵関節は key joint といえる．
　距骨下関節の他動的な回旋の大きさは肢位により違いがあり，中間位あるいは背屈位では平均34°の回旋の大きさで距骨下関節が2/3を占めているのに対し，底屈位では平均24°と減少して距骨下関節の占める割合が50％に減少する．つまり距骨下関節は底屈位で内反位に半ロックされる．
　人の歩行は骨盤歩行であり，腰椎の前弯，大きな骨盤と膝外反による狭い支持部分によるこまのような形態が重要である．立脚期はじめでは，踵骨中心線が下腿荷重線の外側にあり，踵接地時に受動的に足部の回内を起こして，ショックを吸収する．また駆動時の荷重中心線は踵から第5中足骨頭に向けて(第1ギア)中足骨頭部を外側から母趾の内側斜め前方へ坂道を斜めに登るように駆動を滑らかにしている(第2ギア)と考えられる．

装具処方の基本

　装具は治療の一部を占めているだけであることを十分認識し，その目的を明確にする．実際に有用であり，使用してもらうことが第一の要点に挙げられる．機能のほかに，重量，外観，その他を含めて個々の状況により，実際的に対応する(図1)．不便である，痛みを生じる等の欠点に対してはきめ細かな配慮が必要である．教科書的な原則だけでは十分ではないといえる．例えば，脊髄損傷に処方された長下肢装具の装着率の低さには驚かされる．
　しかし，短期間に直接効果がわからない場合でも，長期あるいは長時間の使用で効果を実感できる場合のあることや，長期的に効果が出てくることについて理解を得ることが必要な場合がある．
　麻痺性障害の場合には，足部のみではないこと

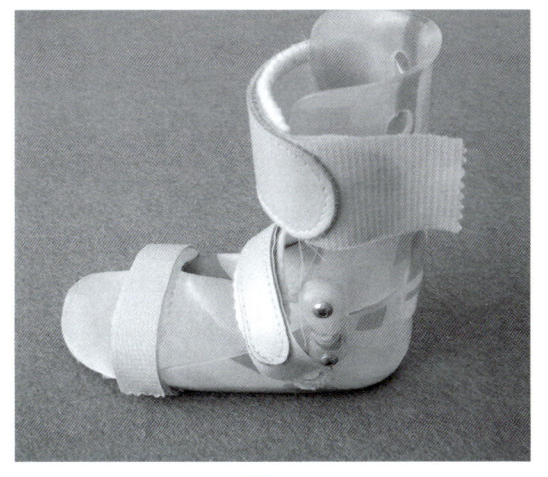

図1
プラスチック製足継手付き短下肢装具で、外観を良くするためのカラフルな素材を用いている．

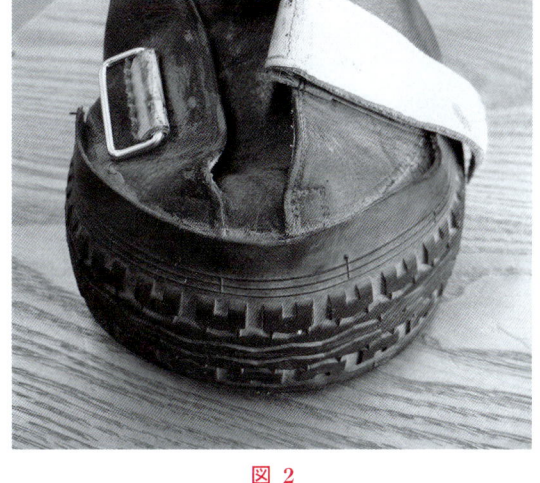

図2
つま先歩きで摩耗の激しい先端部分に、自転車のタイヤを貼り付けている．

が多いので，全身での動的アライメント，特に片脚支持での膝関節の屈伸，内外反，内外旋の状態に注意を払う．

装具装着の有無での歩容を比較し，本人の把握について聞く．再処方する場合には今までの装具をよく観察し，摩耗や変形のチェックを行い，再処方での参考にする(図2)．

内(外)反変形には，外(内)楔，(逆)トーマスヒール，外(内)フレアー，外(内)側月形の補強などを行う．

また，足部の胼胝や骨突出部・踵後外部の発赤部をチェックする．靴型装具では，前足部のきつさ(toe boxの大きさ)や履きにくさもチェックの要点の1つである．

小児の主な足部変形と装具療法

1. 先天性内反足[2]

出生時に徒手では矯正できないゴルフクラブ様の足変形がみられるもので，麻痺を伴わず足指の動きあるいは感覚は良好である．足部変形単独のものと種々の疾患に合併するものがある．後者は全体の約10％を占めていると考えられ，絞扼輪症候群や先天性多発性関節拘縮症などに伴うものが多い．

特発性の先天性内反足は男女比が2：1で，ほぼ両側2：右側1：左側1となっている．発生頻度は人種差があり，我が国では2,000人に1人ほどとされるが，ポリネシアでは1,000人に6.8人との報告がある．インドやコーカサス人種では先天性股関節脱臼よりも多いと考えられている．

治療ではなるべく早期よりのcorrective castを継続することが大切であるが，良いギプスを巻くのはなかなか難しく経験が必要である．矯正ギプスでは十分に徒手にてマニピュレーションしてから，足指から膝上までのギプスを巻く．舟状骨が内果より離れるように，外転により内転を矯正しつつ，足関節の背外側に指を置いてこれを支点として背屈外反の矯正を同時に行う．このとき背屈する足底の手の位置はなるべく後方とし立方骨より後方とする．また，足指を背屈伸展してストレッチングする．はじめは毎週巻き替え，3か月前後より2週間ごととし，底屈制限がみられるようになった時点で，装具療法に移る．

ギプスの終了した後では，変形の再発予防に主眼が置かれ，自宅での毎日の十分な徒手矯正と装具の使用を指示する．保存的方法を基本として，手術はなるべく避けたい．矯正の状態に応じて，装具の終了を判断するが，Denis-Browne装具(図3)は普通3歳頃が限界である．手術では，下腿三頭

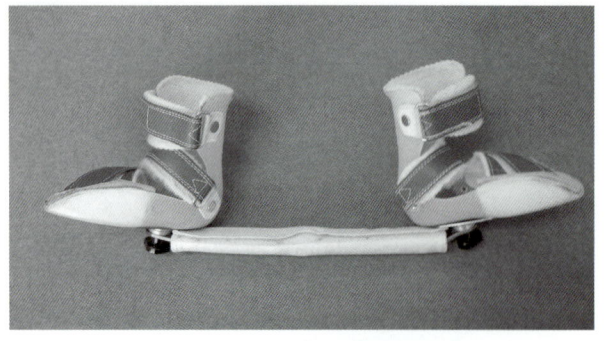

図 3 Denis-Browne 装具
連結バーを外反し，足部調整で外転を大きくしている．

筋を温存するように過延長を避ける．
　Denis-Browne 装具，夜間短下肢装具(後方支柱型)，外転外反の靴型装具が主となり，就学後には普通の運動靴の補正を行う．これらは元来の重症度によってその必要な期間はさまざまに異なるといえる．
　Denis-Browne 装具では足部自体の外転をつける．外反したバーへの取り付けでは大きく外転させ，両側例では外転の合計は 150° ほどにする．大きくなると夜間に自分で外してしまうので，3 歳頃までを目安としている．本人が嫌がることが多いので，家族に再発予防のための必要性をよく説明して，継続させる．連結バーは患側で 20〜30° 外反させる(交互性のものの製造は中止された)．
　靴型装具では，チャッカを基本とし，前足部を大きく外転させ，内外の月形を高くかつ長くする．外楔，外フレアーを付ける．足根洞の部分に押さえを利かせるようにいわゆるダボを付けている．

2. 扁平足(外反足)

　扁平足に関して，「疼痛なき扁平足」，「扁平足なき疼痛」という言葉があり，小児の外反足の自然経過はいまだ不明な部分が残っている．小児外反足では遺伝的要素が挙げられ，家族の外反足の有無をみて，親でみられる場合には，同様であると説明することが実際的である．アキレス腱の短縮，下肢外旋や膝外反による足部内側への荷重の偏重，筋緊張低下あるいは関節弛緩性の 3 つが基本的な要因と考えられる．装具の効用について科学的なデータは，コントロール群を用いることができないのでないが，変形矯正の効果はないとされる．外反足変形での装具の目的は，歩行での安定性および歩行の効率の向上であり，適応の原則としては歩行がある程度発達した時期でも足部外側の接地しないものを含めて変形の強いもので，爪先立ちでもアーチ形成のないものとしている．
　足底装具の使用で歩容の改善，特に toe-out の減少がみられることがその有用性の確認となる．つまり，装具を装着するとそとわ歩行の改善がみられなければならない．さまざまな種類があるが，普通の運動靴に内側楔とアーチサポートよりなるインソールを入れ，靴の外で必要に応じて，月形の補強，フレアーを加える．
　小児の 200 例ほどに処方した自験例での足底装具は，靴型装具に近い内側張り出しと内側楔の土踏まず支え型で足袋型足底装具と呼んでいるものが約半数，UCBL 型のカップ式が 1/4，パッドのみのものが 10%，その他であった．これらのうち変形の強い例に用いている足袋型足底装具について，立位 X 線像での計測を行ったところ，側面距骨第 1 中足骨角は裸足での平均 27° から装具装着での平均 17° と，症例の約半数に明らかなアライメントの改善がみられている．しかし calcaneal pitch は裸足では平均 9°，装具装着で 10° と装具装着での変化はなかった．また背底像での距踵角は平均 30° から平均 19° と明らかな改善を示していた．47 例の平均 2 年の足アーチの変化は，増大したもの 11 例 23%，やや増大したもの 9 例 20%，変化のないもの 27 例 57%で，装具によるものか否かは不明であった．

3. 先天性内転足

　歩行時，膝蓋骨が正中を向いているうちわ歩行には，膝関節での内旋増大，下腿内捻，足部の内転によるものがある．つま先が内方を向いていて程度が強い場合，先天性内反足と間違われることがあるが，拘縮の程度，治療の必要度，予後など全く異なるものである．先天性内反足と異なり尖

足はなく他動的に正常以上に背屈ができ，後足部は逆に外反している．

ほとんどの症例が2～3歳までに自然治癒する．うちわ歩行を呈する程度が強くZ様の変形となっていて，経過観察のみで改善してこない場合には矯正ギプスを巻くこともある．家族の心配が強い場合には毎日家で前足部を外方へ向けるマニピュレーションを行うよう指導をする．明らかな内転の残存した例にはつま先を外転させた矯正靴（外転靴）を処方する．その簡単なものとして，軽い症例では運動靴を左右逆に履かせるのもよい．また，夜間装具として，Denis-Browne装具を試みてもよいが，先天性内転足では後足部の外反があり，これを悪化させる懸念がある．

成人の足部疾患と装具療法

1. 外反母趾

外反母趾の生じる第1中足趾節関節では第1中足骨頭は筋の付着を持たず，筋腱からなる足底のゆりかごの上に乗っていて力学的には関節は不安定な構造にある．第1中足骨頭に過剰な負荷が加わり続けることが原因と考えられる．遺伝要素の強い若年発症のjuvenile type（若年性）と30代後半頃より発症する加齢によるidiopathic type（特発性）の2つが知られている．足部の老化の関与では人の足は加齢とともに扁平足傾向を呈してくるものである．外反母趾は裸足で生活する人種にもみられる．

外反足同様natural historyに不明な点があり，変形と症状とが必ずしも一致しない．しかし，足部外反変形との相関のあることは多くの報告で確認されている．足部が外反すると内側への加重が増大する．遺伝性の関与では先祖返り的な側面が認められる．踵の小さなこと，前足部の横径の増加，特に第1楔状中足関節の緩みがみられることが多い．女性に多いが関節の軟らかさと関係があ

ると考えられるし，ハイヒールではつま先に荷重が集中し，中足趾節関節が大きく背屈することとなるが，この位置では関節の安定性にあずかる側副靱帯が弛緩しているので，支えのない骨頭は内側に移動し，狭い靴内では母趾は容易に外側方に転移する．

発症初期に関節部の腫脹発赤を伴って強い疼痛がみられる．母趾背側皮神経が圧迫されて疼痛と知覚障害を呈することもある．急性期を過ぎると，強い変形でも症状の全くみられない例も多い．変形が進行すると母趾が第2趾の下に潜り込み，第2趾の中足趾節関節が背屈を強制されて，同部が足底に突出し，有痛性胼胝を形成する．つま先立ちが不便となる．

治療の基本は装具療法であり，足底装具あるいは靴型装具が処方され，足部外反矯正の内側楔・土踏まずパッドと母趾および外側趾骨頭への荷重を均等分散させる中足楔よりなる．靴であれば靴底と半月がしっかりとしていて，toe-boxが広く余裕があり，ヒールは高すぎないものとする．

手術適応は薬物と装具の効果のない場合で，母趾外反角40°前後以上で歩行障害の持続する場合である．これは母趾への荷重への代償機構が破綻して，母趾をかばって慢性的に外側で荷重をするようになった場合といえる．手術術式は状態に応じて選択され，第1中足骨の骨切り術・内側側副靱帯の縫縮・外側の解離の組み合わせが基本となるが，100を超えており，最良の術式は確立されていない．

2. 変形性足関節症

外傷性のものがほとんどで，安定した骨構造の破綻により，疼痛および可動域制限がみられる．内反変形を呈するもの，外反変形を呈するもの，関節の不安定性を伴うものなどがある．荷重状態が距骨下関節の代償機能だけでは不十分で，薬物・装具・手術が行われる．

装具では，距腿関節への全体の荷重を軽減し，荷重分布をなるべく分散させる．編み上げ靴とし

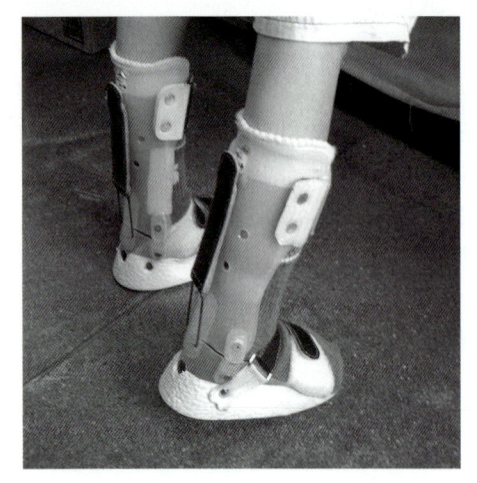

図 4 脳性麻痺例での短下肢装具
後足部足底のフレアーを付けて安定性を確保し，後方の調整ストラップで背屈を調節するようにしてある．

て，月形を深くしっかりとしたものにし，そして，歩行時の距腿関節の可動域制限に対して，ヒールロッカーやヒールのカットオフを加える．変形に応じて，楔とフレアーを追加する．

麻痺性足部変形

1. 脳性麻痺

本症の足部変形は原則として痙直型あるいは混合型(痙直型とアテトーゼ型の両方の合併した型)に生じる．一般に変形は運動能力の高まりとともにみられてくる．下腿三頭筋の緊張・短縮のほか，体幹の弱さに伴って，屈曲姿勢(crouching posture)，挟み肢位(scissoring)を呈し，外反扁平足となる．一方，痙性片麻痺型では下肢の伸展が加わって内反尖足となりやすい．

本症の運動機能障害は広範であり，重症度もさまざまであるので，すべての足部変形が矯正手術の適応となるわけではない．少なくとも歩行ができる，あるいは立位が少しはできるのでなければ，適応とならない．

下肢装具の常用と運動訓練の継続の上に手術を検討する．この際注意することは全身，特に体幹，骨盤の運動機能レベルを把握することである．また，踵が浮いていてもそれが下腿三頭筋の短縮によるのではなく，股関節や膝関節の屈曲によることがあり，この場合アキレス腱の延長術は禁忌である．腱の延長手術に際しては過延長は避けねばならず，再発してもかまわないつもりで延長量を少なめにする．再発では再延長すればよいが，過延長では筋力が低下し短縮しても元に戻せないからである．

種々の短下肢装具が処方される(図4)が，後方支柱型(シューホーンブレース)がスマートで好まれる．踵接地が変形進行の予防に重要である．Spastic inhibitor bar や internal heel を付けた踵によくモールドされた筋緊張抑制装具が報告されている[3]．また，手指の痙性と同様に，toe spreader は下腿三頭筋の痙性の軽減に作用するとされる[4]．

2. 二分脊椎[5]

先天性に脊髄が胎生初期の形成異常によって障害されて，運動知覚障害と直腸膀胱障害を呈する疾患で，欧米には多いが，日本では5,000人に1人程度といわれている．開放性と閉鎖性とに分類される．原因不明で受精後5～6日頃に何らかの障害が加わり，胎生4週前に閉鎖する脊柱管が正常に閉鎖されずに起こると考えられている．最近，欧米では妊娠前からの葉酸投与によって1/3ほどに発生が減少することが判明してきたため，キャンペーンがはられスーパーマーケットにおいて販売されているという．

本症では出生当日(あるいは翌日まで)に脳外科において背部の開放部の閉鎖手術が行われ，多くの例でしばらくして水頭症が出現してきて，シャント手術が行われる．その後，運動機能を最大限発揮させるためのリハビリテーションが行われる．普通坐位までは順調なことが多いが，その後の立位や歩行がなかなか獲得できない．足部および膝変形，股関節脱臼，脊柱変形は高頻度にみられ，必要に応じて手術などの治療がなされる．

本症の麻痺レベルはさまざまであり，一部には

痙性を伴うものもある．Sharrardの分類が世界的に使われる．麻痺のレベルと運動能力の間には相関がみられ，第三腰髄神経までが残存し膝伸展が強力であれば(Sharrard 3群)，短下肢装具を装着しての松葉杖歩行ができ，第一仙髄までが残存し股関節を伸展できれば(Sharrard 5群)，杖なし歩行が可能である．

本症に生じる足部変形は，出生時にみられる例もあるが，生後徐々に出現し進行してくるほうが多い．内反変形が最も多く，次いで踵足が多い．踵足変形では膝屈曲拘縮を伴ってきやすく，成長とともに足部底屈が0°ほどとなる．知覚障害を伴っているため，腓腹部には難治性潰瘍を生じやすい．この潰瘍は変形を矯正せずに皮膚形成手術を行ってもすぐ潰瘍が再発し，足部変形を手術で矯正しなければ治癒しない．矯正した形を保持する筋力がないことが多く，術後の長期の装具装着が変形再発の予防に不可欠である．

中臀筋の筋力低下によるDuchenne歩行に伴う立脚期での膝が内側に入る膝外反が大きな問題となり，フリーな膝継手の長下肢装具が好まれることもある．短下肢装具では内側フレアーを大きくする．靴カバーを履きやすくする配慮も必要である．体重が大きく，衝撃的な歩行であるので，壊れやすいので丈夫に作製する必要がある．また，腓腹のところの十分な除圧も必要である．変形が強い場合には，トータルコンタクトとなるインナーを加えることも勧められる．

(君塚　葵)

■■ 文　献 ■■

1) 日本整形外科学会ほか(監修)：義肢装具のチェックポイント，医学書院，2003.
2) 君塚　葵：先天性内反足，加倉井周一ほか(編)，新編装具治療マニュアル，312-322，医歯薬出版，2004.
3) Lohman M, Goldstein H：Alternative strategies in tone-reducing AFO design. J Prost and Orthos, 5：1-4, 1993.
4) 君塚　葵：痙性抑制装具．日本義肢装具学会誌，11：126-130, 1995.
5) 岩谷　力：二分脊椎に対する装具療法，川村次郎(編)，義肢装具学，第3版，266-270，医学書院，2004.

臨床
II. 装具

8. 骨折と装具

> **Key words**　骨折（fracture），装具（brace），機能的装具（functional brace），免荷装具（non-weight-bearing orthosis），ヒッププロテクター（hip protector）

機能的装具

1. 骨折に対する機能的装具療法の原理[1]

機能的装具着用下の活動によって必然的にもたらされる骨片間の微妙な動きが骨形成を促進する．機能的装具療法で形成される骨折周囲の仮骨と骨肥厚によって，優れた構造的強度を有する骨癒合がもたらされる．機能的装具療法は脛骨，上腕骨，および尺骨の骨幹部の低エネルギー骨折に最も良い適応がある．

2. 上腕骨骨幹部骨折[2]

1）適応

投球骨折や腕相撲骨折などに代表される中央1/3 から遠位1/3 の螺旋骨折（AO 分類*, [3]）のA1，B1）が最も良い適応で，近位1/3 の骨折も適応となるが，骨折型，骨折線の位置・方向によっては転位をきたしやすい．横骨折も適応外ではないが，遷延治癒や偽関節の危険性が高い．

適応外となるのは筋肉の自動収縮が期待できない腕神経叢麻痺や頸髄損傷，前腕骨骨折を伴うfloating elbow，整復に必要な重力を利用できない長期臥床者，装具着用によって悪化するおそれのある皮膚病変，両側骨折，病的骨折，重度の軟部組織損傷を伴う開放骨折および装具療法の理念が理解できず，自己管理ができない症例である．

---

* AO 分類：骨折の分類法の1つ．骨折の形態学特徴と部位とによって分類する．

2）初期治療

はじめから装具を装着する方法もあるが，急性期の疼痛・腫脹が消退するまで待機する目的で，既製装具でない採型装具を用いる場合は特に，初期固定として sugar tong splint を用いる．肘関節を90°屈曲し，collar and cuff sling で前腕を支持する（図1-a）．患者は肩をすくめた姿勢をとりやすく，肩や腕の力が抜けないと骨折の転位・変形が増大し，整復が得られ難いことをよく説明しておく．就眠時は上半身を起こした半座位にし，肩関節の伸展を防ぐため肩から上腕の後面に低い枕か当て物を入れ，過内旋を防止するために抱え枕を用いる（図1-b）．日中は循環不全による浮腫と拘縮を予防するために，手指をゆっくりと力一杯屈伸する運動を1時間ごとに10回程度励行させる．骨折部の痛みの軽減に応じて，肘関節の自動介助運動と，collar and cuff sling を着けた前かがみ状態で，肩関節の pendulum exercise（1日に4～5回）を開始する．

3）機能的装具療法

受傷直後から既製装具を装着する場合もあるが，採型製作した装具は受傷後10日～2週で装着する．装具の長さは肩峰まで覆ったり，上腕部のみにとどめたり，遠位1/3 に達する骨折では，肘継手を付けて前腕部まで装具を延長する人もある．また，脱落防止用のバンドを付ける場合もある（図1-c，d）．ストッキネットを着けた上から装着し，ストラップは頻繁に締め直して装具を上腕に密着させる．手指の自動運動を継続させ，肘関節の運動は徐々に自動運動に移行する．肘関節の完全伸展を早期に獲得することが重要で，特に遠位1/3

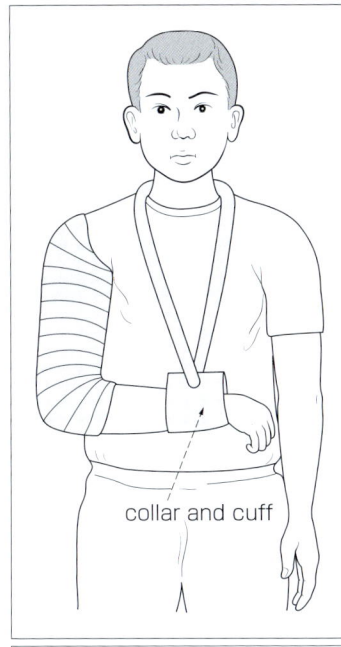

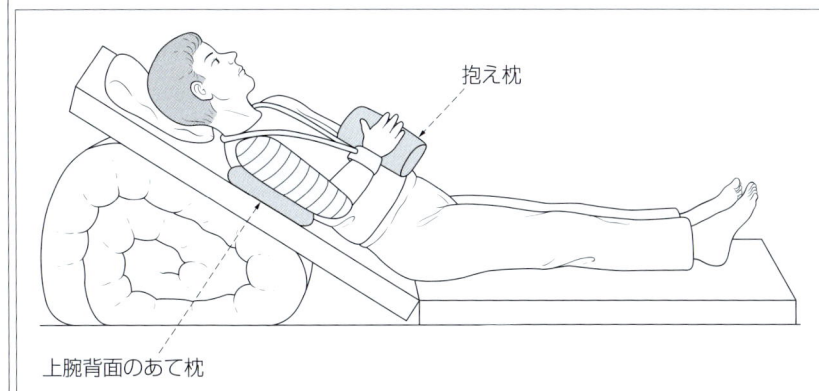

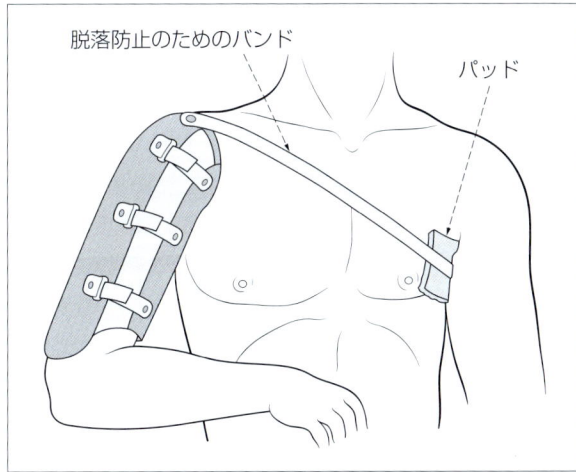

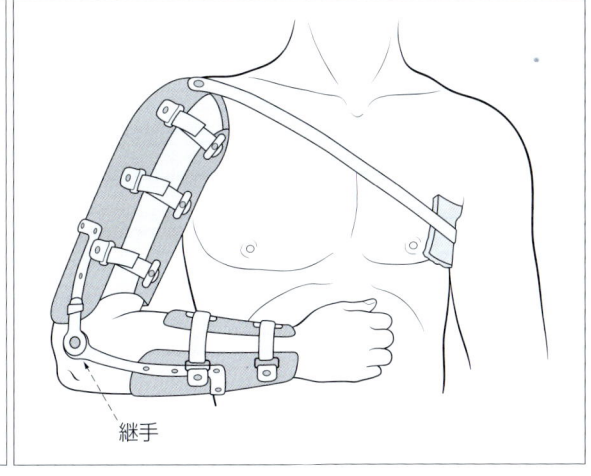

図 1

a：Sugar tong splint による初期固定．三角巾や sling では重力の効果が得られないため，collar and cuff が望ましい．
b：就眠時の基本姿勢
c，d：Functional brace の工夫．Brace の遠位前方部分は肘の屈曲を妨げないようにする．脱落防止用のバンドは健側の体幹に固定するが，腋窩を圧迫しないよう滑り止めのパッドを付ける．近位 1/3～中央 1/3 の骨折の場合(c)，遠位 1/3 に達する骨折の場合(d)

(文献 2 より引用)

の骨折の場合，肘関節の屈曲拘縮によって前方凸変形をきたしやすい．前かがみでの肩関節の pendulum exercise は継続し，6 週をめどに仰臥位での介助挙上運動を開始するが，自動挙上運動は X 線写真上仮骨形成が確認されてから行う．なお，骨折部の安定性が増すにつれて，装具の肩峰に掛かる部分や前腕に延長した部分は除去する．

4）合併症と対策

a）遷延治癒・偽関節

発生率は 2～5％ と低いが，手術を要する．

b）変形治癒

内反変形が多く，中央から遠位 1/3 の骨折に生じやすい．肥満，特に乳房が大きい患者では，乳房がテコとなり内反変形を生じる．一般的に，15～

20°の変形は機能的および美容上の問題となることはないが，極めて痩せた患者や，元来 carrying angle の大きい女性では左右差が目立つことがあるので注意する．前後の屈曲変形や短縮変形が生じることもあるが，問題となることは少ない．回旋変形は一般的な日常生活で支障をきたすことはないが，高いレベルのスポーツ選手やブラインド・タッチを要する仕事などの障害になることがある．

c) 橈骨神経麻痺

遠位 1/3 のいわゆる Holstein Lewis 骨折[4]に多いが，中央 1/3 にも多い．自然に回復することが多く，早期手術の適応はないが，骨折治療の経過中に発生して増悪する場合や，3 か月たっても症状が改善せず，電気生理学的検査で改善傾向がみられない場合は手術を考慮する．

d) 浮腫

末梢の浮腫が問題になるが，手指や肘関節の積極的な自動運動で通常軽快する．著しい場合は，コンパートメント症候群も危惧されるので，注意深く経過を観察する．

e) 肩関節亜脱臼

下方への亜脱臼が散見され，近位 1/3 の骨折に多いが，通常，運動療法で改善する．

3. 前腕骨骨幹部骨折[5]

1) 適応[6]

成人では屈曲転位 10°以下，側方転位 50%以下の尺骨単独骨折．小児の橈・尺両骨骨折で回旋転位なく，屈曲転位が掌背面と橈尺面で，10 歳以下は 15°以下と 15°以下，11 歳以上 13 歳未満は 10°以下と 5°以下，13 歳以上は 5°以下と橈尺屈曲転位なし例が適応である．

2) 整復

前腕骨折では，手関節と肘関節を含む正確な正側面 X 線像から，転位の状態や関節脱臼の有無を判断する．橈骨の回旋については，Evans[7]の提唱する tuberosity view が役立ち，橈骨近位の二頭筋結節（tuberosity）は回旋中間位で骨軸に重なるが，遠位の茎状突起部との回旋の比較から判断する．

尺骨の回旋については，近位の鉤状突起と遠位の茎状突起は正面像で骨軸に重なることから判断する．

整復に際して，あらかじめストッキネットを着けて，2 kg の重錘で上腕を押さえ，5〜10 分程度 finger trap を用いて前腕を垂直牽引し，リラックスさせた上で徒手整復する．橈骨を整復すると尺骨も自然に整復されることが多い．小児 Monteggia 骨折では骨折型により整復法の詳細は異なるが，不安定性の強い Bado 分類の type IV を除いては尺骨を牽引整復し，橈骨頭を押し込むことによって整復されることが多い．骨折の屈曲凹側の骨膜や骨皮質は連続性を保っていることが多いので，逆方向に過矯正気味の整復で安定する．小児 Galeazzi 骨折では橈骨の屈曲転位を整復し，背側転位の場合は回外位で，掌側転位の場合は回内位で整復固定する．

3) 初期固定

肘関節部あるいは手関節部の脱臼を伴う場合は long arm cast とするが，前腕骨骨折のみの場合は short arm cast でよいという意見が多い．いずれの場合も前腕部のギプスの横断面は楕円形とし，回内外を制動することが重要である．橈尺骨間を圧迫して開大させるように，骨間膜を緊張させることが整復位保持に有効であるが，横断面の橈尺側にはゆとりを持たせて静脈還流を保たねばならない．前腕固定の回旋位は一般に中間位あるいは回外位とされる．Long arm cast 固定の場合，肘関節は一般に 90°屈曲位で固定されるが，前腕支持は三角巾でなく，前腕近位にリングを取り付けて，首からつり下げるほうが再転位防止に良い（図 2-a, b）．Monteggia 骨折で，橈骨頭の前方脱臼不安定性が強い場合は肘関節鋭角屈曲位固定，橈骨頭後方脱臼の場合は肘関節伸展位固定とする．

4) 機能的装具療法

整復を要しない小児骨折では，はじめから short arm cast または機能的装具で固定する．成人骨折および整復した小児骨折では，2〜3 週のギプス固定後機能的装具を装着する．機能的装具でもギプ

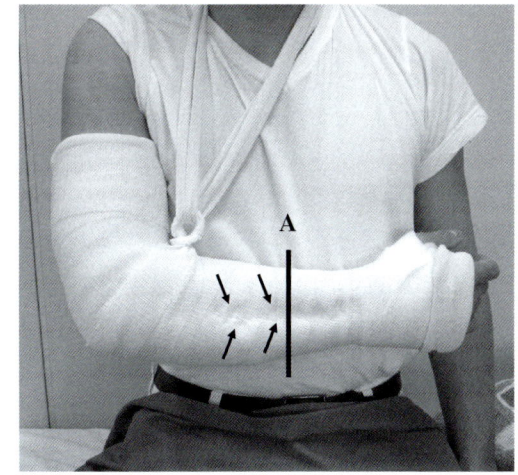

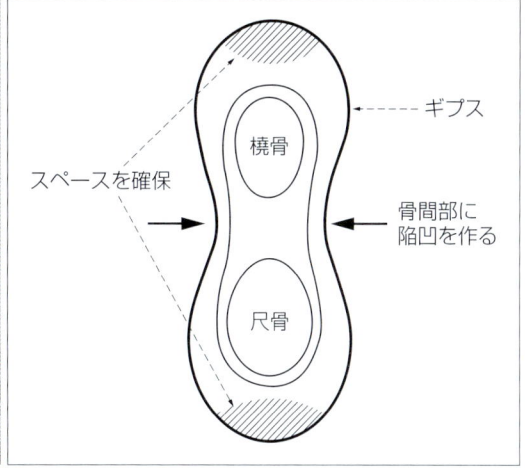

図 2

a：Long arm cast．肘関節 90°前腕回旋中間位固定．骨間部に凹みをつくり（矢印），骨間膜の緊張を保つ．つり下げ用リングは骨折部より近位に設置する．
b：a に示す線 A での断面図．骨間部に凹みを加えるとともに橈側尺側にスペース（▨▨ 部）を確保し静脈還流を確保する．
c：Functional brace．肘・手関節はフリーとし，骨間部を圧する（矢印）．

（文献 5 より引用）

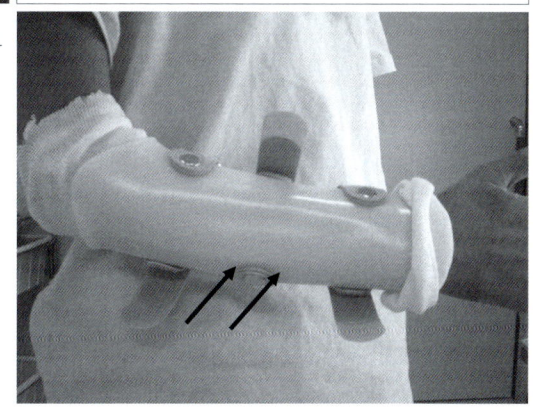

ス固定の場合と同様に，橈尺骨間を圧迫する内面 pad あるいは内面凸の隆起をつけて，骨間膜の緊張を保つことが重要である（図 2-c）．

5）合併症と対策

循環改善と拘縮防止のために，肩関節，手関節，手指の自動運動ははじめから積極的に行わせる．はじめの 1 週間は 2 回，その後骨折部が安定する 3 週ぐらいまでは週 1 回 X 線チェックし，許容範囲を超えて転位が増大する場合は手術療法に変更する．

4. 脛骨骨幹部骨折[8]

1）適応

AO 分類の定義に基づく骨幹部骨折で，膝あるいは足関節にかかる骨折，著しい粉砕骨折，著しい軟部組織損傷，あるいは重要な血管や神経の損傷を伴う骨折，および横骨折以外は 5 mm を超えて短縮した骨折を除く脛骨骨折を適応としているが，AO 分類の A 型（単純骨折）は骨癒合期間や遺残変形が少なく本法の良い適応である．

2）整復とギプス固定

骨片間に血腫が形成されたり，軟部組織の腫脹が増すと骨折の整復や固定は難しくなるので，整復や固定は受傷後なるべく早いほうがよい．すでに腫脹が著しい場合には，まずギプス副子を当てて下腿を高挙し，腫れがひくのを待ってギプス包帯を巻かざるを得ない．

a）長下肢ギプス包帯固定

安定性の悪い骨折には，まず長下肢ギプス包帯固定を行うが，患者をギプス台上に仰臥位とし，台の端から膝より下を出して下垂させる．この肢位では，患足の自重によって整復されやすくなるとともに，二関節筋である腓腹筋が緩んで足関節の背底屈中間位がとりやすく，下腿を水平に保持した場合の骨折部の下垂による反張転位も防止できる．

まず，助手に足指を持たせ，足関節を背底屈中間位に保持させた状態で，足部から足関節上5cmまでをギプス包帯2巻を用いて巻く．そのままの肢位で，次のギプス包帯2巻を用いて下腿下部から脛骨結節の高さまでをきちんと巻く．健側下腿の形態と見比べながら，下腿固有の内反形態を考慮しつつ，骨折部は整復方向にやや過剰に矯正した形で固定する．整復をやや過剰に行うことによって骨折凹側を跨ぐ軟部組織が緊張し，整復状態はより安定する．すなわち'患肢を真っすぐにするには弯曲したギプス包帯が必要である'[9]．下腿から足部のギプスを巻き終えたら，下肢全体を水平に保持して，膝関節軽度屈曲位で大腿中央部までギプス包帯を伸延する．ギプス包帯施行後，X線撮影を行って整復状態をチェックし，不満足な場合にはギプス包帯を切割し，X線透視下にopen wedgeで整復を調整し，ギプスを追加して再固定する．痛みが軽減するにつれて，ギプス包帯を巻いた患足を床につけて歩かせ，患足荷重を促す．

b）短下肢歩行ギプス包帯固定

安定性の悪い骨折では，長下肢ギプス包帯で2～3週経過して，線維性癒合がある程度進んで安定性が得られたら，短下肢ギプス包帯に巻き替える．安定性の良い骨折には，はじめから短下肢ギプス包帯を巻く．

長下肢ギプス包帯の場合と同様に，下腿下垂位で脛骨結節部まで巻いた後，足部を椅坐した術者の大腿前面に載せ，膝関節を45°程度の屈曲位にして，ギプス包帯2巻を用いて膝蓋骨の上方2cmまでの範囲を巻く．ギプスが固まるまでの間，大腿骨の内・外顆，脛骨顆部や腓骨頭部の形態によく適合させるとともに，左右の母指の指腹で膝蓋腱の内・外側を後方へ圧迫する．一方，左右の母指以外の指の指腹で膝窩部から脛骨顆部後面を前方へ圧迫する．ギプス包帯の近位端の前，側面は膝蓋骨および大腿骨内・外顆の上縁の高さで，後面は膝窩下縁で切り整える．膝関節は最大伸展位から130°ぐらいまで屈曲できるようにする．最後に，ギプス包帯の足底部で，脛骨骨幹軸のやや前方に歩行用のヒールを取り付けて完成する．ヒールを固定するギプスが乾いてしまう前に，患足にできる限り荷重させて，ヒールと床面の適合を良くする．ヒールを取り付ける代わりにサンダルを履かせてもよい．ギプス包帯施行後はできるだけ早く荷重歩行させる．下腿遠位の足関節内・外果と下腿近位のおおよそ三角形の断面形態によく適合させて巻くことで，下腿の回旋転位を制御する．

3）機能的装具療法

症例が多ければ既製装具を用いてもよいであろうが，筆者は長下肢ギプス包帯から短下肢歩行ギプス包帯に巻き替える際に，同じ要領で採型して機能的短下肢装具を作製する．受傷後3～4週経過して線維性癒合が進み，骨折部がかなり安定した上で，機能的歩行ギプス包帯から機能的装具に替える．

装具の前部と後部を合わせて下腿を包み込み，下腿近位前半部の脛腓骨の骨性隆起と遠位では脛骨稜および足関節内・外果に適合させ，ベルクロ付きのストラップで締めつけると，装具壁の支えと，高められた軟部組織の内圧と緊張による水力学的効果によって，骨折部の屈曲および回旋が制御される（図3）．仮骨が形成され，骨癒合が進行するにつれて，装具の足部は取り外してよい．

4）合併症と対策

下肢ギプス固定中の神経麻痺，コンパートメント症候群，さらには下肢深部静脈血栓症と続発する肺塞栓症に対しては，足部の知覚，運動，血行に注意し，muscle settingと足趾の自動運動を促す．可能な限り荷重・歩行を促す．

脛骨骨折は内反・反張変形をきたしやすいが，腓骨に骨折がないか骨折転位がないか，あるいは塑性内反変形を呈する場合はなおさらである．疎性内反変形も最初に矯正すべきであるが，内反傾向がある場合は，ギプスや装具は下腿の生理的弯曲に合わせるよりも真っすぐな形にして矯正する．軽度の屈曲は骨突出部に面する装具の内壁にpadを貼り付けて矯正する．10°程度の屈曲変形は機能的にも整容的にも問題とならないことが多いと

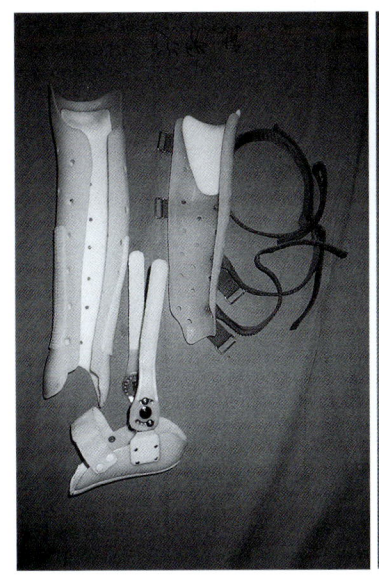

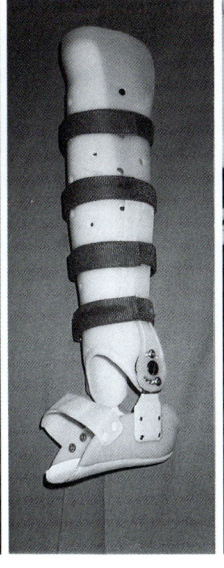

a：分解状態　　　　　b：組立状態　　　　　c：装着状態

図3　脛骨骨折用機能的装具

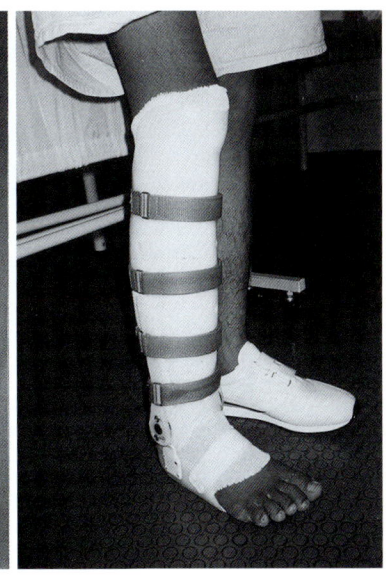

（文献8より引用）

いわれるが，筆者は成人で5°以上の屈曲変形を整復できない場合には，腓骨の骨切りを行うか，骨接合に切り替えている．体重を掛けても，受傷直後の状態以上に短縮することは通常ないが，成人で5mm以上短縮してくる場合は骨接合を行っている．

免荷装具

1. 適応

不安定型骨折や骨癒合不全例への適応が期待され，渡辺[10]により開発された免荷度の高い装具を以下に紹介する．

2. PTB短下肢装具（図4-a）

パッテン底で，装具の足部を支柱と固定せず，足部全体を床から浮かし，91％の免荷が得られ，足継手を付けた短下肢装具で足部を保持し，足関節拘縮を防止する．

3. 坐骨支持長下肢装具（図4-b）

近位のソケット部に相当するプラスチック部の長さをなるべく短くし，大腿骨頭の免荷度を78％に向上させた．尖足を防止する足部はパッテン底の支柱に固定しない．

4. くるぶし支持式足部装具

足関節の内果・外果部と前足部および下腿遠位部で体重を支え，踵骨を免荷する半長靴型の装具（図4-c）で，足継手を付けて底屈位とした型（図4-d）では，アキレス腱の張力による転位力が減少するであろう．

ヒッププロテクター[11]

1. 適応と問題

骨強度の低下と転倒しやすさを併せ持つ人の，大腿骨近位部骨折の防止に有効とされる．しかし，転倒衝撃減衰能，着脱の簡便さや装着感など，装具性能の一層の向上が望まれる．一方，精神機能

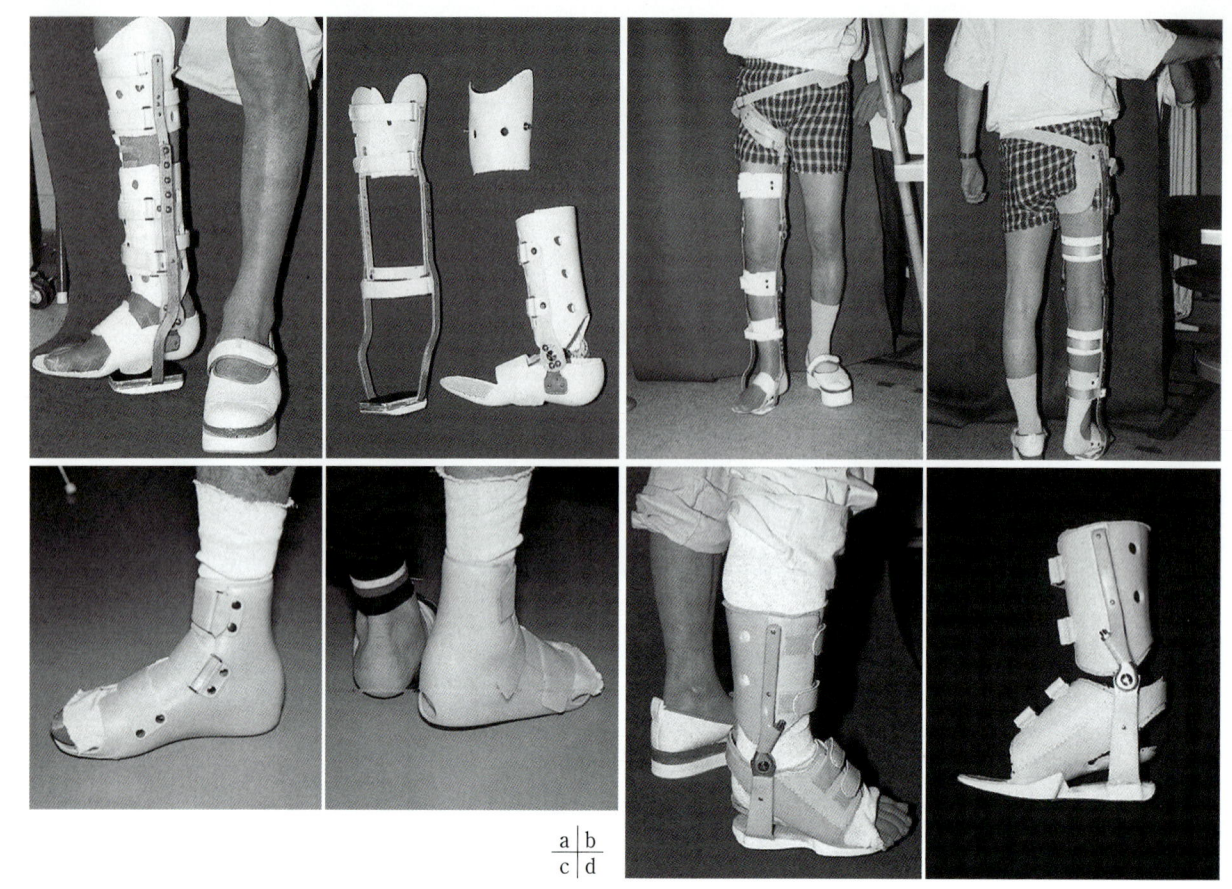

a	b
c	d

図 4
a：PTB 短下肢装具　　　　b：坐骨支持長下肢装具
c：くるぶし支持式足部装具　d：踵部免荷短下肢装具

(文献 10 より引用)

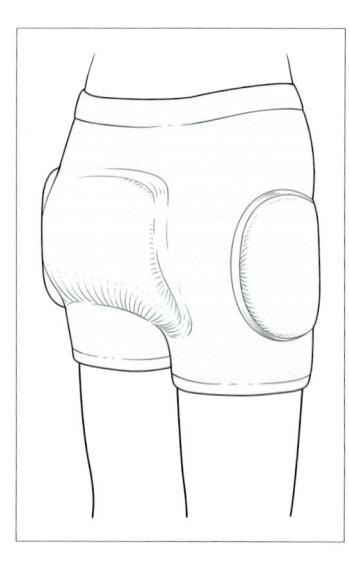

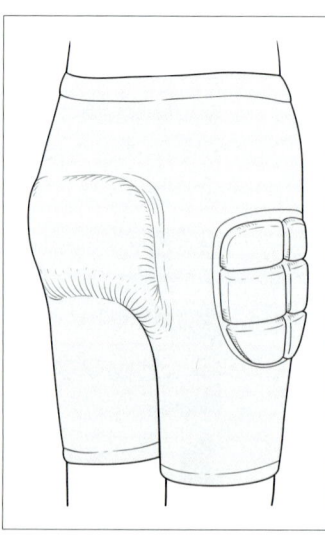

a	b

図 5
ヒッププロテクター
ヒッププロテクターには大きく分けて外力拡散型，すなわちヘルメット式(a)と，外力吸収型，すなわちクッション式(b)がある．下着の大転子部にプロテクターが組み込まれている．

(文献 11 より引用)

の低下した高齢者などが装着を励行できるかという問題もある．

2. ヒッププロテクターの種類と特徴

1) 外力拡散型（硬性）ヒッププロテクター

外力を受ける面積を増すとともに素材の弾性による外力減衰を得るもので，ヘルメットに似ている．軽いが，硬いため装着感が悪い（図 5-a）．

2) 外力吸収型（軟性）ヒッププロテクター

外力は素材の変形により熱変換されて外力減衰が得られ，クッションに似ている．軟らかいが，重くなりがちである（図 5-b）．

（林　泰夫）

■■ 文　献 ■■

1) Sarmiento A, et al：The philosophy of functional fracture bracing, Functional Fracture Bracing, 1-2, Springer-Verlag, 1995.
2) 小林修三ほか：上腕骨骨幹部骨折に対する functional brace 療法のコツ．MB Orthop, 19：21-28, 2006.
3) Müller ME, Nazarian S, Koch P, Schatzker J：The Comprehensive Classification of Fractures of Long Bones. Springer-Verlag. Berlin et al. 1990.
4) Holstein A, et al：Fractures of the humerus with radial-nerve palsy. J Bone Joint Surg, 45-A：1382-1388, 1963.
5) 高樋康一郎ほか：前腕骨骨幹部骨折に対する保存療法のコツ．MB Orthop, 19：37-42, 2006.
6) 正富　隆：上肢骨折に対する保存療法とその限界―前腕部骨折．関節外科, 21：49-55, 2002.
7) Evans EM：Rotational deformity in the treatment of fractures of both bones of the forearm. J Bone Joint Surg, 27-A：373-379, 1945.
8) 林　泰夫：脛骨骨幹部骨折に対する機能的装具療法のコツ．MB Orthop, 19：73-82, 2006.
9) Charnley J：Chapter 2. The mechanics of conservative treatment, The Closed Treatment of Common Fractures, 3rd ed, 43-59, Churchill Livingstone, 1981.
10) 渡辺英夫：下肢免荷装具，運動器疾患に対する装具と補助具，24-25, 佐賀医科大学外科学講座整形外科部門，1998.
11) 原田　敦ほか：大腿骨近位部骨折に対するヒッププロテクターの効用．関節外科, 23：28-34, 2004.

臨床 II. 装具

9. リウマチと装具

Key words　関節リウマチ（rheumatoid arthritis），頸椎装具（cervical orthosis），肘装具（elbow orthosis），手関節装具（wrist hand orthosis），足装具（foot orthosis），靴型装具（orthopedic shoes）

はじめに

　関節リウマチ（RA）の治療は，以前は痛みを抑えることに重きを置かれ，ピラミッド治療方式に代表されるステップアップ方式という作用の弱い薬から徐々に強い薬へと変更していく方針が主流を占めていた[1)2)]．しかし，現在はステップダウン方式といわれる強力な薬あるいは複数の薬の併用から開始し，効果が出てきたら減量したり，効果の弱い薬に変更する方法が用いられている[3)]．つまり，発症後早期に関節炎を抑え，進行を食い止めるという積極的な治療が行われるようになっている．しかし，そのいずれの治療体系においても，治療の4本柱となるのが，①基礎療法，②リハビリテーション，③薬物療法，④手術療法であり，リハビリテーションの中でも装具療法は重要な位置づけとされている．

　RAに対する装具療法の目的としては，①炎症・疼痛の軽減，②変形の予防，③変形の矯正，④動揺関節に対する支持性の補助，などが挙げられる．もちろん，装具療法はRAの直接的な治療手段ではなく，装具療法のみで炎症・疼痛や変形の進行を完全に止めたり，変形を完全に矯正することは困難である．しかし，適切な装具療法により，変形進行の遅延化や喪失機能の代償，機能維持を図るなどのことは可能であり，RAの治療において装具療法の果たす役割は大きい．さらに，適切な装具の使用は，日常生活動作（ADL）における動作の獲得や改善に有用に働く場合が多い[4)]．

　しかし，RAの特徴として，①女性に多い，②経過が長期にわたる，③手指変形や関節不安定性を伴うことが多い，④治療用装具というよりも日常生活用具として使用されることが多い，などがあるために，RAの装具には，外見の良さや着脱の簡便性，装着感，軽量化，ADLに支障をきたさない，などが条件として求められる．つまり，RA装具装着の受け入れを高めるためには，RA装具の処方・作製において，これらの条件を満たすように留意することが重要である．

頸椎装具

　頸椎装具の目的は頸椎の亜脱臼などの整復ではなく，頸椎の可動性を制限することにより，疼痛を緩和し，頸椎アライメント増悪進行の予防や遅延を図ることにある．

　一般的には市販の頸椎カラーが最もよく使用される．しかし，着脱の自立のためには，ベルクロテープの留め位置を前方あるいは側方にしたり，留め位置にループを作製することは大切なことである．また，機能面で頸椎可動性の制限を強める必要がある場合には，個々に採寸作製して適合性を向上させるとともに，状態に応じて高さの延長を図ったり，フィラデルフィア型のように顎受けのあるタイプにするなど，構造やデザインを考慮する．外見面では，カバーを好みのスカーフなどで作製し取り替えを可能にすれば女性患者の満足度を高めることにつながる．さらに，装着感の改善のためには，軽量化し，通気孔を作製するなどの工夫を加えることも大事なことである（図1）[5)6)]．

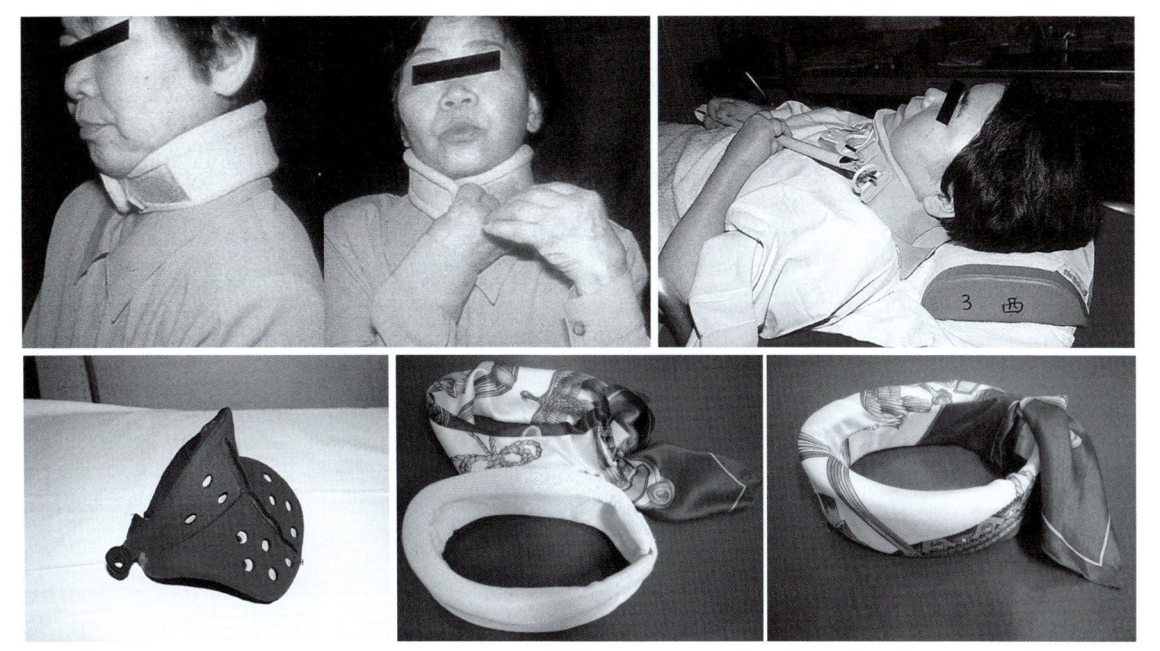

図 1 頸椎装具
a：前開き式
b：フィラデルフィア型の側方開き式で，引っ掛けループの取り付けあり．
c：後面を延長し，通気孔を作製
d：①好みのスカーフでカバー作製，②カバー装着状態

上肢装具

1. 指装具

指の変形には，母指の IP 関節の側方不安定をはじめ，スワンネック変形やボタンホール変形などがある．母指の IP 関節の側方不安定がある場合はつまみ動作に支障が生じるため，指固定装具の使用が有用となる[6]．また，スワンネック変形に対しても指固定装具が用いられるが，市販の金属製スプリント[7]は外観がよく，水仕事時にも使用できる利点がある(図 2)．

2. 手関節装具

手関節の変形としては尺側偏位が生じやすい．この変形予防や変形増悪予防のために，夜間装具として手関節装具を装着することがある．日中にも使用する場合は，把持動作に支障を生じないように，手掌部分を大きく露出したデザインにした

り，手掌部分の材質に生ゴムを使用するなどの工夫を行うとよい．また，外見が良く外出時にも気軽に使用できるタイプとして，ネオプレーン材質でファスナー開閉により着脱する手袋式タイプなどもある(図 3)．

3. 肘装具

肘関節の側方動揺性に対して作製されることが多い．しかし，装具装着により肘の可動性が減少したり，かさばったりせず，装着が自立できるタイプが望ましい．通常，軽量で通気性の良い PE ライトが材質として用いられ，肘継手を付けたタイプが処方されることが多い(図 4)[6]．

下肢装具

1. 膝装具

膝関節の不安定性，内反や外反変形，反張膝な

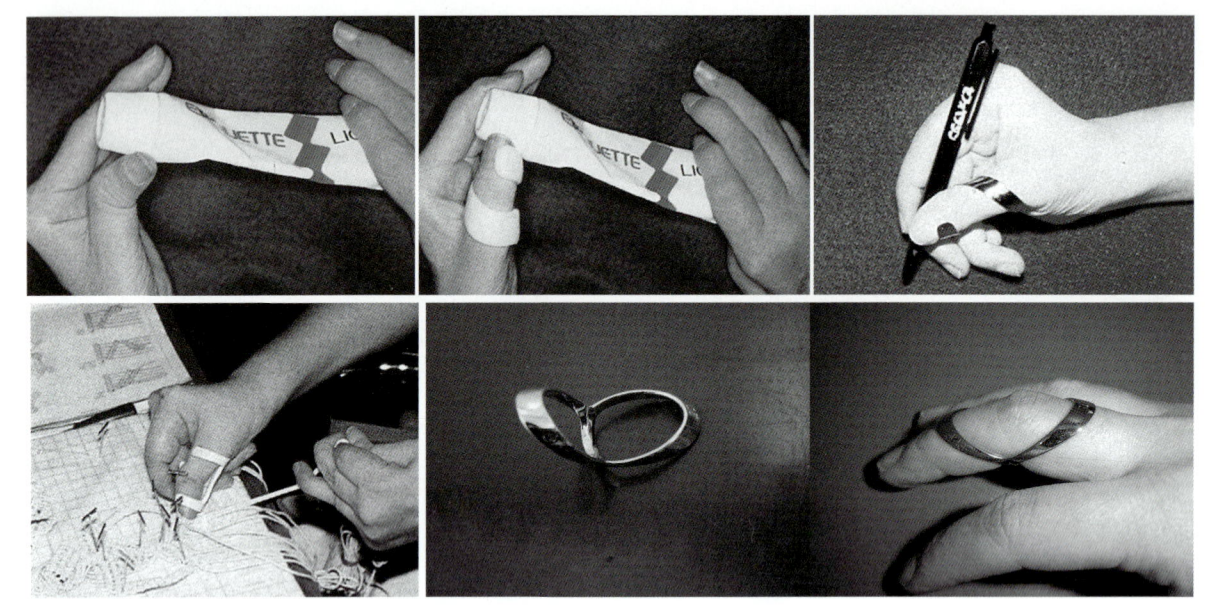

図 2　指装具
a：母指の IP 関節の側方不安定に対する指固定装具
　　①らせん状 3 点支持式指固定装具
　　②3 点支持式指固定装具
b：PIP 関節過伸展に対する指固定装具（リングメイト®）

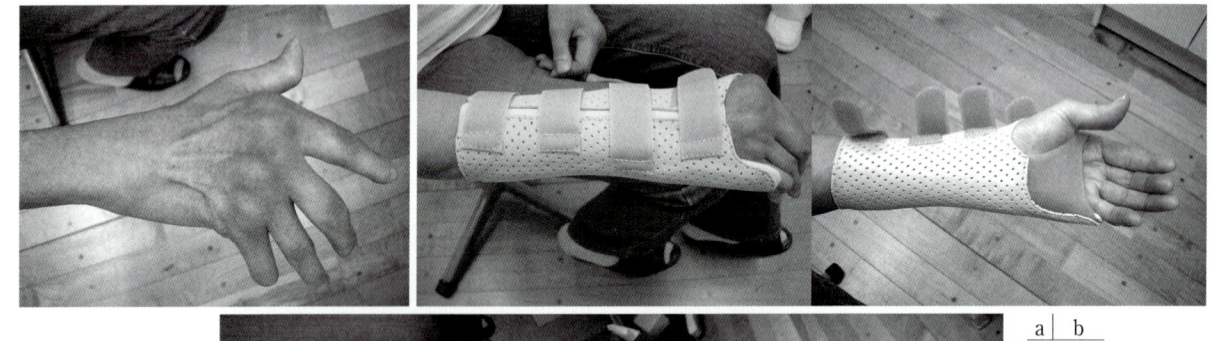

a①	
a②	b

図 3　手関節装具
a：手関節尺側偏位
b：PE ライト製で，手掌部分は把持動作に支障をきたしにくいように生ゴムとなっている．
c：ネオプレーン製で，ファスナーの開閉により着脱するもので，外見が良いので外出時にも使用できる．

a	b
c	

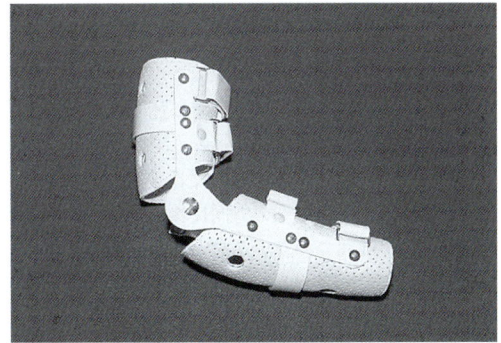

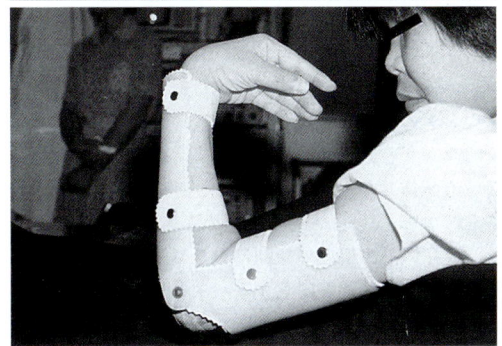

図 5 膝装具
a：両側支柱式膝サポーター
b：前開き式で，ベルクロ止めの端部は半円形のポケット状になっており，指を挿入して開閉できる．

図 4 肘装具
a：PE ライト製で肘継手付き
b：プラスチック製で肘継手付き

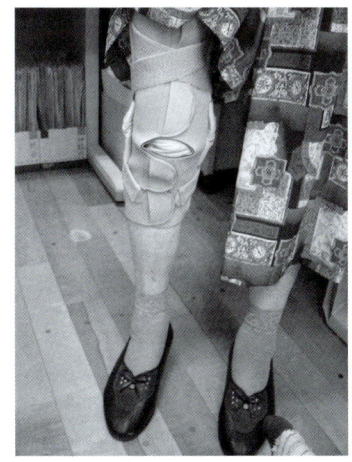

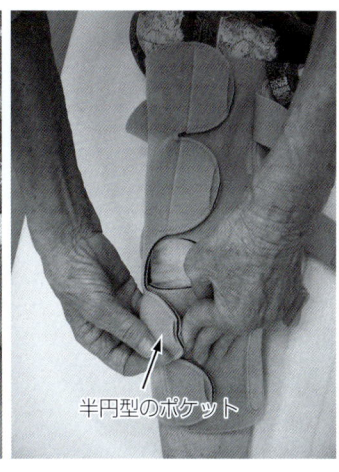

どに対して，関節のアライメントや安定性の改善を図り，そのことにより運動痛や荷重痛を軽減したり，変形増悪の遅延化の目的で作製される．重量が重いと装具自体が負担になるため，ネオプレーンなどを利用したサポーター形式の軽量のものが好まれる．この場合，着脱を容易にするために前開き式にしたり，ベルト端に指が挿入できるポケットが付いたものなどを選ぶなどの工夫をする（図5）．

2. 足底装具と足部装具

前足部障害である外反母趾や扁平三角状変形，バニオン形成，胼胝に対しては，メタタルザルパッド，フェルトクッション，トーセパレーターを疼痛緩和や変形増悪予防の目的で作製する．また，中足部障害である扁平足に対してはアーチサポートによりアーチの保持を確保する．さらに，後足部障害である踵骨内・外反や尖足に対しては，関節のアライメント調整や運動痛，運動制限の軽減目的でヒールウェッジやロッカー底，SACH ヒールなどを有する足底装具や足部装具を処方する．足底装具の場合，使用する履物のアッパーの支持力に足底装具の効果が影響されることがあるので，より効果を高めるためには足部覆いのある足部装具として作製するとよい．しかし，これらの装具の目的は変形の矯正ではないので，現状の変形を保持するような形状で作製することが基本である（図 6）[8)～10)．

3. 靴型装具

足部の変形に対する工夫は足底装具や足部装具に準じたものとなる．靴型装具の場合，前足部変形に対応させるためにどうしてもつま先部分が広く厚みができ，デザイン面でやや劣る場合もある．しかし，靴型装具はより日常的な装具として頻用されるものであり，外見や装着感に対する要望が多い．最近は機能面のみならず，外見面でも高い満足度を得ることのできるタイプもある[8)11)～13)]．しかし，機能面，外見面のいずれについても，より満足度の高いものとするためには，処方から適合評価，そして完成に至るまでに十分な時間をかける必要がある（図 7）[11)．

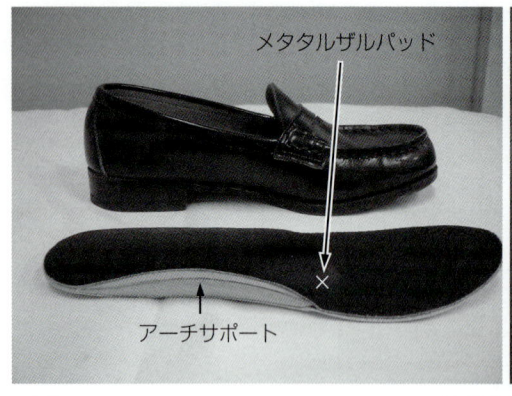

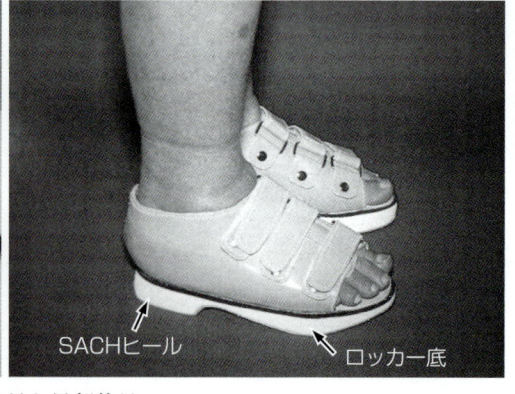

図 6 足底装具と足部装具
a：足底装具．アーチサポートとメタタルザルパッドなどが付いており，靴に挿入して使用する．
b：足部装具．踏み返しを容易にするための SACH ヒールとロッカー底付き

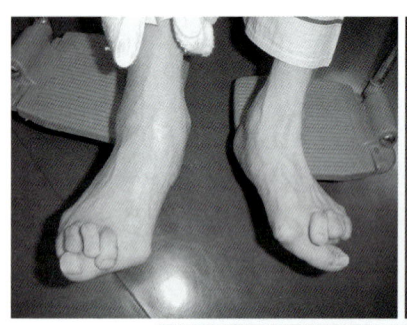

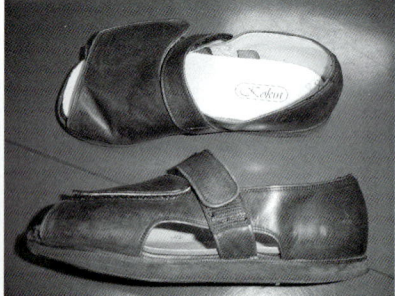

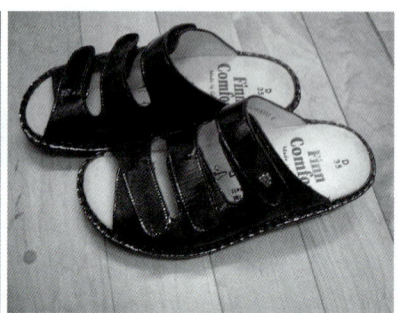

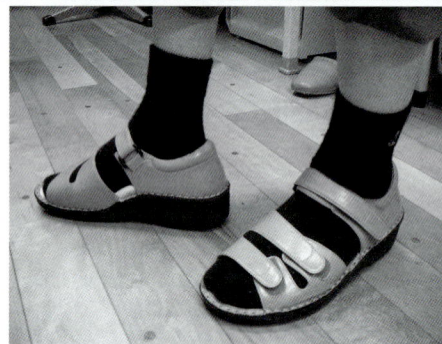

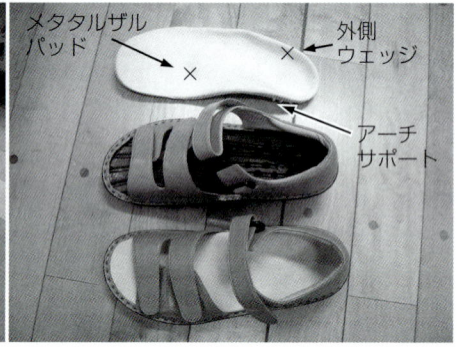

図 7 靴型装具
a：RA の扁平三角状変形
b：当院でよく作製するデザイン．前足部がベルクロ留めになっているので，靴の横幅の調整が可能
c：ドイツのメーカーによるデザインでスリッパ式
d：①ドイツのメーカーによるデザイン，②中敷にメタタルザルパッドやアーチサポート，
　　外側ウェッジの加工がされている．

おわりに

RA の病態は多様で変化していくのが特徴であり，そのことが他疾患に比し既存の装具では適応しがたい要因の１つとなっている[10]．つまり RA 装具は，機能面では，病態の変化に応じて修正や再処方の対応をする必要があり，完成までの過程における適合評価以上に作製した後の定期的な適合評価が重要なものとなる．これらの対応ができれば，常に病態により適した RA 装具が提供でき，疼痛の軽減や喪失機能の代償が可能となり，日常

生活の自立度の維持や改善に有用なものとなる．また一方で，RA装具が治療用装具というより生活用装具としての要素も多い特徴への対応も必要であり，今後デザインや材質などがさらに開発されていくことにより，十分なニーズにこたえられるRA装具が生まれるものと考える[14]．

(浅見豊子)

■■文　献■■

1) Smith CJ：Therapy of rheumatoid arthritis ; apyranridal plan. Postgrad Med, 51：31, 1972.
2) Lightfoot RW：Treatment of rheumatoid arthritis, A Textbook of Rheumatorogy, 11th ed, Lea & Febiger, 1989.
3) Wilske KR, Healey LA：Remodeling the pyramid a concept whole time has come. J Rheumatol, 16：565-567, 1989.
4) 渡辺英夫：慢性関節リウマチに対する装具療法．リハビリテーション医学, 28：449-452, 1991.
5) 西田圭介ほか：慢性関節リウマチに対する頸椎装具．整形外科と災害外科, 47：337-340, 1998.
6) 渡辺英夫：運動器疾患に対する装具と補助具, 佐賀大学医学部整形外科部門, 1998.
7) 南川義隆ほか：慢性関節リウマチの手．骨・関節・靱帯, 8：605-611, 1995.
8) 浅見豊子ほか：慢性関節リウマチの足部障害に対する履物の工夫．日本義肢装具会誌, 5：29-30, 1989.
9) 浅見豊子：足底板に必要な足部のしくみと疾患．POアカデミージャーナル, 13：152-158, 2005.
10) 日本規格協会(編)：JISハンドブック38 高齢者・障害者等, 日本規格協会, 2005.
11) 浅見豊子ほか：QOLと義肢装具 関節リウマチ患者のQOL―RA靴型装具への取り組み．日本義肢装具会誌, 20：85-89, 2004.
12) 浅見豊子：靴型装具．総合リハビリテーション, 33：925-931, 2005.
13) 冨金原敦：CAD-CAMを用いたオーダーメイドシューズ②―フットスキャンからのララスト作製．靴の医学, 17, 2003.
14) 社団法人日本リウマチ友の会(編)：2005年リウマチ白書―リウマチ患者の実態(啓発編), 障害者団体定期刊行物協会, 2005.

臨床

II. 装具

10. 小児整形外科疾患装具

Key words ペルテス病(Legg-Calvé-Perthes disease)，先天性股関節脱臼(developmental dysplasia of the hip)，リーメンビューゲル(Pavlik harness)，先天性内反足(congenital clubfoot)，外反扁平足(flexible flatfoot)，二分脊椎(spina bifida)

はじめに

　小児整形外科が扱う疾患は広範囲にわたり，保存的治療の手段として，あるいは手術を補完する手段として装具が用いられることが多い．ここでは代表的な小児整形外科疾患をいくつか挙げ，治療の流れと，その中における装具療法の内容と位置づけについて述べる．

ペルテス病

1. 疾患の定義

　ペルテス病(Legg-Calvé-Perthes disease)は小児の大腿骨近位骨端核に阻血性壊死を生じる疾患で，4〜8歳の男児に多い．初期には股関節から大腿前面にかけての疼痛，跛行，可動域制限といった滑膜炎の症状を示し，X線では関節水腫に伴う内側関節裂隙の拡大を示す．その後，骨端核の骨硬化，続いて軟骨下の骨折線，骨端核の扁平化を示す．骨壊死の所見は徐々に回復し，骨頭と臼蓋の間にリモデリングを生じる(図1)．

2. 治療の流れ

　ペルテス病の治療後に骨頭の変形や，臼蓋との不適合が残存すると，将来変形性股関節症になることが知られているため[1]，治療の目標は球形の骨頭，適合性の良い股関節を得ることである．一般には患児の年齢と壊死の状態を参考にして予後判定を行い，治療法を選択する．高年齢(9歳以上)発症，広い壊死範囲や骨端核の外側の高さ(lateral pillar)が保たれていないものは予後不良であり，積極的に治療を行うことが多い．逆に5歳未満の発症で壊死範囲の狭いもの，lateral pillarが保たれているものは予後良好で，治療を行わず経過観察のみとすることもある[2]．治療は基本的にcontainmentの概念に基づく．これは骨端核の変形を防ぐために骨端核を寛骨臼にしっかりと収める状態を保つことにより，寛骨臼を鋳型として丸い骨頭を残すという概念であり，このために保存的治療または観血的治療が選択される．観血的治療としては大腿骨内反骨切り術とSalter手術などの骨盤骨切りが主に行われている．一方，保存的治療の中心は装具療法となる．

3. 装具療法の適応と位置づけ

　Containmentの概念が広まる前は，ペルテス病の治療の中心は荷重制限による骨頭変形の防止であった．このために松葉杖や車椅子を用いたり，坐骨支持長下肢装具，Snyder sling(図2)などを使用してきた．Containmentを維持するためには股関節を外転位に保つ必要があり，このために多くの種類の装具が使用されているが，荷重を制限するタイプと制限しないタイプに大きく分かれる．荷重を制限するタイプの代表はTachdjian型装具(trilateral socket hip abduction orthosis)(図3)であり，この他にPogo-stick，西尾式外転内旋位免荷装具，SPOC装具などがある．荷重を制限しないタイプの多くは，両側股関節を外転位に保持するため，日常生活上の制限が多い．このため日本

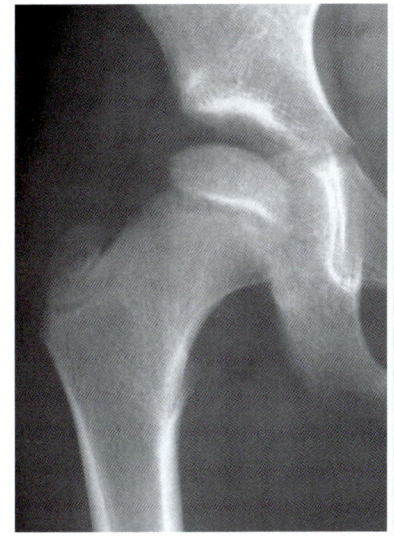

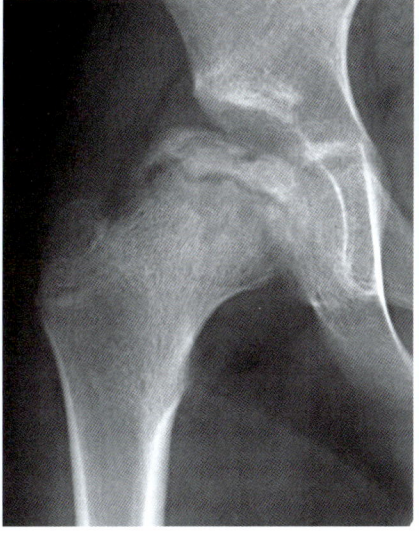

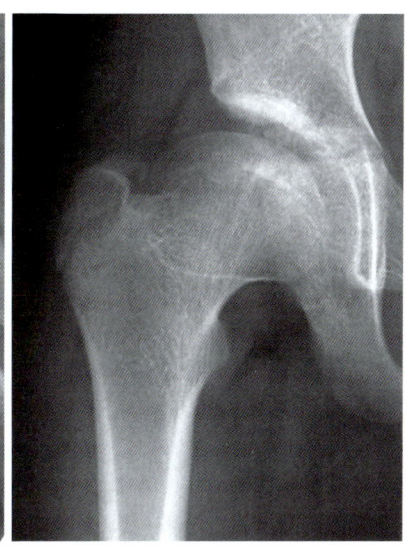

図1 ペルテス病のX線経過
a：8歳，発症後早期．骨端核の硬化と外方化
b：1年後．軟骨下の骨折線，骨端核の扁平化・分節化
c：4年後．骨頭・臼蓋間のリモデリング

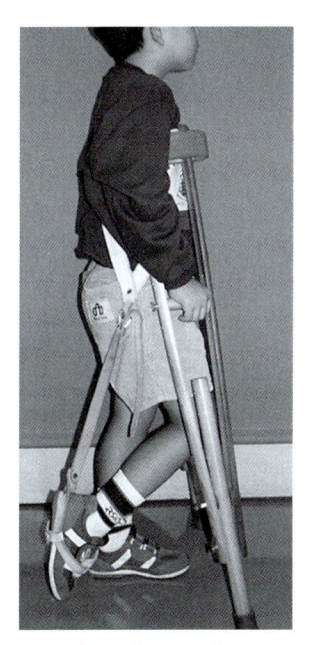

図2 Snyder sling

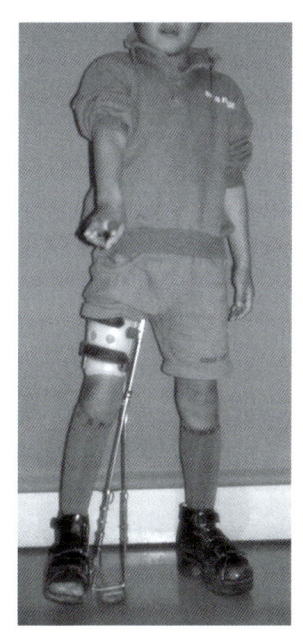

図3 Tachdjian型装具

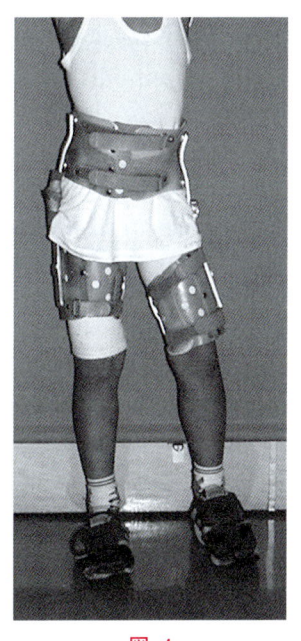

図4 筆者らが用いている荷重を制限しない外転装具(患側の靴を補高している)

では肢体不自由児施設を中心に，荷重の制限やリハビリテーションを兼ねた長期入院での装具療法も行われている．Batchelor型装具，Atlanta装具などが知られている．筆者らは片側股関節を軽度外転位に保ち，荷重を制限しない装具を用いることがある(図4)．

ペルテス病は，低年齢での発症，病変の範囲が狭いなど予後良好と判断される症例を除けば治療の適応となるが，装具治療を選択するか手術を選択するか，およびその内容には統一された見解は

小児整形外科疾患装具　95

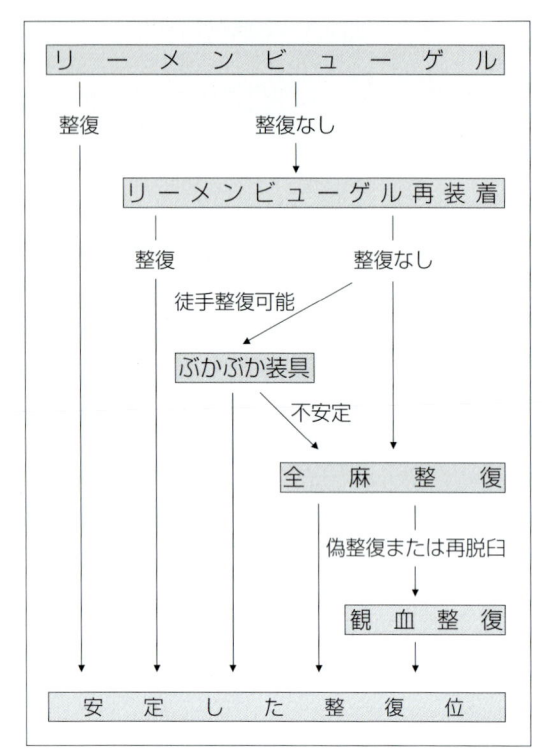

図 5 先天性股関節脱臼に対する筆者らの治療方針
（文献 4 より引用）

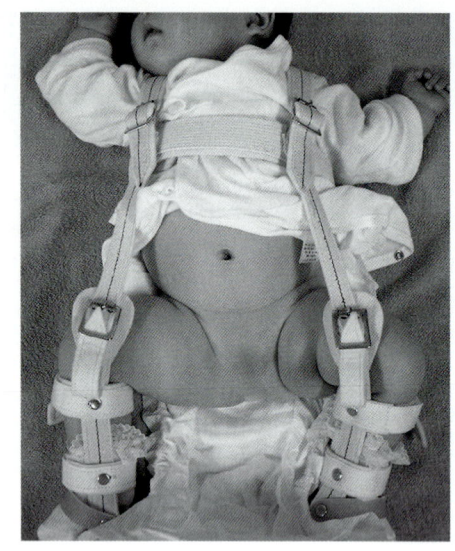

図 6 左先天股脱に対するリーメンビューゲル装具

ない．荷重を許可するか否かで成績に差がないとの報告[3]や，さらには装具治療自体に効果がないとの報告[2]もある．

4. 注意点

現在の装具治療の中心が containment の概念に基づいたものであるため，装具装着前に十分な外転可動域が得られていること，装具装着下で想定した containment が得られていることを確認する必要がある．

先天性股関節脱臼

1. 疾患の定義

先天性股関節脱臼（先天股脱）は，股関節の求心性が先天的に失われている状態を指すが，典型的な先天股脱の多くは，出生直後は股関節の不安定性があるだけで，徐々に脱臼がはっきりしてくる．近年欧米では，先天股脱（CDH；congenital dislocation of the hip）とは呼ばず，股関節亜脱臼や臼蓋形成不全を含めてひとまとまりの疾患概念と考え，DDH（developmental dysplasia of the hip）と呼ぶ傾向にある．

2. 治療の流れ

治療対象の範囲と治療方針は，整形外科医の間でも一致していない．特に近年は超音波検査により新生児期に診断される症例があり，これらに対し新生児期から装具治療を行うという考え方がある．ここでは一般的な 3〜4 か月時の乳児健診で診断がついた場合を想定し，筆者らの治療方針（図 5）[4]を示す．

治療の第一歩はリーメンビューゲルの装着であり，筆者らはまず全例を対象に装着している（図 6）．リーメンビューゲルで整復されない場合は，生後 6〜7 か月以降に全身麻酔下に徒手整復を行う．安定した整復が得られたら開排位でギプス固定を 2 週間行い，以後装具とする．安定した整復が得られない場合や，ギプスや装具内で再脱臼する場合は，1 歳頃に観血整復手術を行う．なお施設によっては，脱臼度の強い症例や治療開始の遅い症例ではリーメンビューゲルを使わない，全麻下徒手整復を行わず牽引治療を行う，手術をもっと早期に行うなどの違いがある．

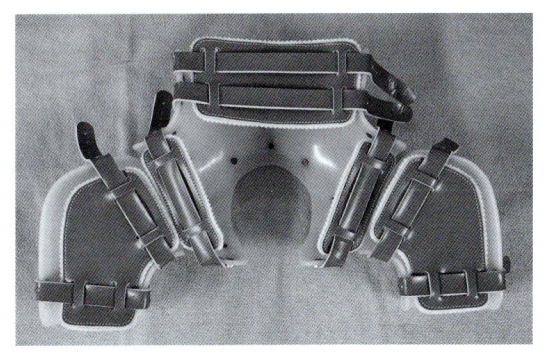

図 7　ゆるい開排位装具（ぶかぶか装具）

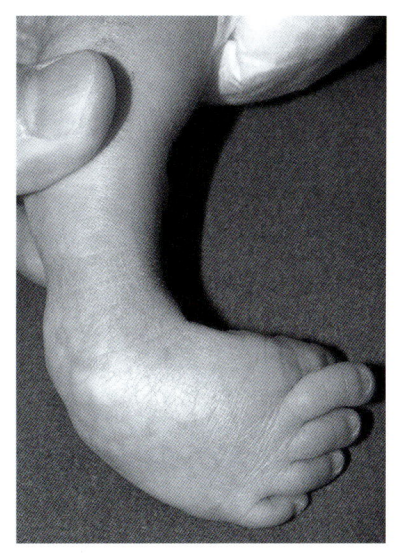

図 8　先天性内反足

3. 装具療法の適応と位置づけ

上記のごとく，筆者らはリーメンビューゲル装具の適応を乳児期の全症例としており，治療難航例を見いだすためのスクリーニングとも位置づけている．リーメンビューゲルは旧チェコスロバキアの Arnold Pavlik が発明した装具で，それまでの他動的な外力による股関節の整復に対し，患児の下肢自動運動に基づく「機能的療法」として画期的なものである．このため，治療に伴う重篤な合併症である骨頭傷害を大幅に減らすことができた[5]．ただし，リーメンビューゲルによる先天股脱の整復率は 80〜85％程度であり，残りの症例には，牽引療法，全身麻酔下の徒手整復，観血整復が行われる．筆者らは徒手整復，観血整復後に短期間のギプス固定を行ったのち，ゆるい開排位装具（ぶかぶか装具，図 7）[6]で，ある程度の自動運動を許可することにしており，これにより厳重な固定に伴う股関節変形を回避できると考えている．

4. 注意点

リーメンビューゲルの装着には十分な配慮が必要である．各ベルトの位置や股関節の屈曲角度など，治療を担当する医師が必ずチェックを行う．患児の下肢自動運動に基づく治療法であるため，これを妨げないような着衣の指導も行う．患児の機嫌が悪くなる場合は，装着法に問題があるか，無理な整復位が得られ骨頭傷害につながる可能性があるため，リーメンビューゲルを一度除去し来院するように指示する．

先天性内反足と外反扁平足

1. 疾患の定義

先天性内反足（congenital clubfoot, talipes equionovarus）は，生下時から足部が内反位を示し，徒手的に中間位まで矯正できない状態を指す（図 8）．発生頻度は 1,000 出生に 1〜2 人程度で，男児に多い．両側例が全体の約半数を占める．病態にはさまざまな説があり，家族性を示すこともあるため多因子遺伝性疾患との考えもある．

一方外反扁平足（flexible flatfoot）は通常，つかまり立ち以降に明らかとなり，後足部は外反し，内側の縦アーチが消失する状態を指す．ダウン症やマルファン症候群などに伴うこともあり，筋緊張低下や関節弛緩性が病態に関与していると考える．

2. 治療の流れ

先天性内反足の初期治療は，徒手矯正とギプスによる保持にはじまり，これに装具治療や手術療法を組み合わせるのが一般的であり，Kite 法[7]，Ponseti 法[8]などが知られている．一方，頻回の徒手矯正を基本としギプス固定を行わない方法がフランスでは行われている（French technique）[9]．保存的

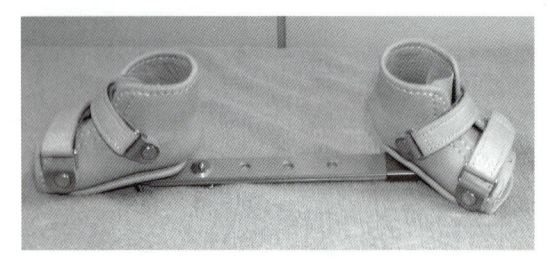

図 9 デニス・ブラウン装具
患側である右の外転を強くしている.

治療後の遺残変形に対しては軟部組織解離術(後内側解離術や全周解離術)を行う.
　外反扁平足の治療法にはさまざまな考え方がある．乳児には外見上内側縦アーチはなく，成長とともにこれが形成されるため[10]，基礎疾患のない外反扁平足は通常治療を必要としない考えと，積極的に装具治療を行う考えである．装具や靴による治療例と無治療例で成績に差がないとの報告[11]があるが，重症例や基礎疾患を持つ症例では装具治療を行うとの考えも多い．変形が残存し疼痛などの症状を示す場合には，手術を行うこともある．

3. 装具療法の適応と位置づけ

　先天性内反足に対する装具は，保存的治療や手術により得られた矯正位の保持・変形再発の防止に用いるという考え方が主流である．デニス・ブラウン(Denis-Browne)装具(図9)や靴型装具，短下肢装具を用いるが，デニス・ブラウン装具は保存的治療後に残存した軽度の尖足を患児の自動運動により矯正しうるとされている．
　外反扁平足に対する装具療法の適応は前述のごとく一定していない．装具療法を行う場合は，乳幼児の外反扁平足は軟らかい変形であり，これを装具により矯正位に保ち正常な足部骨格の成長を促すという考え方に基づく．足底挿板，UCBL(University of California Biomechanics Laboratory)装具(図10)，靴型装具を用いる．

4. 注意点

　デニス・ブラウン装具は，踵骨後方の下がりが不十分な状態では，足が抜けやすい．また，十分な外転位を取ることにより，変形の再発を防止し

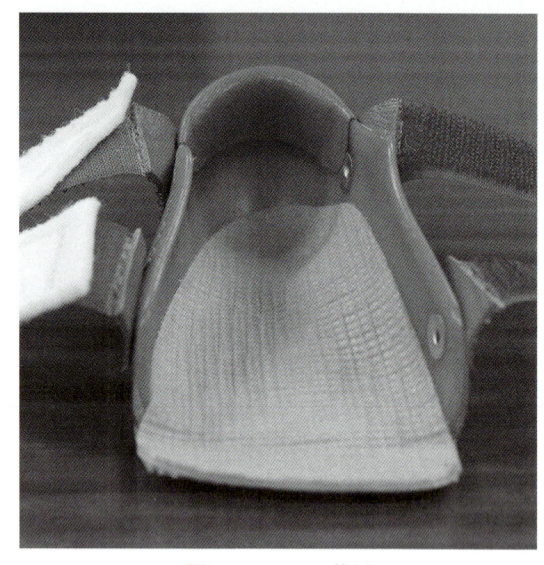

図 10 UCBL装具
踵部と内側縦アーチを保持している.

うる．
　外反扁平足に対する装具は適応を十分に吟味し，装具装着下で後足部のアライメントが矯正されていることを確認する．

二分脊椎

1. 疾患の定義

　二分脊椎は神経管の先天性形成不全であり，腰仙髄に多いため，両下肢の運動知覚麻痺を生じる．二分脊椎は囊胞性と潜在性に分類され，前者の中で欠損した皮膚から脱出した囊胞内に神経組織を含む脊髄髄膜瘤では下肢症状のほか，水頭症やキアリ奇形を合併することが多い．

2. 治療の流れ

　脳神経外科，泌尿器科，整形外科，リハビリテーション科などでチーム医療を行う．下肢の変形，拘縮や運動障害に対し，ギプス矯正などの整形外科的保存療法，装具療法，リハビリテーション，手術を組み合わせて行う．

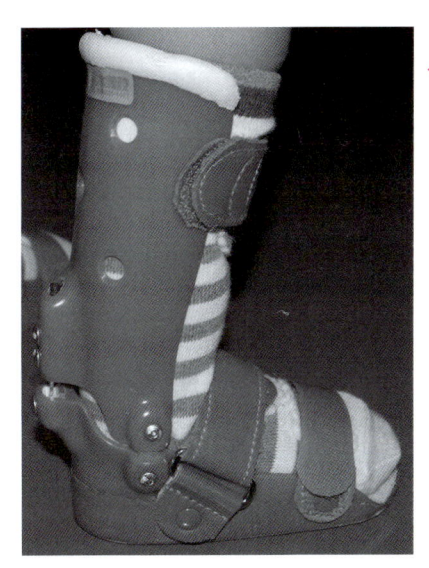

◀図 11
背屈制動を調節できる短下肢装具
（麻痺レベル L4）

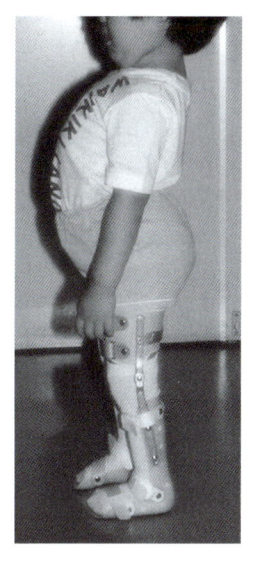

図 12▶
L3 レベルの麻痺に対する長下肢装具

3. 装具療法の適応と位置づけ

　二分脊椎の患者の状態は個々に大きく異なるため，装具療法の適応は，移動能力，下肢の筋力とバランス，下肢のアライメントと変形・拘縮，褥瘡既往の有無などを総合的に評価して判断する．装具の内容は麻痺レベルにより大まかに分けられるが，実際には装具には変形の防止，アライメントの保持，移動の補助という側面を持つため，同じ麻痺レベルでも状況により使い分けられる[12]．

　仙髄レベルの麻痺では装具を必要としないことが多いが，凹足，扁平足などに対し足底装具などの足装具(foot orthosis)を処方することがある．下位腰髄(L4-5)の麻痺では装具なし歩行も可能であるが不安定になるため，短下肢装具を用いることが多い．足部の変形と下肢全体のアライメントを考え，さまざまな形の短下肢装具を用いる(図 11)．膝関節が不安定な場合には長下肢装具を用いることがある．高位腰髄(L1-3)の麻痺では，股関節屈曲筋力や体幹コントロールが十分であれば長下肢装具を用いる(図 12)．これが不十分な場合，より効率的な歩行を目指す場合には，reciprocating orthosis と呼ばれる交互歩行を補助する装具を用いる．代表的なのは RGO(reciprocating gait orthosis)[13]であり，他に HGO(hip guidance orthosis)，Walk-about などがある．

4. 注意点

　二分脊椎では知覚障害を伴うため，装具による褥瘡形成に十分注意する．足部に硬い変形がある場合には，手術などで矯正してから装具を装着する．膝や股関節の強い拘縮も理学療法や手術により改善しておく必要がある．

（芳賀信彦）

■■ 文　献 ■■

1) Stulberg SD, et al : The natural history of Legg-Calvé-Perthes disease. J Bone Joint Surg, 63-A : 1095-1108, 1981.
2) Herring JA, et al : Legg-Calvé-Perthes disease, PartⅡ ; prospective multicenter study on the effect of treatment on outcome. J Bone Joint Surg, 86-A : 2121-2134, 2004.
3) Kim WC, et al : Multicenter study for Legg-Calvé-Perthes disease in Japan. J Orthop Sci, 11 : 333-341, 2006.
4) 芳賀信彦：先天性股関節脱臼の早期治療．日本医事新報，4091：9-13, 2002.
5) Pavlik A [translated by Peltier LF]：The functional method of treatment using a harness with stirrups as the primary method of conservative therapy for infants with congenital dislocation of the hip. Clin Orthop, 281：4-10, 1992.
6) 柳迫康夫：先天性股関節脱臼の診断と治療．日本医事新報，4060：33-36, 2002.

7) Kite JH : Nonoperative treatment of congenital clubfoot. Clin Orthop Relat Res, 84 : 29-38, 1972.
8) Morcuende JA, et al : Plaster cast treatment of clubfoot ; the Ponseti method of manipulation and casting. J Pediatr Orthop, B 3 : 161-167, 1994.
9) Bensahel H, et al : Results of physical therapy for idiopathic clubfoot ; a long-term follow-up study. J Pediatr Orthop, 10 : 189-192, 1990.
10) Staheli LT, et al : The longitudinal arch ; a survey of eight hundred and eighty-two feet in normal children and adults. J Bone Joint Surg, 69-A : 426-428, 1987.
11) Wenger DR, et al : Corrective shoes and inserts as treatment for flexible flatfoot in infants and children. J Bone Joint Surg, 71-A : 800-810, 1989.
12) Phillips D : Orthotics, Menelaus' Orthopaedic Management of Spina Bifida Cystica, 3rd ed, Saunders, 1998.
13) McCall RE, Schmidt WT : Clinical experience with the reciprocal gait orthosis in myelodysplasia. J Pediatr Orthop, 6 : 157-161, 1986.

臨床

II. 装具

11. 脳性麻痺装具

Key words　脳性麻痺(cerebral palsy)，痙直型両麻痺(spastic diplegia)，アテトーゼ(athetosis)

脳性麻痺とは

　脳性麻痺とは「受胎から新生児期(生後4週以内)に生じる，脳の非進行性病変に基づく，永続的なしかし変化しうる運動および姿勢の異常である．その症状は満2歳までに発現する．進行性疾患や，一過性の運動障害，または将来正常化するであろうと思われる運動発達遅延は除外する」であると，厚生省脳性麻痺研究班は1968年に定義している．このような定義の存在する背景には脳性麻痺が多様な要因に起因し，同時に多彩な症候を持つ症候群であるからである．一般的に受け入れられているのは，①病巣は乳幼児期以前に生じている，②診断時には活動性病変はないという点である．

　Denhoffら[1]，①②の条件を満たし，運動障害，知的障害，てんかん，行動異常，中枢性の視聴覚，知覚異常を含んだ症候群に対し，脳機能異常症候群(brain dysfunction syndrome)という概念を導入している．脳性麻痺には麻痺という言葉の示す運動障害以外にしばしば脳障害に基づくてんかん，知覚障害，知的障害，行動異常を伴うからである．

　このように発達時期に生じた脳障害に起因し，多様な症候をきたす障害のうち，①運動障害が存在し，②その運動障害は中枢性であり，何らかの非進行性の脳病変に起因し，③その脳病理所見は運動障害以外の多くの神経学的症状や機能異常の原因となっているものであると，Thomasは定義した[2]．加えて，①脳性麻痺と診断する場合には，機能的症状的評価をすること，②可能な限り症状と非進行性脳病変との関係を追うことが必要であると述べている．

　脳性麻痺の運動障害としては，①運動発達の異常(遅滞と途中での停止)，②姿勢と運動の異常を特徴とする．

　Jacksonによれば[3]，神経の異常による運動異常には陽性徴候と，陰性徴候とがあると考えられる．陰性徴候とは随意性等の正常運動の欠如であり，陽性徴候とは不随意運動や痙縮のような正常ではみられない運動の出現を指す．また神経系には階層構造があり，下位に属する運動ほど自動的であり，上位に属する運動ほど随意的である．また上位中枢は下位中枢を抑制する．運動発達は中枢神経系の成熟の結果であり，成熟は下位から上位中枢へと進行する．運動発達の異常および姿勢と運動の異常とは，正常の運動発達に対して遅れ，かつそれが途中で停止することである．発現すべき姿勢反応や平衡機能が出現せず陰性徴候と見なされる．と同時に本来上位中枢によって抑制されるべき反射の亢進や原始反射，異常姿勢反射の残存と顕在化が陽性徴候として加わる．

　以上から，他の症候群でありながら，脳性麻痺の定義に含まれる運動障害(例えば，風疹症候群等)の脳性麻痺に含まれる．しかし知的発達障害で乳幼児期に生じる運動発達障害は脳性麻痺ではない．

分類

　脳性麻痺は基本的にその運動の異常に基づいて分類される．米国脳性麻痺協会(AACP)は，生理

学的分類，麻痺の存在部位からの分類，原因からの分類，合併症からの分類(補助的)，損傷部位(神経解剖学)からの分類，障害度分類，治療的分類を行っている(表1)[4]．

ここでは脳性麻痺を姿勢と運動の異常という観点からとらえて，主たる病型について説明する．

1. 生理学的分類

1) 痙直型脳性麻痺

痙直型脳性麻痺は症状の発現する四肢体幹に痙性を伴うものである．そのために随意運動，手指の巧緻動作は障害される．多くは痙直のみならず固縮を伴う．逆に固縮のみの脳性麻痺も稀で，脳性麻痺の場合には痙縮と固縮は同時に存在することが多く，その比重によって痙直型，あるいは固縮型に分類される．痙直のため素早い動きは困難となり，動きが少なくなる．

四肢は共同運動パターンが優位となり，下肢は典型的には内転筋痙性のため，挟み状肢位をとる．立位では足関節，足部は尖足となり，股関節内転屈曲，膝関節屈曲，足部足関節は尖足外反となることが多い．歩行時には，下肢は挟み状肢位で，左右交互性運動が不十分で，下肢の振り出しに股関節の屈曲が出ず，骨盤の回旋で代償することが多い．この歩行を挟み脚歩行という．

上肢は肩甲骨の後退，肩関節やや屈曲，内外転中間位，内旋，前腕回内，手関節屈曲尺側変位をとることが多い．手指の分離運動は不良である．筋緊張の亢進により関節拘縮をきたす．運動発達の遅延と停止の時期はさまざまである．四肢麻痺は重度で，運動発達の遅延は著しく，両麻痺の場合には，比較的発達し，四つ這いレベル以上となることが多い．

2) 不随意運動型

不随意運動型は，筋緊張型，非筋緊張型，ジストニー型に分類される．不随意運動を主体とする．アテトージス型は，アテトーゼ運動を主体とするのではなく，基本的には四肢近位，頸部のジストニック運動を主体とし，加えて手指にアテトーゼ運動のみられるものである．また，その運動はATNR(非対称性緊張性頸反射)の影響を強く受ける．筋緊張型と非筋緊張型とは，安静時の筋緊張の高低によって分類される．ジストニー型はジストニーを主体とし，安静時の筋緊張も高く，姿勢の異常も著明である．後弓反張と呼ばれる頸伸展，体幹伸展，回旋を伴う肢位をとることが多い．一側方向のみを向くことが多く，側弯，股関節脱臼をきたすことがある．不随意運動型は運動発達の遅延と早期の停止が著明なものが多く，一方で走行も可能な例もある．発達を遂げた例では，ATNRを主とする原始反射が残存し，運動を支配することが多いので，対称的な運動(拍手など)は困難である．しかし，自分の身体の制御をすることに習熟すると運動は異常であるが，パフォーマンスはよく，目的動作の遂行能力性は高い．拘縮をきたすことはあまりない．

3) 混合型

痙直型とアテトージス型の混合が多い．失調型，振戦型，無緊張型は稀である．

2. 部位別分類

基本的に全身の運動に障害があるが，分布によって分類される(図1)．単肢麻痺は稀で，片麻痺の軽度のもので下肢麻痺が目立たない場合や，四肢麻痺のうちの左右差の強い場合であることが多い．片麻痺は成人と同様，上肢に麻痺が強く，下肢は上肢に比較して軽度であり，多くは歩けるようになる．両麻痺は四肢体幹が冒されているが，上肢と体幹は下肢に比べ軽い．上肢の麻痺は見逃されやすいが，動作が稚拙であったり，巧緻性に欠けるので，気づかれる．また，素早い動きでは痙性により筋がこわばり，スポーツなどでその障害が目立つ．対麻痺は脳性麻痺では比較的稀で，多くは両麻痺の上肢麻痺が見逃されていたり，極めて軽い場合が多い．三肢麻痺も稀で左右差の強い両麻痺や四肢麻痺の場合が多い．四肢麻痺は四肢体幹がほぼ均等に冒されている．座位バランスも不良で，重度の場合が多い．重複片麻痺は両麻痺と

表 1 脳性麻痺の分類

I. 生理学的（運動）
　A. 痙直型　　　　　　　　　　D. 失調型
　B. 不随意運動型（アテトーシス型）　E. 振戦型
　　1. 筋緊張性　　　　　　　　F. 無緊張型
　　2. 非防衛緊張性　　　　　　G. 混合型
　　3. ジストニア　　　　　　　H. 分類不能型
　C. 固縮的

II. 部位的
　A. 単肢麻痺　　　E. 四肢麻痺
　B. 対麻痺　　　　F. 両麻痺
　C. 片麻痺　　　　G. 重複片麻痺
　D. 三肢麻痺

III. 原因的
　A. 出生前
　　1. 子宮内で生じたもの
　　　a. 胎内感染：トキソプラスモーシス，風疹，その他の母体感染
　　　b. 胎内無酸素症：CO中毒，母体の窒息，母体貧血，低血圧症，たとえば脊髄麻酔，胎盤梗塞，胎盤剥離，臍帯巻絡，結節あるいは臍帯脱
　　　c. 胎内脳出血：母体妊娠中毒症，直接外傷，母体の出血傾向
　　　d. ABO型，Rh型などの不適合による核黄疸
　　　e. 代謝性障害：糖尿病
　B. 出生時
　　1. 無酸素症
　　　a. 機械的呼吸閉塞
　　　b. 無気肺
　　　c. 麻酔（薬物による）
　　2. 外傷：硬膜下血腫，頭蓋骨骨折，脳裂傷，挫傷
　　　d. 前置胎盤あるいは胎盤剥離
　　　e. 母体の無酸素症あるいは低血圧
　　　f. 児頭の娩出遅延を起こした骨盤位分娩
　C. 出生後
　　1. 外傷：硬膜下血腫，頭蓋骨骨折，脳膿瘍，挫傷（事故による）
　　2. 感染：髄膜炎，脳炎，脳膿瘍，予防接種後脳炎（症）
　　3. 中毒原因：鉛，亜鉛，アルコール
　　4. 血管性原因：先天性動脈瘤，モヤモヤ病による脳内出血，先天性心疾患による脳塞栓脳血栓
　　5. 無酸素症：CO中毒，溺水
　　6. 腫瘍性原因：脳腫瘍，脳嚢胞
　　7. 脱水，火傷，消化不良性中毒症
　　8. 代謝性障害：ビタミンK欠乏症による頭蓋内出血
　　9. 手術時合併症

IV. 補助的
　A. 心理的評価
　　1. もしあるとすれば知的障害の程度
　B. 身体的状態
　　1. 身体発育評価（Wetzel-Grid その他）
　　2. 発達レベル（Gesell）
　　　3. 骨年齢
　　　4. 拘縮
　C. けいれん発作
　D. 姿勢と移動運動パターン
　E. 眼と手の協調パターン
　　1. 利き眼　　　　　　　　6. 予期による手の伸展
　　2. 眼球運動　　　　　　　7. 把握
　　3. 眼位　　　　　　　　　8. 手の動作
　　4. 回視　　　　　　　　　9. 利き手
　　5. 輻輳
　F. 視機能
　　1. 視覚
　　　a. 弱視
　　　b. 固視障害
　　　c. 固視強直
　　2. 眼球運動
　　　a. 共同偏視
　　　b. 固視障害
　　　c. 固視強直
　　　d. 斜視
　　　e. 内斜位
　G. 聴機能
　　1. 音域障害
　　2. 聴力障害
　H. 言語障害
　I. 球麻痺

V. 神経解剖学的
VI. 障害度による
　　クラスI：実際の日常生活動作に障害のない脳性麻痺患者
　　クラスII：軽度から中等度の障害のある脳性麻痺患者
　　クラスIII：中等度から重度の障害のある脳性麻痺患者
　　クラスIV：どんな日常生活動もなしえない脳性麻痺患者
VII. 治療的
　　クラスA：治療を必要としない脳性麻痺患者
　　クラスB：最少の補装具による訓練，最少の治療を要する脳性麻痺患者
　　クラスC：補装具，介助員と脳性麻痺治療チームによる介護を要する脳性麻痺患者
　　クラスD：長期の施設入所と治療を要する重症の脳性麻痺患者

（文献4より改変）

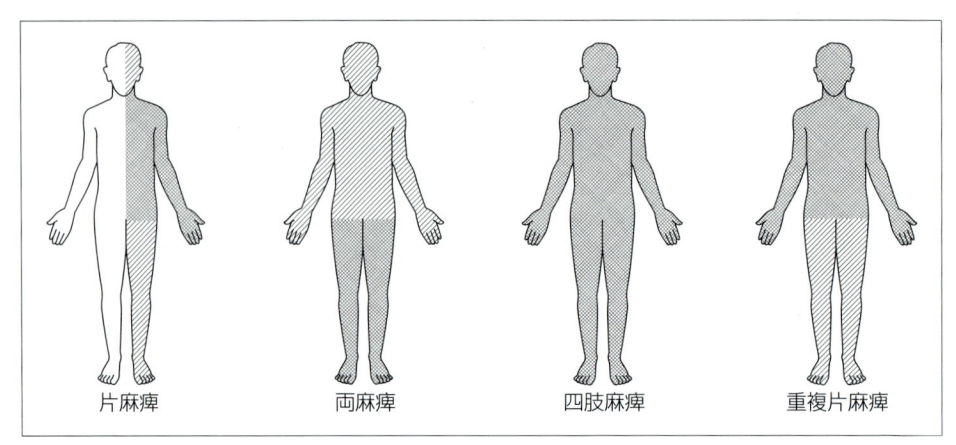

図1　麻痺の型

片麻痺　　両麻痺　　四肢麻痺　　重複片麻痺

は逆に上肢が下肢よりも障害が強いものであり，両側に片麻痺があるような障害を呈する．

自然経過

脳性麻痺は進行性の疾患ではないが，発達と加齢によって病像が変化する．

1. 痙直型

出生直後には弛緩性麻痺を呈することがある．徐々に痙性が出て，運動パターンは共同運動に支配されまた筋緊張は高まる．脳性麻痺痙直型はほとんどが固縮を合併するが，成人になると固縮の要素が強まり，さらに随意性が低下する．小児期にできた寝返り，腹這い，四つ這いも成人になる頃にはできなくなることがある．また杖歩行していたものは車椅子を併用するようになり，最終的には歩行ができなくなることもある．このような機能低下は，病状の進行ではなく，関節の可動域制限の進行，体重の増加と実質的，相対的な筋力低下，筋緊張の増加がその原因で，生活習慣もそれを加速する．

2. 不随意運動型

出生直後は弛緩性麻痺を呈する．発達は極めて遅れ，原始反射が強く出現し，かつ消退しない．やがて筋緊張が高まり，痙直型四肢麻痺のようにみえる時期がある．その後不随意運動が出現するようになる．成長につれて筋緊張が高まりジストニーの要素が強くなり，随意性がさらに低下する．感情が高まると緊張も増すが，逆にコントロールもできる．思春期に緊張が亢進し，機能低下することもあるが，さらに年齢が増すと元の機能を取り戻す．

歩行可能となるようなアテトーゼ型の脳性麻痺では，運動に伴う不随意運動が繰り返し起こり，そのため頸椎に変形性脊椎症を発症して頸椎症性脊髄症や神経根症をきたすことがある．そのために歩行不能に陥ったり，上肢機能の低下をきたすことがあり，頸椎の形成術が必要になることがある．緊張型，ジストニー型で運動性の少ないものではこのような変化はかえってみられない．しかし，寝たきりのため，側弯や股関節の麻痺性脱臼をきたすことがある．

合併症

脳性麻痺は脳損傷に基づいているのでさまざまな機能障害をきたすと考えられる．本来は多彩な症状を呈する症候群であるが，運動麻痺をその主症状としたとき，その他の脳損傷に起因する症候，運動麻痺等によって二次的に生じた症候を合併症とみなす．前者には知的障害，言語障害，てんかん，難聴等があり，後者としては拘縮，変形，麻痺性脱臼等がある．

表 2 行う運動の種類からの分類

自動運動	筋力強化 歩行運動 立位訓練 その他の基本姿勢訓練
他動運動	ROM エクササイズ Temple-Fay の方法 Doman 法
誘発法(反射反応)	Vojta 法
抑制法	Bobath 法 Rood 法 リラクセーション
非特異的運動療法	スポーツ,レクリエーション

(文献 5 より引用)

表 3 運動療法の目的からの分類

発達の促進	Bobath 法 Doman 法 Vojta 法 Temple-Fay 法 Rood 法
コンディショニング	Phelps 法,高木法 ROM エクササイズ 筋力強化 フィットネスの改善 リラクセーションによる痙縮,筋緊張の抑制 変形拘縮予防 筋萎縮予防 相反運動の改善
動作活動の獲得	ADL 訓練 歩行訓練 移動訓練

(文献 5 より引用)

リハビリテーション

リハビリテーションの目的は社会適応にある.そのために本人の機能回復を促し,補助的手段を用いて代償を図り,環境を改善する.運動障害に対して運動療法が行われるが,社会参加を促すためには,可能な限りの運動発達と運動機能,フィットネス(体力良好)の向上,運動器合併症の予防が必要となる.

運動療法はその直接的な目的と方法からいくつかに分類される(表 2, 3)[5].また個人の年齢によって主眼となる運動療法の種類は異なる.子供の暦年齢,発達段階に基づいて考える必要がある(表 4)[5].

脳の発達はおよそ 3 歳までは続くといわれている.この段階においては発達の促進と関節,筋肉に対するコンディショニングが運動療法の中心となる.日常生活における児の取り扱い方(ハンドリング)を家族に教えることも重要となる.行われる方法としてはボバスアプローチ[5]等の神経発達的アプローチが中心となり,同時に Phelps 法[6]に含まれるコンディショニング,リラクセーションが行われる.場合によっては拘縮予防に矯正装具が使用されることもあるが,この頃は徒手的に行われることが多い.

表 4 個人の年代と主眼となる運動療法

乳児期	発達的アプローチ リラクセーション コンディショニング フィットネス
幼児期(就学前)	ADL 訓練 歩行訓練 移動訓練 コンディショニング フィットネス 非特異的運動療法 装具療法 整形外科的治療
就学以降	コンディショニング フィットネス ADL 訓練 歩行訓練 非特異的運動療法 装具療法 整形外科的治療

(文献 5 より引用)

3 歳以降は就学を念頭に置き,運動療法とともに保育(遊び,しつけ,集団とのかかわり)も重視されねばならない.この段階では筋緊張をコントロールするという意味での神経生理学的方法とともに,装具等を利用した具体的な移動手段の獲得が目指される.可能であれば下腿装具,杖等を使用した歩行練習が行われ,場合によっては車椅子も移動手段として取り入れられる.矯正不能な尖足,股関節内転拘縮に対し腱延長等の手術療法も

行われる．歴年齢とは別に児の知的発達段階と運動機能に応じた生活動作の自立も同時に目指される．この段階の終わる頃には家族は児の運動能力の限界とそれを前提とした生活設計，将来計画を理解していなければならない．

6歳以降では，児の生活の中心は学校である．運動療法の一部は学校体育の中で行われる．リハビリテーションのかかわりとしては児の状態の定期的点検が中心になる．矯正不能な拘縮に対する手術や必要な装具の処方が適時行われる．歩行が実用になりそうな場合には，引き続き歩行練習も行われる．

脳性麻痺の装具療法

脳性麻痺に対する装具療法は，主に痙性麻痺である痙直型脳性麻痺に対して行われる．

1. 痙直型両麻痺に対する下肢装具

痙直型脳性麻痺の下肢によくみられる変形と異常は，足部の内反と外反，尖足，反張膝である．麻痺の特徴は筋緊張が亢進し，その緊張が運動によって変化することである．運動は共同運動パターンをとる．はさみ脚歩行を行う．

歩行が可能か，歩行訓練を行っている脳性麻痺に対する装具の目的は，歩行時の立脚相の安定と遊脚時における床のクリアランスの確保である．変形に即していえば，尖足と内反の矯正である．これらの矯正のための装具は弛緩性麻痺の筋力低下に対する装具療法と同様に考えることができるが，2点において異なる．1つは筋力低下の援助ではなく，痙性による変形に対抗する力が装具に求められるということである．他の1つは，外的モーメントを発生させて，遠隔の関節を制御することが単純にはいかないということである．

麻痺が強く抗重力機構の弱い時の場合には，長下肢装具が立位訓練において使われる．内旋に対してはツイスターが付加されるが，膝関節の屈曲を強め，屈曲パターンを強化して伸展パターンを利用した抗重力機構を弱めるので，好ましくない．歩行には，短下肢装具が使われる．強い痙性尖足に金属支柱付き短下肢装具が使われるが，重いので，プラスチック製短下肢装具の処方も多い．継手をつけたほうが立脚後期の背屈（あるいは脛骨の前倒れ）を可能とし，歩きやすい．背屈は，20～30°程度で制動すると屈曲パターンの強い抗重力機能の弱い脳性麻痺では伸展に補助的に働くが，後方に体重が残り，かえって歩けなくなることがあるので，ケースバイケースで判断する．継手をつけないで0°固定とすると膝関節の過伸展を引き起こすので好ましくない．底屈は，床のクリアランスのことを考えて，0°制動とすることが多いが，尖足痙性が強く，足部の収納不能の場合には，底屈を可能とした継手にすることもある．ダイナミックに歩いている脳性麻痺児に装具を使うかどうかは議論があるところであるが，尖足が強度で，足関節捻挫を繰り返す，あるいは繰り返す可能性のある場合には適応となる．また，尖足が強度で，接地面より足関節中心が前方にある場合には立脚時，体重心線は足関節の前方を通り，底屈を強化する方向へとしか働かないので，その場合にも適応となる．本来アキレス腱延長術の適応であるが，手術の同意の得られない場合には装具で内外反の防止と変形の矯正を行う．

歩行補助具としては，杖，または歩行器が用いられる．ロフストランド杖は，上肢を伸展して支えとし，体幹の伸展，前進の伸展をもたらすので推奨される．松葉杖は逆に上肢屈曲，体幹の屈曲を引き起こし，好ましくない．歩行器として，一時期PCWが使われた．これは，後方で殿部を押し，伸展を促通すると考えられたものであるが，実際には，児は，下肢で床を蹴るとすぐに殿部を後方のバーに載せてしまい，抗重力機構を弱めてしまう．ゆえに歩行練習の途上に使うことはあるが，歩行の補助として使うことは好ましくない．他院で処方され生活ですでに使い始めている場合にはあえて使用の禁止はしないが，訓練の中で抗

重力機能を高め，機能が高まってきてから，ロフストランド杖等に切り替える．

上肢には肘関節屈曲拘縮，前腕回内拘縮，母指内転拘縮(thumb in palm)がみられることがある．乳幼児期においては徒手的矯正，ストレッチ等で対処するが，肘関節の屈曲拘縮のために腕立て位の保持が困難であるような場合に，訓練の際に肘関節固定装具を使うことがある．補助的に肘関節固定装具を使い，腕立て位を保持させ，上肢の抗重力機能を強化するという方法がとられる．母指内転位拘縮は母指の肢位異常のみならず，1，2中手骨間の短縮があるので，母指中手指節間関節の背側脱臼を起こさないように矯正する．徒手的または簡単なバンドなどで対処する．

アテトーゼ型の場合には，ある部位を固定すると他の部位に不随意運動や肢位の異常が現れることがある．これをアテトーゼシフトという．非緊張型のアテトーゼは拘縮が生じることはないので，装具の適応はないが，緊張型の場合や混合型の場合には歩行の補助として装具が必要となることがあり，その場合には，ギプス等で固定し，アテトーゼシフトが生じないかどうかをあらかじめ確かめてから製作するかどうかを決める．

（飛松好子）

■■ 文　献 ■■

1) Denhoff E, Robinnault IP：Cerebral palsy and related disorders, A Development approach to dysfunction, McGraw-Hill Book Co., New York Toronto London, 1960.
2) Thomas EW：Brain-injured children, C. C. Thomas, 1969.
3) Jackson JH：Croonian lecture on evolution and dissolution of the nervous system, 1884.
4) 英国脳性まひ協会(編纂)，福嶋正和ほか(訳)：脳性麻痺の療育と生活指導，パシフィックサプライ，1979.
5) 飛松好子，中村隆一：第8章　脳性麻痺の運動療法，大井淑雄，博田節夫(編)，運動療法，第3版，医歯薬出版，1999.
6) Phelps WM：The role of physical therapy in cerebral palsy and bracing in the cerebral palsies, in Orthopaedic Appliances Atlas 1, Edwards Ann Arbor, 1952.

臨床 II. 装具

12. 片麻痺装具

Key words　ブルンストローム回復段階(Brunnstrom recovery stage), 脳血管障害(cerebral vascular accident), リハビリテーション(rehabilitation)

脳血管障害片麻痺とは

　脳の血管に障害を生じ，脳の一部に血流障害を起こしたり，出血することによって圧迫性病変を生じて起こる麻痺を脳血管障害片麻痺という．

脳血管障害の原因分類

　脳血管障害は，脳出血，脳梗塞，くも膜下出血に分類される．脳出血，脳梗塞は，背景に高血圧，糖尿病などの動脈硬化をきたす疾患があることが多い．脳梗塞は血管が詰まる疾患であるが，原因として血栓と塞栓に分けられる．血栓症は動脈硬化によって血管が徐々に詰まって生じる．一般的には塞栓は不整脈によって心臓内に形成された血栓がはがれ，血流にのって脳の血管に詰まってしまうことによって起こることが多い．くも膜下出血は，脳の表面にある血管からの出血であり，動脈瘤が血管壁にでき，それがある日破れて出血をきたすことが多い．動脈瘤の成因についてはいまだ解明されてはいない．くも膜下出血の場合には，出血は脳の表層であり，基本的には局所症状(巣症状)をきたすことはないが，急性期に血管攣縮をきたして，脳の局所的血流低下を起こし，そのために脳梗塞と同じ状態となり，片麻痺となることがある．
　脳卒中は高血圧，糖尿病，高脂血症，心疾患のある人に起こりやすく，これらをリスクファクターという[1]．また，喫煙，飲酒との関係もいわれている．現在では，血圧が高いほど発症の危険が高まるとされている．多くは高血圧のコントロール不良例に発症している．高血圧であっても薬できちんと降圧すれば脳血管障害の発症は予防できるとされている．糖尿病は，動脈硬化を進め，脳血管障害の発症の危険を高める．喫煙は，動脈硬化を進め，脳梗塞の危険を高めるといわれている．飲酒との関係では，大量飲酒は脳出血の危険性を高めるが，少量の飲酒では高血圧者においては脳梗塞の発症の危険を下げるといわれている．心疾患については，心筋梗塞の原因である冠動脈硬化と脳血管の動脈硬化とは関連が強く，一方があるものは他方もあるという関係になっている．ゆえに心疾患があると脳血管障害の発症の危険を高める．このようなことから中高年に発症することが多い．

脳血管障害による片麻痺症状 (Brunnstrom 回復段階)

　脳血管障害による片麻痺の重症度，回復過程は，一般的にはある一定の道筋をたどる．Brunnstrom はこの過程を6ステージに分類した(表1)．これを Brunnstrom 回復段階という[2]．
　Brunnstrom ステージ1は障害後の最初の段階であり，筋緊張は低下し，反射は消失し，随意性は失われる．麻痺した半身はだらりと下がり，筋肉は弛緩し，患者は自分の意志で筋肉を収縮させることができない．したがって，患側を動かすことができない．立たせても患側下肢には体重をかけることができない．体幹も力を失い，座位を維持

表 1 Brunnstrom 回復段階

上肢	ステージ1：弛緩性麻痺 ステージ2：上肢のわずかな随意運動 ステージ3：座位で肩・肘の同時屈曲，同時伸展 ステージ4：腰の後方へ手をつける．肘を伸展させて上肢を前方水平位へ挙上．肘90°屈曲位での前腕回内・回外 ステージ5：肘を伸展させて上肢を横水平位へ挙上，また前方頭上へ挙上．肘伸展位での前腕回内・回外 ステージ6：各関節の分離運動
手指	ステージ1：弛緩性麻痺 ステージ2：自動的手指屈曲わずかに可能 ステージ3：全指同時握り，鉤形握り（握りだけ），伸展は反射だけで，随意的な手指伸展不能 ステージ4：横つまみ（母指は離せない），少ない範囲での半随意的手指伸展 ステージ5：対向つまみ，筒握り，球握り，随意的な手指伸展（範囲は一定せず） ステージ6：全種類の握り，全可動域の手指伸展．すべての指の分離運動
下肢	ステージ1：弛緩性麻痺 ステージ2：下肢のわずかな随意運動 ステージ3：座位，立位での股・膝・足の同時屈曲 ステージ4：座位で足を床の後方へすべらせて，膝を90°屈曲位．踵を床から離さずに随意的に足関節背屈 ステージ5：立位で股伸展位，またはそれに近い肢位，免荷した状態で膝屈曲分離運動．立位，膝伸展位で，足を少し前に踏み出して足関節背屈分離運動 ステージ6：立位で，骨盤の挙上による範囲を越えた股外転．座位で，内・外側ハムストリングスの相反的活動と，結果として足内反と外反を伴う膝を中心とした下腿の内・外旋

（文献2より引用）

することができない．

ステージ2になると反射が出現し，徐々に痙性が高まってくる．しかし筋緊張はいまだに低く，座位も不安定である．患側に力を入れての立位はできない．しかし，わずかではあるが，随意に筋肉を収縮させることができようになってくる．

ステージ3になると共同運動が出現し，痙性もさらに高まる．患者は随意的に伸展共同運動と屈曲共同運動の切り替えをすることができる．この段階になると体幹のバランスは良好となり，伸展共同運動を利用して立位歩行練習をすることが可能となる．筋緊張は高いことも低いこともあるが，一般的には時間がたつにつれ筋緊張は高まり，筋力としても強い力を発揮できるようになる．このステージにとどまる片麻痺は多く，歩行時，上肢は共同運動パターンが出現し，その多くは屈曲共同運動パターンであり，肘を曲げ，拳を握りしめた肢位を取る．下肢は，伸展共同運動パターンを利用して体重を保持し，ぶんまわし歩行，内反尖足などを呈する．振り出しの際に股関節を屈曲させることができず，そのために体幹を利用した骨盤を含んだぶんまわしによる下肢の振り出しか，骨盤を後継させて，結果的に大腿を前に振り出すかのいずれかのパターンをとることが多い．

ステージ4になると共同運動から分離した運動を起こせるようになり，巧緻性が増してくる．このように共同運動パターンから独立した運動を分離運動という．歩行時に遊脚相において足部の背屈や，離地における下腿三頭筋の収縮によるけり出しがみられるようになってくる．しかし，分離運動が出てきたからといって歩行時にそれを随意的に実現できるとは限らない．ステージ4となっても歩行パターンはステージ3のそれと変わらない場合も多い．ステージ5になると共同運動よりも分離運動のほうが優勢となり，ステージ6では，運動は正常となり，痙性だけが残っている状態となる．

発症後どのくらいの時期でどのステージに至るか，どのステージまで回復するかは，ケースバイケースであるが，おおかたはステージ3には至り，一部がそれ以上に達する．片麻痺の運動療法ではこのような回復過程を念頭に置き，回復を促進したり，回復を見越した運動様式を練習する．

脳血管障害片麻痺の随伴症状

脳血管障害は，脳の機能局在により障害部位によって特有の症状を呈する．運動障害は頻度が高いが種々の症状の一部にすぎない．しかしここでは，片麻痺に伴う脳の機能障害を追うことで，随伴症状としてまとめる．運動障害以外は，ヒトの高次の脳機能の障害であるので，高次脳機能障害といわれる．

1. 失語症

言葉に障害がある場合を言語障害といい，言語障害は，構音障害と失語症に大別される．構音障害は，話すための筋肉が滑らかに動かないもので，言葉の理解や，言わんとする言葉は正常であるが，口がうまく動かないために言葉を発することができないものである．読み書き，理解には問題がない．脳血管障害の場合には，脳幹障害に伴うことがある．多数回の脳血管障害の繰り返しにより両側性に大脳半球が障害された場合にも起こる．嚥下障害を伴うことが多い．

失語症は，逆に言葉を発する口や喉の筋肉や神経支配は正常にもかかわらず，言葉の意味が分からなかったり，言葉を発することができなくなった状態である．書字，文字の理解，計算なども障害される．言葉は言語中枢によって司られている．言語中枢は，右利きのヒトでは左大脳半球にある．ゆえに右利きのヒトの左の大脳に脳血管障害が起こると右片麻痺になると同時に失語症を伴うことがある．左利きのヒトの言語中枢は右大脳半球にあるために純粋な左利きのヒトが右片麻痺になったときには，失語にはならない．反対に右利きのヒトの右の大脳半球に脳血管障害が起こり左片麻痺になったときには失語は伴わず，左利きのヒトの右の脳に脳血管障害が起こった場合には左片麻痺になって失語が伴う場合がある(この場合を交叉性失語という)．

言語中枢は2つあり，1つはブローカ中枢(運動言語中枢)であり，他方はウェルニッケ中枢(聴覚言語中枢)である．ブローカ中枢は，発語の中枢である．ここが障害されると，言葉の理解は保たれるが言葉を発することができないという状態になる．これはブローカ失語，または運動性失語という．不全の状態で多少の言葉の出る場合には，とつとつとした抑揚のない話し方(電文調)となる．発語量は少ない．基本的には言葉の理解の障害はないが，運動性失語が重度である場合には複雑な文の理解も障害される．書字，文章理解も障害されることがある．

ウェルニッケ中枢が障害されると，言葉の理解の障害が起こる．患者は言葉が理解できず，また，自らの発した言葉の間違い(錯語)も修正できないので，言葉として意味をなさない言葉(ジャルゴン)を話すようになる．言葉を話す障害はないので，意味はなさないが，流暢な文章を話す．文の理解，書字も障害される．誤った字(錯書)を書いても気づかない．

運動性，感覚性の両方の要素を持つ失語を全失語といい，患者は，理解，表出ともに高度に障害される．

そのほか損傷部位によってさまざまなタイプの失語症がある．

2. 言語障害以外の高次脳機能障害

物事を認識する機能や思考力等の知的機能，精神機能などの障害である．行為ができない障害を失行，事物の認識ができない障害をいう．

失行とは，運動麻痺がないにもかかわらず，ある一連の行為や動作ができないことを失行という．さりげなくはできてもまねをさせるとできない場合を観念運動失行という．日常によく使う道具が使えない場合を観念失行という．両方とも優位半球(右利きならば左脳)の頭頂葉の障害で起こる．図形の模写ができないものを構成失行という．失行は右片麻痺に伴うことが多い．

失認は，感覚入力したものが何かを認識できないという障害である．半側空間無視は，病巣と反

対の空間を無視する（麻痺のある側の空間を認識しない）ものである．無視する空間の側から顔を背ける行為は初期にみられる．車椅子に乗っていると麻痺側の障害物や壁にぶつかる，食事のとき，左側を残してしまう，線分の真ん中を指してもらうと片側に片寄る等の症状がみられる．身体の一部を認識しないものを身体失認という．半側身体失認は，麻痺のある側の身体を認識しないもので，動かせても使おうとしない．その部分が挟まれるなどして傷ができたとしても認識しない等の症状が現れる．左片麻痺にみられ，半側空間無視と半側身体失認の両方が現れることが多い．

3. その他の随伴症：正常圧水頭症

初期においては，髄液の通り道である中脳水道が血液などによって圧迫され通過障害を生じて水頭症となることがある．また，脳の腫脹や出血塊によって頭蓋内の容積が増大し，脳圧が高まることがある．このような場合には，急性の脳圧亢進症状が現れ，意識障害，脳ヘルニア等を生じる．

正常圧水頭症は，脳の特定の部位の損傷によって起こるものではないが，片麻痺のリハビリテーションにおいて気をつけなければならない合併症である．

脳は頭蓋内にあり，その空間は脳脊髄液によって満たされている．脳脊髄液はこのように堅く狭く閉ざされた頭蓋内において，脳を衝撃から保護する緩衝液の役割を担っている．脳脊髄液は脳室の壁にある脈絡叢という静脈のかたまりで作られ，クモ膜顆粒と呼ばれるものから吸収され，一定の圧，量が保たれつつ，生成，吸収を繰り返している．脳脊髄液が過剰に産生されたり，吸収が不全であったり，あるいはその循環路が閉ざされてしまうと，脳を取り巻く空間の圧は上昇する．これを脳圧亢進という．脳圧が亢進する原因はほかにもあるが（脳の腫れなど），脳脊髄液の循環異常によって生じた脳圧亢進の状態を水頭症という．脳圧亢進のうち，脳の圧迫によって脳がその圧上昇を吸収してしまい，圧の上昇の明らかでない場合があり，これを正常圧水頭症という．正常圧水頭症でも脳は圧迫されるので，脳機能障害を生じる．このような状態は，くも膜下出血後にくも膜などの脳表面に瘢痕等を生じた場合に起こることがあり，脳血管障害後のリハビリテーションの過程において気をつけねばならない合併症の1つである．その症状は特徴的であり，歩行障害，失禁，痴呆である．脳血管障害は本来，慢性期において進行する疾患ではないので，このような症状が慢性期リハビリテーションの時期に出現してきた場合には，正常圧水頭症を疑って，速やかに対処せねばならない．正常圧水頭症は，シャント術によって頭蓋内圧を下げる手術をすれば，改善が見込まれる．

脳血管障害のリハビリテーション

1. リハビリテーションの流れ

脳血管障害のリハビリテーションの目的は，機能障害を最小限にし，日常生活に復帰できるようにすることである．麻痺の回復の程度は元々の脳血管障害の程度によりけりであり，リハビリテーションはその神経学的回復を促進するものではないが，四肢に対する運動刺激によって四肢機能の回復，改善を目指すものである．一般的には，上肢の回復は難しく，下肢に対しては，歩行練習を行うほどの機能回復が起こると考えてよい．最重度の場合には，急性期に死に至ったり，座位を保持するにも介助を要したりする寝たきりの状態になる．その一方，軽度であれば，特にリハビリテーションを行わなくともほぼ元の生活に復帰できるような軽度の場合もある．

2. ADL訓練

ADL訓練は，作業療法士，病棟看護師によって行われる．麻痺側上肢の回復は一般的に不良であり，右が利き手の場合の右片麻痺では，利き手交換が行われる．左上肢での書字，箸の使用等の訓練が行われる．

表2 回復段階と運動機能, 訓練メニュー

Brunnstrom Stage	運動機能	起居動作訓練
1. 弛緩性麻痺	座位バランスなし	座位, 寝返り, 起き上がり
2. 痙性の出現	座位バランス不良	座位, 寝返り, 起き上がり
共同運動の出現	抗重力機能なし	立位, 立ち上がり, トランスファ
3. 共同運動の随意制御	抗重力機能不良	立位, 立ち上がり, 歩行(平行棒内外, 杖)
4. 分離運動の出現		立位, 応用歩行, 応用動作
5. 分離運動可能		立位, 応用歩行, 応用動作
6. 正常		

3. 体位変換, 起居動作, 移動訓練

　寝返り, 座位保持, 起き上がり, ベッドと車いす間のトランスファ, 立ち上がり, 立位保持, 歩行訓練が理学療法士によって行われる.

脳血管障害の装具療法

　脳血管障害の装具の適応は, ステージと訓練, および生活様式によって決定される(表2). ステージ1では, 座位保持も不能であるので, 歩行練習の対象とはならない. この時期には座位バランスの強化, 覚醒の促進, ボディーイメージの再獲得, 机上動作, トイレ動作などの介助と訓練が行われる.

　ステージ2になると座位バランスは改善してくるので, 立位訓練が開始される. 患側への体重負荷は不十分であり, 歩行に向けた抗重力機能の強化が行われる. 長下肢装具を使うこともあるが, 次のステップを考えてす巻き式の軟性膝装具に短下肢装具を組み合わせたあり合わせのものが使われる. 支柱付きの長下肢装具のデメリットとしては, 支えが強力すぎ, 患者が頼りすぎて抗重力機能の強化訓練にならないという点が挙げられる. この時期にプラスチック短下肢装具を作製する場合には, 継手付きのものとする. その理由としては, 次のステージに入って歩行練習を始めることを想定してのことである. 継手がついて背屈が可能となると, 足関節の安定性が失われることを危惧する考えもあるが, ステージ2における立位訓練での足関節の不安定は側方に関してであり, 背屈方向の不安定は膝関節屈曲と連動している. 膝の不安定は膝装具とPTによって制御される. この時期には歩行練習は歩行機能という観点からは直接結びつかず意味がない. 患者はセラピストに依存してしまい, 将来の歩行パターンには結びつかないからである. 膝装具をつけた状態での下肢の振り出しは, 股関節の回旋運動を誘発し, 悪い習慣を残すことになりかねない. この時期には平行棒内で患肢への体重負荷を徹底的に行うべきであり, 短下肢装具が必須となる.

　ステージ3になると患側の抗重力機能は改善してくる. しかし依然不十分である. この時期には抗重力機能の強化と左右への体重のシフト, および歩行練習を行う. 用いる装具は継手付きプラスチック製短下肢装具である. 発症後の回復期リハビリテーションに来て強い痙性が問題となることはほとんどなく, この時期に金属支柱付き短下肢装具を処方することはまずない. 装具の背屈が可能であれば, 立脚後半の脛骨の前倒れの邪魔を装具がすることはない. 継手は背屈の抵抗をしないようなものを選ぶ. 歩行練習としては, 抗重力の強化と, 健側を先に出すことを強化し, 骨盤を前傾させて, 患側を振り出しやすくして, 骨盤の後傾を誘発することのないようにする(図1).

　ステージ4になってきたときには, 先に述べたように分離運動とそれが歩行時に実現できることとは別なので, 引き続きステージ3で用いたような短下肢装具が適応となる. 底屈を可能とし, 同時に側方方向の不安定性に対し制動をする場合には, 同じく短下肢装具で継手の自由度を上げたものと

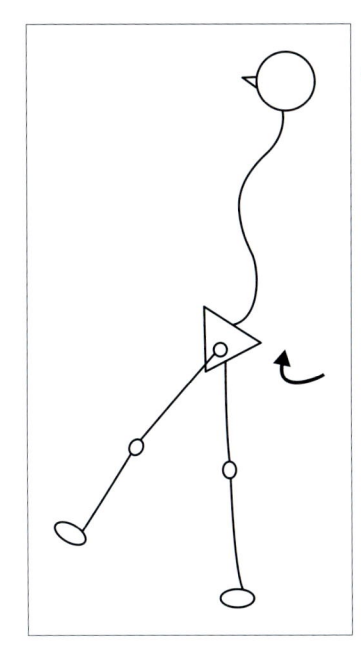

◀図 1
骨盤後傾による患肢の振り出し
体重心は後方に残り,健側は患側に追いつくだけで追い越せない.

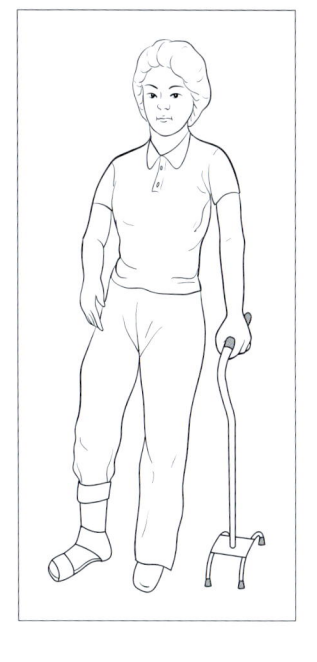

図 2 ▶
健側と 4 点杖に体重をかけ,患側に体重を乗せようとしない.

するか,ソフト装具で,軽い背屈の補助と側方の制動を援助する.オルトップは結局は背屈の邪魔をし,また患者の希望で短い短下肢装具にすると下肢と装具との間で運動の解離を生じ,縁が強く皮膚に食い込んで不快を訴えることとなる.底屈を可能としクレンザックで背屈を援助したようなものは,痙性に打ち勝つほどのクレンザック力であると,それに打ち勝つ底屈力(または痙性)はなく,意味がないか,または痙性がクレンザック力を上回ると背屈補助にこうして底屈位のまま歩行することとなり,意味がないばかりか床のクリアランスができずに危険である.外来で経過観察しているような片麻痺者に機能と装具のミスマッチをしばしば見かける.

ステージ 5 以上では装具は不要である.

歩行補助具としては T 杖,4 点支持杖などが用いられる.体重免荷を必要としないので,ロフストランド杖や松葉杖は適応ではない.4 点支持杖は,真上から体重をかけないと倒れて危険であるので,健側と 4 点杖とで交互歩行をし,患側が補助的についていく形となりがちである(図2).歩行練習において重要な患側への体重負荷が強化されないので,練習の過程においても使用することは好ましくない.家庭生活で用いることはやむを得ないが,退院後にも機能回復,機能改善が続くことを鑑みると,処方は慎重にすべきである.

脳血管障害のリハビリテーションは先に述べた回復の道筋を先取りした形での運動療法が行われる.そこでは装具の果たす役割が大きい.片麻痺には特徴的な歩容異常があるが,それらはすべて患側への体重負荷の不良に帰着するといっても過言ではない.また,歩行中に患側に体重がかかるためには,患肢に体重がかかるときに体重心が矢状面において患肢よりも前方へと移っていくことが重要であり,そのためには,足の継手をつけるか,プラスチックの可撓性による屈曲が可能な装具であることが望ましい.

(飛松好子)

■■ 文 献 ■■

1) 小林祥泰(監修):脳卒中ナビゲーター,メジカルビュー社,2002.
2) Brunnstrom S:Movement Therapy in Hemiplegia:A Neurophysiological Approach. Harper & Row. New York, 1970.
3) 田崎義昭,斉藤佳雄(著),坂井文彦(改訂):ベッドサイドの神経の診かた,改訂 16 版,南山堂,2004.

臨床 II. 装具

13. 脊髄損傷と装具

Key words　歩行補助装具(gait orthosis)，脊髄損傷(spinal cord injury)，エネルギーコスト(energy cost)

脊髄損傷用の歩行補助装具

　車いすを使用している脊髄損傷患者で，足部の変形矯正のために短下肢装具を使うこともあるが，脊髄損傷用の歩行補助装具といえば，脊髄損傷患者の歩行目的に使用する補助器具である．

　腰髄損傷や下肢不全麻痺の場合，両松葉杖と両側の長下肢装具(LLB・KAFO)の併用による歩行自立を目指した時期があった．装具で膝伸展位を確保し，大振り歩行，小振り歩行，4点歩行を使った古典的な方法であったため，エネルギー効率が悪く，すぐに疲れてしまってとても実用性はなかった．加えて，車いす性能向上と社会における車いすアクセスの認知，転倒を避ける安全性，患者の速やかなADL再獲得，在院日数短縮の推進といった観点から，車いすでの社会復帰が推進されてきた現実がある．いくつかの改良点が付け加わった現状の脊髄損傷用歩行補助具においても，エネルギー効率の点からは車いす駆動による移動と比べて大きく劣っていることは否めない．また下肢に装具を装着するとともに，両上肢で杖を保持せざるを得ないため，大きな負担を生む全身運動となってしまう．

　ただし患者からは歩きたい，歩けるようになりたい，歩いて生活をしたい，との切実な希望もある．二足歩行は人間の特徴であり，人間社会は歩行を前提に構築されているので，歩行不能となると社会活動における職業・趣味などの多くを失う結果となる．現状は歩行による利点とエネルギー効率の悪さという欠点をどう考えるかということになる．

歩行訓練に関する2つの立場

　国立身体障害者リハビリテーションセンターでの患者アンケートを見てみると，歩行は患者にとって切なる希望であるが，現実には装具と訓練の限界も感じている．そのため，社会復帰後も，装具補助による歩行を実用的なものとは考えていない．

　歩行訓練に対する2つの立場は，表1のように要約できる．

脊髄損傷者の歩行機序

　脊髄損傷者の装具歩行では，歩行といってもいわゆる「擬似的二足歩行」であり，両側杖あるいは歩行器の使用が不可欠である．したがって適応対象は基本的に対麻痺であり，両上肢が使えなければならない．

1. 下肢と体幹の固定欠如

　麻痺のために体幹筋(腹筋・背筋)と大殿筋・大腿四頭筋の抗重力筋が作用しない．そこで股・膝関節を伸展することにより，腸骨大腿靱帯を緊張させることでロック(C字姿勢)し，下肢・体幹の固定を図る．また膝関節の固定も必要となるが，いすからの立ち上がりを考慮して継手に機能追加を図ることが多い．

2. 下肢の振り出し不能

　振り出しの際，股関節屈曲筋力がないので，体

表 1 脊髄損傷者に対する歩行訓練

	歩行訓練に消極的な立場	歩行訓練に積極的な立場
目標	訓練の第一の目標は ADL 自立にある.	二次障害の予防を目標とする. 患者に及ぼす生理的・心理的効果を重視し,エネルギー効率以外の有効性を探る.
1	いくら訓練しても自立しない場合がある.	骨萎縮,異所性骨化・尿路結石・坐骨部褥瘡の予防.
2	つねに転倒の危険性がある.	消化機能の促進
3	エネルギー効率が悪い.	痙性の軽減
4	どうしても訓練期間が長くなる.	上肢筋力の増強
5	車いすに対する社会的認知が進み,アクセスが向上した.	バランス能力・敏捷性の向上
6	—	リラクセーション効果

表 2 交互式歩行装具の開発経過

年次	国	名称	研究者(開発・報告者)
1971 年	米	Scott-Craig Long Leg Brace	Scott BA
1971 年	米	Parapodium	Motlock W
1979 年	英	HGO(Hip Guidance Orthosis)"Parawalker" (1972 年 Swivel Walker)	Rose GK
1983 年	米	RGO(Reciprocating Gait Orthosis) (1966 年 "Cord-and-pulley" Reciprocating Gait Brace)	Douglas R
1992 年	豪	Walk About:図 2	Kirtlay C
1995 年	日	WBC(Weight Bearing Control):図 3	矢野
1996 年	日	Primewalk:図 4	才藤
1997 年	英	ARGO(Advanced Reciprocating Gait Orthosis.):図 5	Jaspers P

(注)機器開発ではプロトタイプから完成品に至る長い経過があり,どの時点をもって,発表年次とするか判断が難しいことも多いので,多く引用される論文発表をもって便宜的に経過を示した.
新しい世代に属する 4 種類を図 2〜5 に示す.

幹の回旋・骨盤帯の引き上げで代償する.また股関節の内外転の制御力低下により,下肢が常に正確に前方に振り出されるとは限らない.そこで左右の下肢を連結して自由度を制限し(内側系・外側系がある),交互式運動を行わせる機構を組み込むことになる(図 1).

そこで,これらの条件を代償するべく,①下肢と体幹の固定,②下肢の振り出し,の 2 点の実現を目指した装具が処方されることとなる.表 2 に主な歩行補助具を開発順に列記する(図 2〜5 も併せて).

こうした歩行での目標値としては,成人の屋外実用歩行の目安となる分速 30 m を目指している

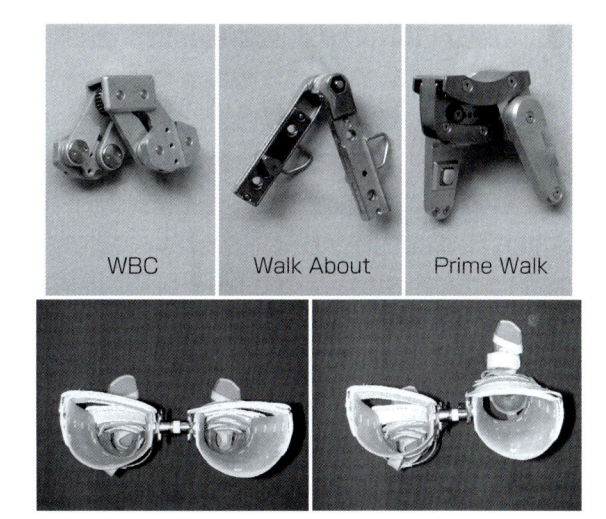

図 1 内側系股継手の種類

- 1992年(豪)
    - 内側系股継手(単軸)
    - 両長下肢装具の間に着脱式の股継手
    - 外側系に比し側方の安定性
    - 自己装着
    - 車いすとの併用
    - 椅子からの立ち上がり
    - 成人用，小児用

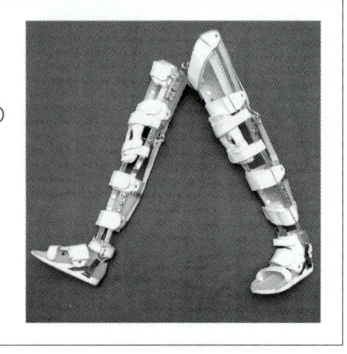

図 2
Walk About

- 1995年(日)
    - 内・外側に股継手
    - シャフト連結レシプロ機構
    - 体幹バーを後屈させることにより下肢の振り出し
    - 足部伸縮機構
    - 股関節屈曲・伸展による体重の荷重

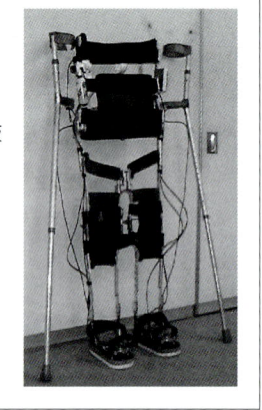

図 3
Weight Bearing Control Orthosis

- 1996年(日)
    - 内側系股継手
    - スライド式仮想軸をより近位に設定
    - Walkaboutと同様の利点

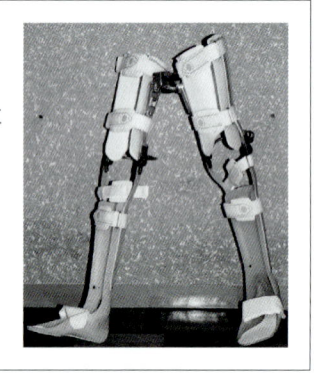

図 4
Primewalk

- 1997年(英)
    - ヒップドライビングケーブルによる左右股継手のレシプロ機構
    - 空圧による膝継手伸展補助機構(起立動作の補助)
    - 重心の前後・左右の移動により下肢の振り出し
    - 成人用，小児用

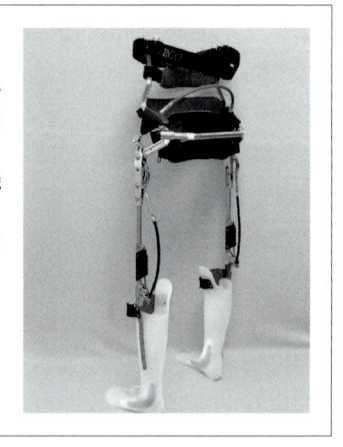

図 5
ARGO(Advanced R.G.O.)

が，エネルギー効率からすれば通常歩行の5〜6倍に達する．またあくまで平地歩行であり，膝屈曲が十分行えないので，階段昇降は難しく，実際の屋外歩行もかなりの習熟が必要になる．

（赤居正美，岩﨑　洋）

■■ 文　献 ■■

1) 矢野英雄：対麻痺者の歩行補助装具．整・災外，38：521-528，1995．
2) 中澤公孝，赤居正美：ヒト脊髄歩行パターン発生器と脊髄損傷者の歩行．リハ医学，40：68-75，2003．
3) 中澤公孝ほか：立位歩行訓練による損傷脊髄機能最大化の試み．脊椎脊髄ジャーナル，17：1035-1041，2004．
4) 中澤公孝，赤居正美：脊髄損傷者の歩行再建―歩行装具を利用した歩行トレーニングの可能性．日本義肢装具学会誌，21：125-130，2005．
5) 才藤栄一ほか：対麻痺患者歩行用の新しい内側股継手つき長下肢装具システムの臨床経験．リハ医学，33：33-41，1996．
6) Nene AV, et al：Paraplegic locomotion；a review. Spinal Cord, 34：507-524, 1996.

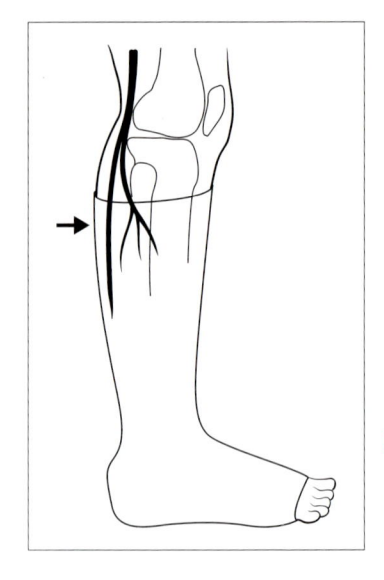

図 3 ギプスの縁での腓骨神経の圧迫（矢印）

の虫様筋麻痺による中手指節間関節の屈曲不能背屈位，骨間筋麻痺による手指の内外転不能が現れる．手の尺側の感覚障害を生じる．

手根のギヨン管で尺骨神経が絞扼されることがあり，ギヨン管症候群といわれる．いくつかのタイプがあるが，肘部管症候群のうち手内筋の麻痺だけ起こる．

装具としては中手指節間関節の伸展拘縮を予防し，手指機能を保つために虫様筋バーやナックルベンダーが使われる．

4. 大腿神経麻痺

手術による骨盤内操作や，骨盤内の悪性腫瘍の圧迫等で生じる．大腿四頭筋の麻痺を生じる．大腿四頭筋麻痺は，膝の過伸展で代償可能ではあるが，日常生活では，階段昇降や，起伏のある戸外を歩く必要があり，大腿四頭筋の補助をする膝装具が必要となる．また，大腿四頭筋が麻痺すると，膝を支える筋が麻痺するので，膝関節の不安定性をきたす．膝の安定のためにも両側支柱付きの膝装具を必要とする．歩行時には膝継手をロックして歩く．歩行補助具としてロフストランド杖や松葉杖も必要となる．不全麻痺の場合には，オフセット継手が用いられる．

5. 坐骨神経麻痺

膝関節屈筋，下腿以下のすべての筋が麻痺する．また，足底の感覚が失われる．膝周辺の骨折に伴う損傷の場合には，膝屈筋は損傷を免れ，下腿以下の麻痺となる．最大の問題は足底の感覚異常であり，感覚脱失により難治性の潰瘍を生じたり，異常感覚によって足底接地不能となる．

装具としては底屈制動足継手のある短下肢装具が処方される．

6. 腓骨神経麻痺

殿部での坐骨神経圧迫，牽引によって腓骨神経のみが損傷されることがある．その場合には，大腿二頭筋短頭も損傷されるので，筋電図等によって損傷部位の同定ができる．多くの腓骨神経損傷は，腓骨頭の後面を巡るところで起きやすい．前後不覚に眠ってしまったときや，麻酔時，意識障害時，床面との間で圧迫される．また，整形外科手術後のブラウン架台の縁，ギプス，装具の縁での圧迫などによっても起こる（図 3）．

下垂足を呈する．クレンザック式足継手付き短下肢装具のよい適応である．底屈を可能にし，背屈を補助すると，底屈を完全に止めてしまうよりも歩きやすくなるが，床のクリアランスのために遊脚相において底背屈中間位まで足関節を戻せるだけの力が継手には必要となる．

7. 脛骨神経麻痺

走行から，脛骨神経単独麻痺は少ない．単独麻痺の場合，底屈不能，足底感覚脱失が生じる．足底保護のための足底板，足関節安定のための靴型装具，短下肢装具が処方される．底屈補助のための逆クレンザック継ぎ手もあるが，けり出すだけの力は発揮できない．足継手 0° 後方制動とし，背屈の可動域をある程度許し，底屈補助をつけた短下肢装具が処方される．

（飛松好子）

臨床

II. 装具

15. 杖の適応

Key words　歩行補助具(gait aids, ambulation aids)

杖(cane & crutch)

　日本語では明確な区別がされていないが，杖(広義の杖)は保持する部位の数から，床面との間を手のみで保持するケイン cane(狭義の杖)と，他の上肢部分も使って手とともに複数で保持するクラッチ crutch とに分かれる．保持の際の安定性によって使い分けることとなる．

　適応となる歩行障害には，外傷による骨折患者にみるように一時的な歩行補助具使用者と，進行性の神経筋疾患のようにずっと使用しなければならない使用者がある．一時使用者の多くは免荷による疼痛回避を目的にするが，疼痛の原因には骨折や軟部組織損傷のように支持構造の破綻がある場合と，炎症性疾患や手術後のように保護を要する場合とがある．

対象疾患からみた杖の適応

　杖は，歩行のバランス改善，荷重支持面積の増大・再配置，下肢への荷重の軽減などを目指して適応となる．大別すると立位バランスの保持・改善を目指すのか，荷重負荷の減少・免荷を目指すのかによって使い分けられる．ただし疼痛の状況，筋力と上肢の状態を評価しなければならない．

1. 歩行の際のバランスの保持・改善を目指す場合

1) 痙性や固縮を伴う

　脳卒中片麻痺やパーキンソン病などの歩行訓練がその代表である(図1-a)．平行棒内歩行に次いで，杖歩行が処方される．当初には多点杖をついて接地面の拡大を確保しても，回復に応じて安定性の改善があれば，T字杖への変更も可能である．

2) 筋力低下を伴う

　神経筋疾患にみられるように，筋力低下により立位バランス低下も合併する場合には，安定性向上が優先されて荷重免荷の要素は少なく，症状進

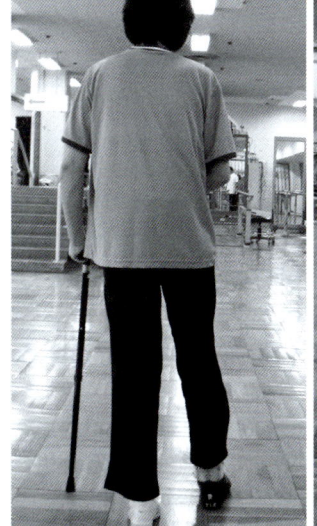

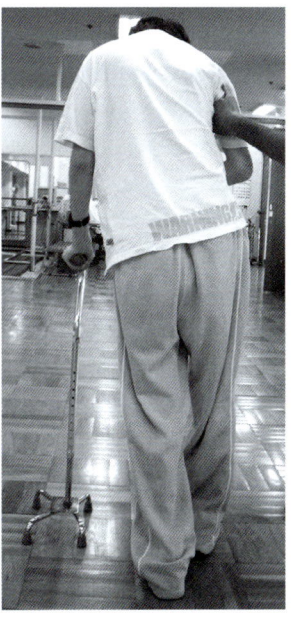

| a | b |

図1　T字杖と多点杖使用例
a：脳卒中例におけるT字杖使用
b：神経筋疾患例における多点杖使用

杖の適応　121

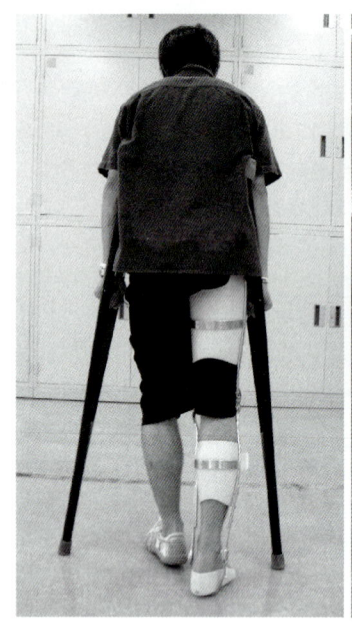

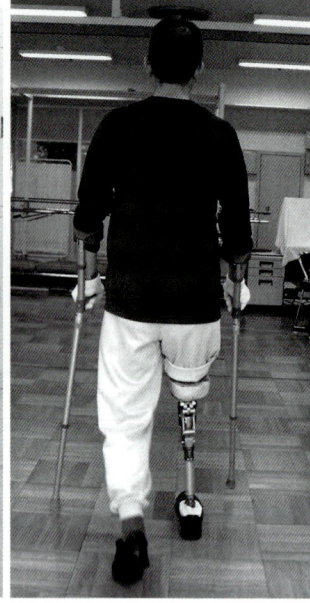

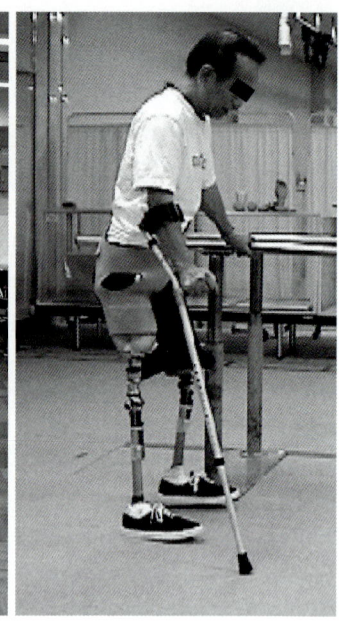

図 2 松葉杖・ロフストランド杖使用例
a：骨折例における両松葉杖使用
b：切断における両ロフストランド杖使用
c：両下肢切断例における杖と平行棒の併用

行に合わせてより介入度を増やす必要もある(図1-b)．ポリオでの下肢筋力低下例のように末梢性麻痺の場合も，支持性拡大の処方が求められる．

3）失調・感覚障害を伴う

小脳疾患や深部感覚障害でも立位バランスは低下し，歩行器と並んで多点杖が多く処方される．

2. 下肢への荷重の減少・免荷を目指す場合

1）下肢の骨折や術後例

荷重による組織への負荷を防ぐ目的で杖を使用する．骨折患者で骨癒合を待つ間，両側杖によって完全免荷や部分免荷を図ることが多い(図2-a)．ギプス固定の場合は通常，完全免荷を行うが，PTBギプスやヒール付きギプスにより部分免荷にとどめる場合もある．観血的整復固定術が適応された場合も，髄内釘を除いた多くのプレート固定例などで当初は外固定を追加したり，免荷から運動訓練を始めたりすることが多い．捻挫や筋挫傷などの軟部組織損傷例も，骨折に準じて部分免荷を図る．

義足を使用しない下肢切断者は杖使用が必須となるが，義足訓練時にも杖は不可欠である(図2-b, c)．

健側についたケインは患肢荷重の20〜25％，一側のロフストランド杖は患肢荷重の40〜50％を減少させるが，下肢の完全免荷には，両側の松葉杖やロフストランド杖の使用が必要となる．しかし，骨折後の患者で支持面を大きく取る必要のある患者，すなわち高齢者の大腿骨頸部骨折や下肢骨折などで運動コントロールの悪い例やバランス障害を有する例では，歩行器も多く使用される．

2）炎症性疾患例

関節リウマチ，化膿性関節炎，痛風などの急性期では，罹患関節の荷重負荷を避け，蜂窩織炎，筋炎なども下肢の安静をはかるために杖を使用する．

3）下肢装具との併用例

トレンデレンブルグ歩行が出現する股関節疾患などには，関節荷重の部分免荷もかねて杖が処方される．プラスチック短下肢装具などでは杖を併用しない場合もあるが，長下肢装具などには多く杖を用いる．

3. 感覚入力の補助を目指す場合

視覚障害者が用いる白杖は，杖を通じて周辺状況を探るものである．

4. 下肢欠損による歩行障害への補助を目指す場合

義足を使用しない下肢切断者に適応となる．

（赤居正美，岩﨑　洋）

■■ 文　献 ■■

1) Deathe AB, et al：The biomechanics of canes, crutches, and walkers. Crit Rev Phys Rehabil Med, 5：15-29, 1993.
2) Tan JC：Gate aids and gait pattern, Practical Manual of Physical Medicine and Rehabilitation, 2nd ed, 295-303, Mosby-Elsevier, 2006.
3) Hennessey WJ, Johnson EW：Ambulation aids （Chapter 16. Lower limb orthosis）, Braddom RL ed, Physical Medicine and Rehabilitation 2nd ed, 347-349, Saunders, 2000.

臨床
II. 装具

16. 車いすの適応

Key words　関節リウマチ（rheumatoid arthritis），脊髄損傷（spinal cord injury），片麻痺（hemiplegia）

車いすは，下肢障害者，体力低下によって歩行が困難な場合に用いる．

非特異的使用

内部疾患患者，さまざまな術後，高齢者に対し，体力温存，術部保護，転倒予防などを目的に用いる．普通型車いすを使い，多くは介助によって走行する．自走が可能で，生活に使用する場合には，普通型車いす，電動車いすが使われる．

整形外科疾患

下肢手術後に免荷目的で用いる．普通型車いすを使用する．多くは一時的な使用である．その他の術後に用いる場合には，非特異的使用に準ずる．

関節リウマチ

関節リウマチで歩行に障害のある場合には車いすを使う．その場合には，上肢機能にも問題があり，車いすの駆動で上肢関節をさらに痛めてしまう可能性があることと疼痛と筋力の低下から上肢での駆動が適切でないことが考えられるので，電動車いすとするか，下肢駆動による普通型車いすを考える．背もたれの高さは肩甲骨以下でよい．後者の場合には，座の高さは足先で地面が蹴られる程度の高さとし，座は水平とする．立ち上がり動作を考えると，座は高いほど下肢への負担が少なく，傾斜があるより水平のほうが立ち上がりやすい（図1，2）．

頸髄損傷

C4以上の頸髄損傷では，上肢帯は機能しないので，電動車いす，または介助式車いすとする．座位バランスはなく，頸の筋力も弱いので，ヘッドレストのあるものとする．起立性低血圧があることや，座位耐久性に欠けるので，リクライニングが可能なものとする．呼吸筋麻痺がある場合には人工呼吸器を搭載できるものとする．駆動は，舌，頭部，呼気などによるコントローラの操作によって行う．

C5頸髄損傷では，平地であれば，自力で駆動が可能である．座位バランスがないので，座には前後差をつけ，背と座で体重を受ける（図3）．背もたれの高さは，駆動の邪魔にならないように肩甲骨の下とする．また，グリップはそこに肘を引っかけ座位のバランスを保つために使われる．高すぎると引っかけづらく，そのためにも背もたれはあまり高くしない．駆動は，肩関節周囲筋と上腕三頭筋によって行われる．背後方より駆動輪をとらえ，肩まで引き上げる．肩よりさらに前方に駆動輪を押す力はない．車軸を前方に出すとこぎしろが増え，こぎやすい．しかし車軸が前に出ると体重心線鮮が後方に移動し，後方へ転倒しやすくなるので，ティッピングバーをつけるなどの配慮が必要になる（図4）．駆動輪を握れないので，ゴ

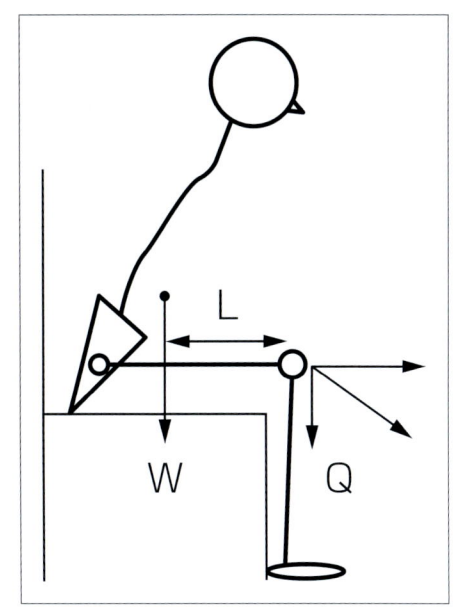

図1 ヒトは立ち上がるとき上半身を乗り出し，膝関節中心からの距離を縮め，W×Lの大きさを小さくしようとする．

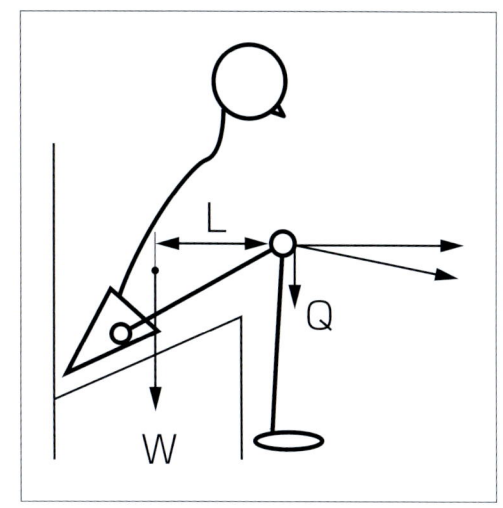

図2 座が傾斜していると，前傾してもLの距離はなかなか縮まらない．大腿四頭筋の立ち上がりのための伸展力Qは，屈曲角が強く効率は低下する．

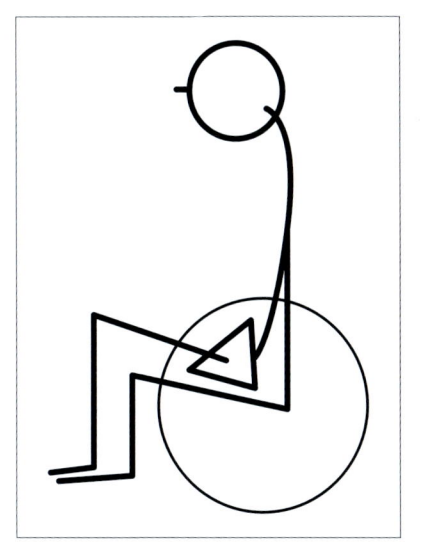

図3 頸髄損傷者は背もたれと仙骨部で体重を受ける．座に前後差がないと前に倒れてしまう．

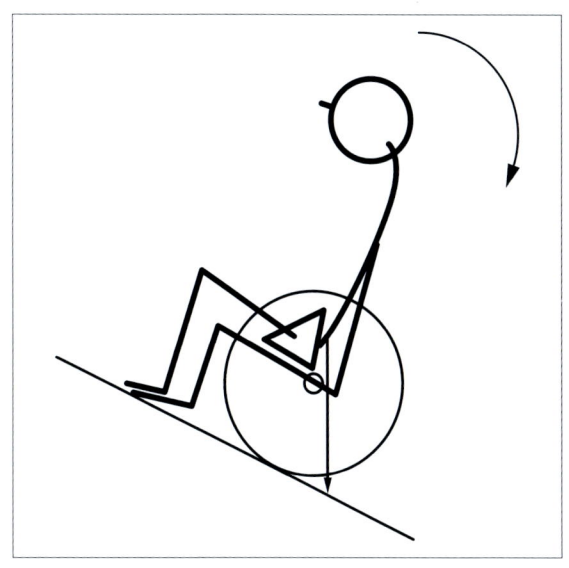

図4 車軸が前方にあると，坂道では体重心が車軸後方を通り，後方に転倒しやすくなる．

ム手袋，または駆動輪に摩擦のある皮革などを巻き付けることによって摩擦力で駆動輪に手を固定する．電動車いすの適応でもある．

C6頸髄損傷では，C5頸髄損傷に加え，手関節背屈筋が機能するが，上腕三頭筋は効いておらず，肘の伸展筋はない．しかし，三角筋がさらに強くなること，上腕の内転作用を持つ大胸筋鎖骨枝，肩甲骨を体幹に固定する前鋸筋が効いてくることから，駆動の際に後方から駆動輪を引き上げ，その後上肢を内転し体重を利用して手を前方へと送ることができる(図5)．前鋸筋が弱い場合には，このときに肩甲骨のウィンギングがみられる．駆動輪へは摩擦力によって手を固定する．背もたれ，座についてはC5頸髄損傷に準ずるが，C6ではト

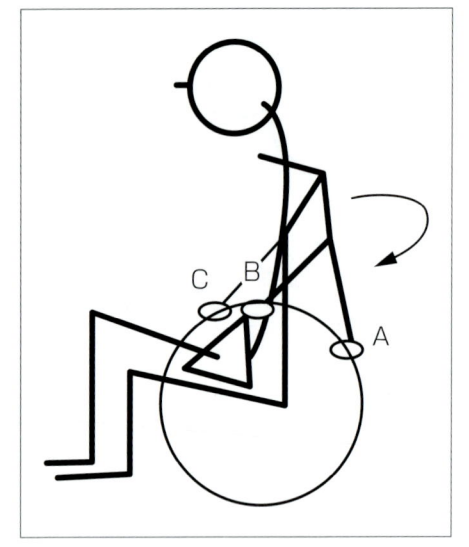

図5 C6では上腕二頭筋を使ってA→Bまでこぎ，肘をロックして上腕を内転することにより，Cまで手を進める．

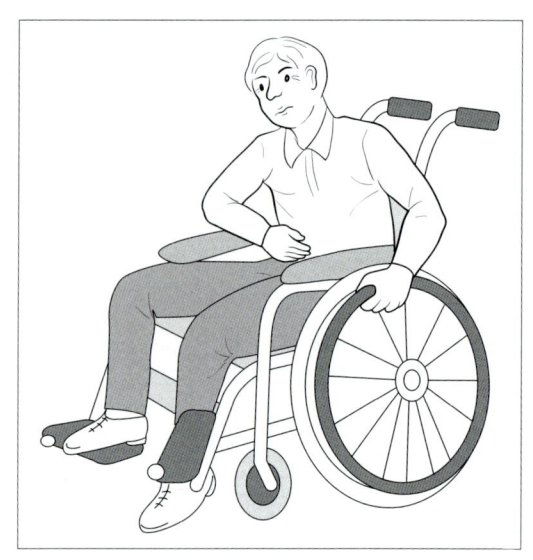

図6 片麻痺駆動

ランスファが自立していることも多く，その場合には，前後差があまり強いと車いすから出てきづらくなるので，座の安定とトランスファとの兼ね合いで傾斜を決める．トランスファのときにベッドに車いすをより近づけるために脚乗せ台をスウィング式とすることもある．

C7以下の頸髄損傷では駆動輪の把持は別として，駆動のための上肢筋力は十分ある．しかし，車軸を少し前にとりつけたほうがこぎやすい．坂道や悪路，段差を越えたりすることも増えるので，後方転倒の危険性も増える．強い前後差をつけないことなどの考慮が必要である．

脊髄損傷

脊髄損傷では基本的に座位バランスが不良なので，座には前後差をつける．また車軸は少し前に出す．こうすることによってキャスター上げがしやすくなり，段差の乗り越え等が容易となる．背もたれのグリップは座位の補助に上肢を引っかけて使う．

T1〜T8脊髄損傷では，筋が効いていないので体幹の回旋はできない．背もたれから体幹を離すことができない．背もたれの高さは肩甲骨下角の下方とし，スウィングアウトは不要である．トランスファの際に，横移りのために肘掛けの取り外し機構が必要となることがある．

T9〜L3脊髄損傷では腹筋が効いて体幹の回旋が可能となる．前後差を比較的強くつけることによって傍脊柱筋，腰方形筋を使って体幹の伸展による起き上がりも可能となる．回旋の邪魔をしないために背もたれの高さを下げ，また前後差も比較的強くすると最大限のパフォーマンスを発揮することができる．このような車いす仕様は車いすバスケットボールのゲーム用に用いられるが，普通の生活においては，快適性も要求されるので，安楽も加味した仕様とする．

L4以下の脊髄損傷では，股関節屈筋が利いて，骨盤の座面に対する固定性も良好となり，座の前後差をつける必要もなくなる．背もたれの高さも最小でよい．

片麻痺

片手こぎ用の車いすがあるが，実際にはあまり用いられず，普通型車いすが使われる．座の前後差をつけず，足乗せ台は跳ね上げ式とし，健側の足と手でこぐ（図6）．戸外では多くは介助による車いす走行を行う．

脳性麻痺

アテトーゼ型ではしばしば，下肢の随意性のほうが上肢よりも良好な場合がある．そのようなアテトーゼ型脳性麻痺では，下肢で地面を蹴って後方に進む．座の高さは足先で地面が蹴られる高さとし，座は水平とする．

ジストニー型の場合には，随意性のある部分を見いだし，足趾，手指，その他によるコントローラ操作ができる電動車いすを処方する．必要に応じて，背もたれの高さ，ヘッドレストの有無などを決める．

痙直型脳性麻痺で，車いすが必要な場合には上肢機能，体幹機能も悪く，介助による走行であるものが多い．屈曲パターンを強化しないために座は水平とする．グリップは介助者の高さに合わせる．

乳幼児にはバギーが処方されることが多いが，屈曲パターンと拘縮を促進するので，就学前までには車いすとする．学校で車いすを使用することが多いので，遅くとも就学時には処方することが多い．

二分脊椎

胸髄レベル，高位腰髄レベルで歩行の可能性のないものには，早期から車いすを処方し，移動ができるようにする．子供の場合には上肢が短いので自走は困難であり，介助による走行となる．子供でも褥瘡を作ることがあるので，クッションは欠かせない．

車いすを必要とする二分脊椎では，股関節脱臼，腰椎の過前弯，あるいは後弯，側弯などの脊椎変形を伴うことがある．体幹機能も不良である．トランスファのことを考え，座の前後差はあまりつけない．

〈飛松好子〉

臨床
II. 装具
17. リハビリテーションと義肢装具

Key words　チームアプローチ(team approach)，ケースカンファレンス(case conference)，安全管理(risk management)

リハビリテーション

現在のリハビリテーション医学(rehabilitation medicine)は，主に四肢・体幹の運動障害(嚥下や排泄も含む)およびそれらに関係の深い行動障害(失語，失行，失認，記憶など)を含む広義の運動障害を守備範囲にしている．多彩な疾患や障害を取り扱っており，身体活動のみならず，精神心理面や社会活動(教育や就労，余暇活動など)へのかかわり(包括的アプローチ)が必要であり，1人の医師のみでリハビリテーションを完結することはできないといえよう．また1つの病院のみで完結しうるものではなく，地域リハビリテーションの概念のもとに包括的アプローチが必要になっている．リハビリテーションの対象者の持つ多面的な問題の解決にあたり複数の専門職による共同作業が行われ，これをチームアプローチ(team approach)という．

リハビリテーションチームの役割

リハビリテーションの対象者の評価を行い，問題点の把握と分析，ゴール(目標)の設定，リハビリテーションプログラムの立案と実施を行う(チームアプローチ)．

障害を多面的に観察し全体像を明らかにするとき，多職種間で共通の概念のもとで治療や訓練にあたることが大切で，可能な限り一般化，共通化した評価方法を選び共有すべきである．個別の特種領域に関しては専門的な評価方法が有用である場合もあるが，その使用にあたっては勉強会などで他の職種への周知をする必要がある．さらに，社会復帰後や他の施設に移った場合にも理解されやすい方法で評価がなされているかどうかも念頭におく必要がある．仲間同士の内輪でのみ汎用されている略語の使用には厳重な注意が必要である．

チームアプローチの形態

1. Multidisciplinary team

医師の具体的内容の依頼のもと，患者のニーズに合致する複数の訓練士が協調して関与する形態である．訓練士間の連携は一部実現可能であるが，基本的には医師と専門職の縦のラインの連結が中心となっている．

複数領域の専門職が集結して1人の対象者に対応する．

2. Interdisciplinary team

患者は計画立案するメンバーであり中心的な役割を担う．チーム全体(集団)で決定し，全体で責任をとる形態である．原則として構成員の誰でもカンファレンスを開催することができる．各専門職種が分担協力する手法であり，階級制の構造は持たないとされている．この手法は近年回復期リハビリテーション病棟で取り入れられるようになってきた．多職種によるリハビリテーション総合実施計画書の作成が2000年より義務づけられて

おり，内容を本人や家族に説明して同意を得る必要がある．

3. Transdisciplinary team

ある専門職が，他の専門職の手法も取り入れて評価，訓練を実施する，より積極的な形態である．実際の現場ではすべての専門職が十分に確保されている環境はごくわずかであることより，不足する職種の業務を他職種が積極的に代行する必要がある．各職種の独立性や専門性を強調しすぎると（縦割り型），職務内容の逸脱ではないかと心配したり，あるいは自らの専門領域を侵食されるのではないかと恐れることが起こりやすくなる．対象者の置かれた環境により各職種がその職域を超えて知識や技術を習得して積極的に関与することにより，対象者の利益を最大限にもたらそうとする，柔軟性と重なり合いを認める手法である．我が国ではまだ浸透していないが，今後は台頭してくる可能性が考えられる．

リハビリテーションチームの構成職種

1. 医師

まず，対象者にリハビリテーションの適応があるかどうかを判断する．次に医学的管理により合併症を予防し，適切な投薬および装具や補助具の処方などの治療を行う．リハビリテーションプログラムを策定する場合，神経・筋・骨格系の知識が十分にあることは最低限必要である．さらに運動が循環や呼吸器系に及ぼす影響に十分配慮できること，すなわち対象者の全身状態を把握し熟知していることが望ましい．日本リハビリテーション医学会で認定を受けた専門医はこれらの資格を有すると考えられるが，いまだ1,000余名であり全国各地域に十分充足しているとは言い難い．

また，リスクマネージメント（risk management）も医師の重要な役割である．リハビリテーション

の一般的な中止基準について**表1**に示す．

2. 看護師

個人，家族，集団，地域社会において，健康の保持増進，疾病の予防，健康の回復，苦痛の緩和に取り組む．ヒューマンケアを基盤にした健康支援の担い手である．入院患者に対しては病棟での更衣，排泄，摂食などのADL訓練に直接関係しており，すでにinterdisciplinary teamとして働いている（**図1**）．言語聴覚士が在籍していない病院でも，医師の評価と処方のもとに看護師が摂食嚥下訓練に取り組むようになってきており，これはtransdisciplinary teamととらえることが可能である．

3. 理学療法士

身体に障害のある者に対し，主として基本的動作能力の回復を図るため，治療体操その他の運動を行わせる（自動的な治療法）．また，物理的エネルギー（熱，水，光，電気，徒手）を加え，疼痛の緩解，循環の改善，リラクセーションをもたらす（他動的な治療法）．日常生活活動訓練とその指導が主である．

4. 作業療法士

身体障害，発達障害，高次脳機能障害，精神障害，加齢による障害を持つ者に，主としてその応用的動作能力，または社会的適応能力の回復を図るために作業を行わせる．障害を持ちながらも本人なりの自立した生活が送れるようにさまざまな作業活動を取り入れて，生活機能の維持・支援・回復を図る（社会的適応能力の向上）．福祉用具の適用や住宅環境整備の実施にも関与するので，住み慣れた地域での生活支援体制の整備のために，今後より積極的にかかわっていく必要がある．

5. 言語聴覚士

失語症，言語発達遅滞，機能性構音障害，麻痺性構音障害や聴覚障害に取り組む．コミュニケーションは話すことだけではなく，読むこと，理解

表 1 リハビリテーションの中止基準

1. 積極的なリハビリテーションを実施しない場合
    ① 安静時脈拍 40/分以下または 120/分以上
    ② 安静時収縮期血圧 70 mmHg 以下または 200 mmHg 以上
    ③ 安静時拡張期血圧 120 mmHg 以上
    ④ 労作性狭心症の方
    ⑤ 心房細動のある方で著しい徐脈または頻脈がある場合
    ⑥ 心筋梗塞発症直後で循環動態が不良な場合
    ⑦ 著しい不整脈がある場合
    ⑧ 安静時胸痛がある場合
    ⑨ リハビリテーション実施前にすでに動悸・息切れ・胸痛のある場合
    ⑩ 座位でめまい，冷や汗，嘔気等がある場合
    ⑪ 安静時体温が 38℃ 以上
    ⑫ 安静時酸素飽和度（SpO_2）90%以下

2. 途中でリハビリテーションを中止する場合
    ① 中等度以上の呼吸困難，めまい，嘔気，狭心痛，頭痛，強い疲労感等が出現した場合
    ② 脈拍が 140/分を超えた場合
    ③ 運動時収縮期血圧が 40 mmHg 以上，または拡張期血圧が 20 mmHg 以上上昇した場合
    ④ 頻呼吸（30 回/分以上），息切れが出現した場合
    ⑤ 運動により不整脈が増加した場合
    ⑥ 徐脈が出現した場合
    ⑦ 意識状態の悪化

3. いったんリハビリテーションを中止し，回復を待って再開
    ① 脈拍数が運動前の 30%を超えた場合．ただし，2 分間の安静で 10%以下に戻らないときは以後のリハビリテーションを中止するか，または極めて軽労作のものに切り替える
    ② 脈拍が 120/分を超えた場合
    ③ 1 分間 10 回以上の期外収縮が出現した場合
    ④ 軽い動悸，息切れが出現した場合

4. その他の注意が必要な場合
    ① 血尿の出現
    ② 喀痰量が増加している場合
    ③ 体重が増加している場合
    ④ 倦怠感がある場合
    ⑤ 食欲不振時・空腹時
    ⑥ 下肢の浮腫が増加している場合

（文献 1 より引用）

すること，書くこと，計算することなどさまざまな側面を含む．最近では摂食・嚥下障害の分野でも活躍が広まっている．

6．義肢装具士

義肢・装具の装着部位への採型および義肢・装具の作製ならびに身体への適合を行う．義肢装具士業務指針には，医療チームの一員として，医師，看護師，理学療法士，作業療法士等と緊密な連携を保ち，より円滑で効果的な医療を行うことに協力する．また，義肢・装具の装着適合にかかわる各治療の段階を通じて，他のコメディカルスタッフと相互に密接な連携をとり，患者が装着する当該義肢・装具を使用するにあたっての留意事項等，必要な情報を相互に提供し合うものとする，と記載されている．

7．介護支援専門員（ケアマネジャー）

2000 年に開始された介護保険制度において，要介護者などの状況の分析，把握を行い，必要な介護サービスを調整する．医療保険制度の抜本的改革（入院治療の短縮と在宅生活支援）を推進する施策として導入された．今後，医療機関に入院して行うリハビリテーションはますます短期間となり，

図 1

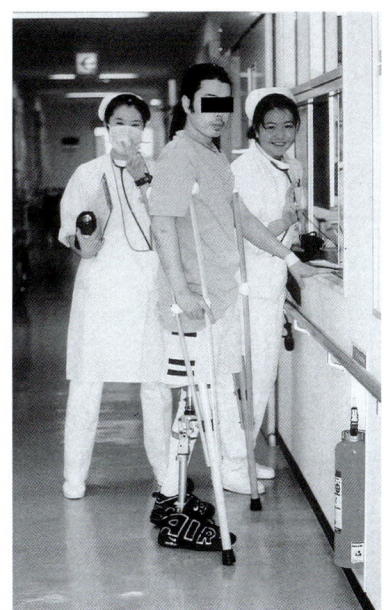

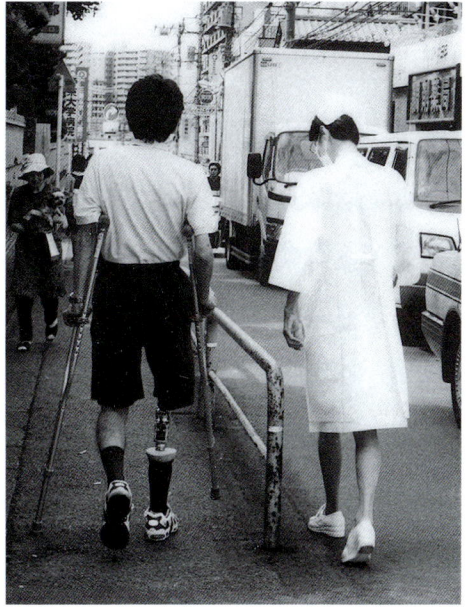

a：病棟での義足歩行訓練を見守る看護師．理学療法士が義足歩行訓練を個別に実施できる時間は現実には限られており，時間になれば別の担当患者に取り組まなくてはならない．このような状況で，大部分の時間を過ごす病棟で，積極的に自主的訓練により歩行能力や体力，持久力向上を図るというプランを計画しても，どのように調整して実行していくかが課題となる．そこで勤務時間帯には病棟に常駐している看護師の役割が重要となる．例えば，「今日は訓練室で 400 m 歩いた」と病室を回る看護師に話すよりも，「今日は病棟で 4 往復した」と話し，「さっき練習している所を見ていましたよ，頑張っていますね」と返事をすることにより，医療スタッフの見守り(安全管理的要素の付加)と心理支持(共感，これはケアの実践そのもの)が可能になる．このような患者の自主訓練に対するモチベーションを向上させる手法は interdisciplinary team approach の 1 例と考えられる．

b：大腿切断者の屋外歩行に同行する看護師．これは transdisciplinary team approach の 1 例と考えられる．

対象者の生活の場である身近な市町村圏地域での生活支援体制の整備が進められると予想される．その基盤となる法的根拠が介護保険であり，ケアマネジャーの力量が問われる時代になってきたといえよう．

その他の関連職種として，医療ソーシャルワーカー，保健師，リハビリテーション工学士，社会福祉士などがある．

チームアプローチの運営上の問題点

チームアプローチの一般的な利点としては，情報が多源的に得られ，対立案や代替案の提示や選択もしやすく，達成目標を掲げることにより各専門職の協調が得やすいことが挙げられる．しかし，問題点もある．チームに所属する各専門職の意見調整を行う会議はケース・カンファレンス(評価検討会)と呼ばれるが，その開催には時間を確保する必要があり，チームリーダーやディレクター，コーディネーターの力量により帰結が左右される可能

性がある．形式的になりやすく，職種や情報が多すぎて基本方針がまとまらない場合もある．またチームアプローチは外来，入院，地域，在宅のいずれにおいても必要であり，本来は保健・医療・福祉の連携が必要であるにもかかわらず，地域サービス組織まで含んだケース・カンファレンスを医療機関内で開催することは困難である．したがって，介護保険下での在宅生活調整へと円滑に移行できないと，机上の空論に終わってしまう可能性もある．

チームアプローチについての教育の重要性

チームアプローチは共同作業であり，各専門職の個々の役割を十分に認識し，相互に相手を認め合い尊重してかかわるという連携が必要である．各専門職は，学生時代はそれぞれの資格要件に見合う知識や技術に重点が置かれて教育を受けており(専門性，独自性)，異なる専門職との交渉や調整に必要なコミュニケーション能力を身につける教育実習は，資格取得後の現場で習得しているのが現状である．そこで，各職域で新人職員に対して現場教育が重要となる．適切な情報を発信するだけで十分なのではなく，相手に情報を発信してもらう技術が必要となる．相手の意見や気持ち(感情)に気づき良好な人間関係を築くには，挨拶に始まる日頃のコミュニケーションや基本的マナー，打ち合わせ時間や情報伝達方法の工夫など，連携には自主的なかかわりが必要なことを現場教育していく．

（丸野紀子）

■■ 文　献 ■■
1) 日本リハビリテーション医学会診療ガイドライン委員会(編)：リハビリテーション医療における安全管理・推進のためのガイドライン，医歯薬出版，2006.

義肢装具の基本的知識
I. 義　肢

1. 総　論

Key words　義肢（prosthesis），義手（upper limb prosthesis），義足（lower limb prosthesis）

義肢の分類

上肢切断に用いる義手と下肢切断に用いる義足を総称して義肢というが，義肢は**表1**のように分類される．

1. 構造による分類

1）殻構造義肢（exoskeletal prosthesis）

甲殻類の構造のように義肢に働く外力や体重支持などの力を殻で負担し，この殻が同時に手足の外観を備えている構造の義肢．殻の素材は木材やプラスチック，アルミニウム等である（**図1，2**）．

2）骨格構造義肢（endoskeletal prosthesis）

義肢の中心にあるパイプなどで外力や体重支持などの力を負担し，ウレタンフォームなどをかぶせて外観を整える構造の義肢．多くの部品はモジュール化されており，さまざまなメーカーの部品を組み合わせて使用できる（**図1，2**）．

2. 使用時期による分類

1）訓練用仮義肢（temporary prosthesis）

切断直後に装着して動作の訓練のために用いられる義肢で，断端の変化や訓練の状況に応じてソケットの適合調整やアライメント調整が必要となる．

2）本義肢（permanent prosthesis）

訓練用仮義肢に対応する用語として用いられ，通常は訓練用仮義肢の次の段階で，ソケット，力の伝達系，外装などのすべての部分において，切断者が日常生活を送る上で長時間の使用に耐えるように製作された義肢．

義手（upper limb prosthesis）

上肢切断では義手にどのような機能を求めるかにより，製作する義手の種類や構造が異なる．義手のソケットには懸垂機能と義手操作の際の支持性が求められる．ソケットと継手や手先具などの

表1　義肢の分類

義肢	構造による分類	殻構造義肢 骨格構造義肢
	使用時期による分類	訓練用仮義肢 本義肢
義手	機能による分類	装飾用義手 作業用義手 能動義手
	力源による分類	体内力源義手 体外力源義手 電動義手
	切断部位による分類	肩義手 上腕義手 肘義手 前腕義手 手義手 手部義手 手指義手
義足	切断部位による分類	股義足 大腿義足 膝義足 下腿義足 サイム義足 足部切断用義足 　足根義足 　足根中足義足 　足指義足

リスフラン関節離断，中足骨切断，足指切断などが適応となる．足底での体重支持は可能であるが，断端は残存筋力の不均衡から内反，尖足変形が起こりやすく，また，軟部組織が少ないことから骨突起部に創や潰瘍，胼胝などを形成しやすい．

(大石暁一)

■■ 文　献 ■■

1) 日本規格協会：福祉関連機器用語［義肢・装具部門］JIS T 0101, 1997.
2) 澤村誠志：切断と義肢，医歯薬出版，2007.
3) 中島咲哉：第Ⅳ章　1 義手，日本整形外科学会・日本リハビリテーション医学会(監修)，義肢装具のチェックポイント，第 7 版，医学書院，2007.
4) 日本義肢装具学会(監修)，澤村誠志(編)：義肢学，医歯薬出版，2005.

義肢装具の基本的知識
Ⅰ. 義　肢
2. 義　手

> **Key words**　義手部品（components of upper limb prosthesis），能動式義手（body-powered upper limb prosthesis），装飾用義手（cosmetic upper limb prosthesis），筋電義手（myoelectric upper limb prosthesis），義手の操作（control of upper limb prosthesis）

義手の構成

義手は切断（離断）によって失われた上肢機能の一部や外観を補うために，部品や支持部材の組み合わせによって構成される．中でも身体と義手とのインターフェースの役割を担う「ソケット」は最も重要な構成要素の1つである．このソケットを中心として，生体の関節に相当する「継手」，手に相当する「手先具」，これらの部品を連結する「支持部」によって義手は組み立てられる．また義手の懸垂には「ハーネス」が用いられ，身体の残存機能を力源として操作する能動式義手では「コントロールケーブルシステム」が必要となる．これらの構成要素を図1に示す．

義手の部品

手先具や継手は義肢パーツメーカーが豊富な数の種類を取り揃えており，その中から使用者のニーズに合わせて用いる．

1. 手先具

身体の「手」に相当する手先具は，その機能や形態によって大きく4つに分類される．

1）能動フック
能動フックは手指のつまみ動作を代償する．身体の残存機能を力源として，コントロールケーブルシステムを介したフックの閉じ開きを能動的に行うことができる．

コントロールケーブルシステムのケーブルを牽引することによってフックが開くタイプを「随意開き式」という（図2-a）．ケーブルの牽引を緩めると，ゴムまたはバネの力でフックが閉じる．一方，ケーブルの牽引でフックが閉じるタイプを「随意閉じ式」という（図2-b）．

2）能動ハンド
その形態が手を模したものであり（図3），能動フックと同様に随意開き式と随意閉じ式がある．

3）装飾ハンド
人の手の形態を模して作られており，塩化ビニール製やシリコーン製の装飾グローブに芯材を入れたものが多く使用される．中には合成樹脂製の手指関節機構を持ったハンドもあり（図4-a），他動的に好みの肢位に手指形状を変化させることが可

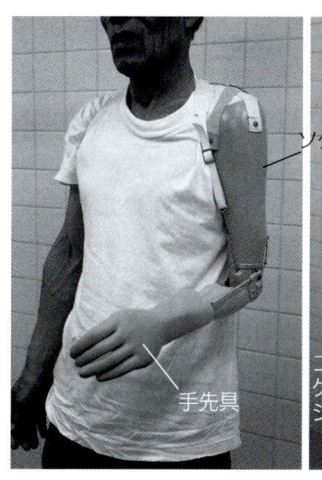

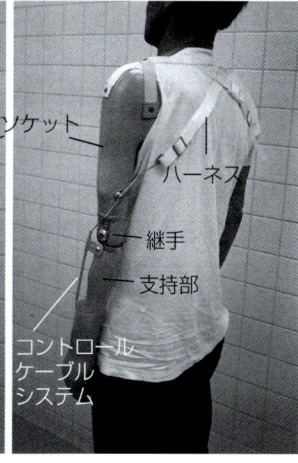

図 1　義手の構成要素

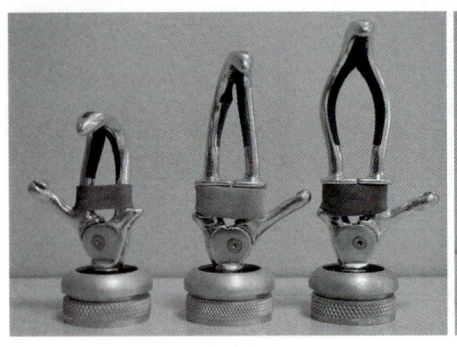

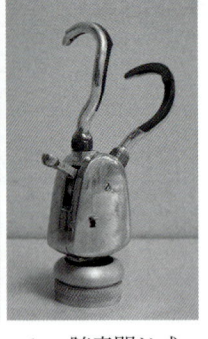

図2 能動フック
a：随意開き式
b：随意閉じ式

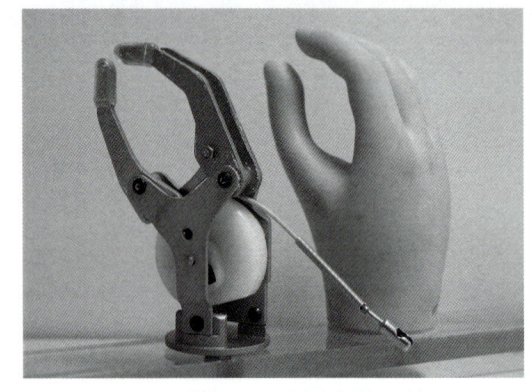

図3 能動ハンド（随意開き式）

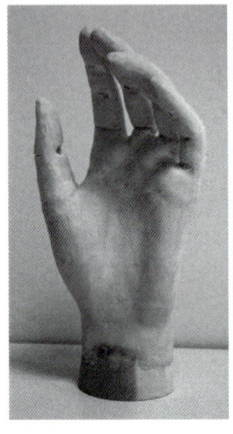

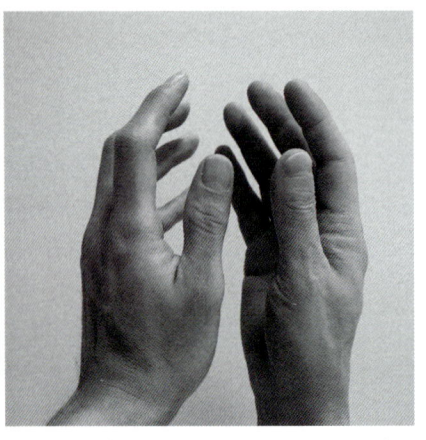

図4 装飾ハンド
a：関節機構を持つ装飾ハンド．シリコーン製などの装飾グローブを被せて使用する．
b：左手側が実際の手．右手側が装飾グローブ

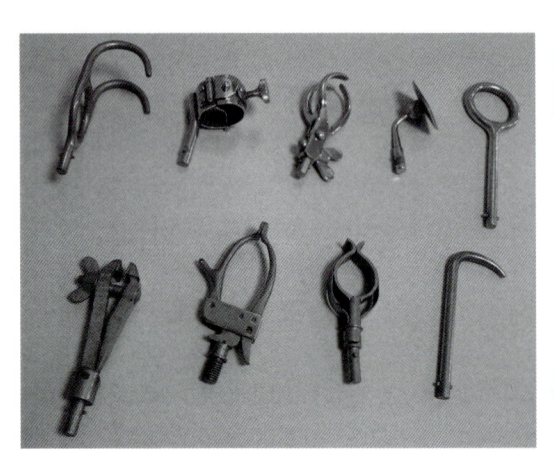

図5 作業用義手の各種手先具

能で，軽量の物ならば手指に掛けて把持することもできる．シリコーングローブとの組み合わせで非常にリアリティの高い装飾ハンドとなり（図4-b），好んで用いられている．

4）作業用手先具

個々の作業内容に特化してデザインされた手先具で，第二次世界大戦中に日本で開発された「十五年式陸軍制式義手」のシステムを受け継いだ「作業用義手」に用いられる．主として農作業や山林木工作業において使用され，代表的な手先具に「曲鉤」，「鎌持ち金具」，「鍬持ち金具」，「物押さえ」，などがある（図5）．海外の義肢パーツメーカーからも個々の作業に特化した手先具が販売されている（図6）．

2. 継 手

継手は生体の関節の機能の一部を代償する部品である．継手の中にはその角度を他動的に変位させて（健側手を用いたり，机や壁などに押しつけたり），任意の位置に保持するものや，身体の残存機能を力源として能動的に角度変位を行うことが可能な継手がある．

1）肩継手

肩継手は他動的にその角度を変位させるものが一般的である．生体の肩関節と同様に3自由度の可動域を持つ「ユニバーサル肩継手」（図7-a）や2自由度の可動域を持つ「屈曲外転肩継手」がある（図7-b）．

2）肘継手

肩義手や上腕義手に用いられる肘関節機能の代償を担うものと，前腕義手などに用いられ，ソケットと上腕カフ等との接続要素を担うものがある．

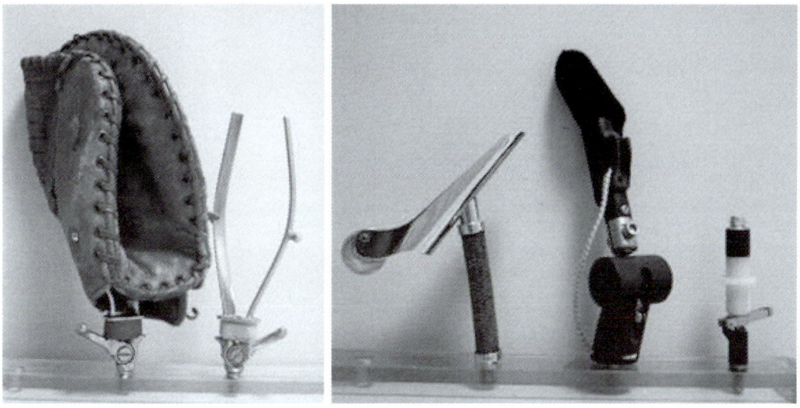

図 6
スポーツ用手先具
左から野球グローブ用，ゴルフクラブ用，スキーストック用，ボウリング用

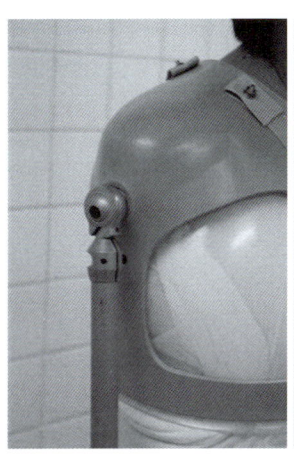

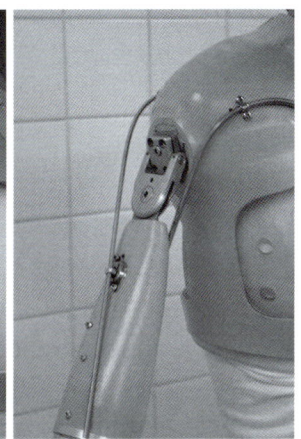

a|b 　図 7 　肩継手
a：ユニバーサル肩継手．継手が肩関節のように球状になっている．
b：屈曲外転肩継手．定摩擦下で他動的に変位，固定する．

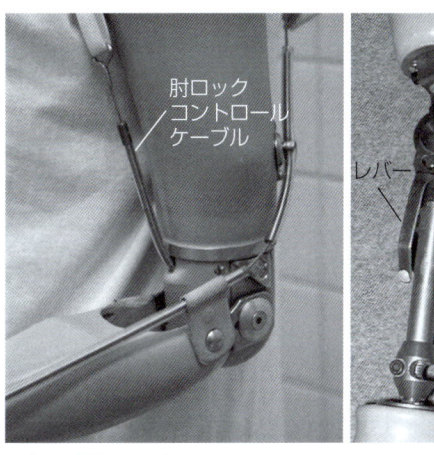

a|b 　図 8 　肩義手，上腕義手に用いられる肘継手
a：能動単軸肘ブロック継手．前面から出ている肘ロックコントロールケーブルを牽引し，肘継手の固定/遊動切り替えを行う．
b：手動単軸ヒンジ継手．健手によるレバー操作で肘継手の固定/解除を行う．

a）肩義手，上腕義手に用いられる肘継手

（1）能動単軸肘ブロック継手

能動式義手に用いられる肘継手．肘ロックコントロールケーブルを牽引するごとに，肘継手の固定/遊動の状態を切り替えることが可能で，複式コントロールケーブルシステムと併用することにより，肘の屈曲伸展および手先具の開閉が可能となる（図 8-a）．また継手上部にあるターンテーブルにより回旋機能を有する．

（2）手動単軸ヒンジ継手

レバー操作によって肘の屈曲角の固定と解除が行える継手である．図 8-b は骨格構造のものであり主に装飾用義手に使用される．

b）肘関節離断（または上腕切断長断端）に用いられる肘継手

（1）能動単軸肘ヒンジ継手

2 組のヒンジ継手から構成される肘継手で，能動肘ブロック継手を設置するスペースが確保できない肘関節離断や上腕切断長断端の能動式義手に用いられる．一方のヒンジ継手に肘ロック機構を備え，ここから出ている肘ロックコントロールケーブルを操作することによって能動単軸肘ブロック継手と同じように使用する（図 9）．

義手　139

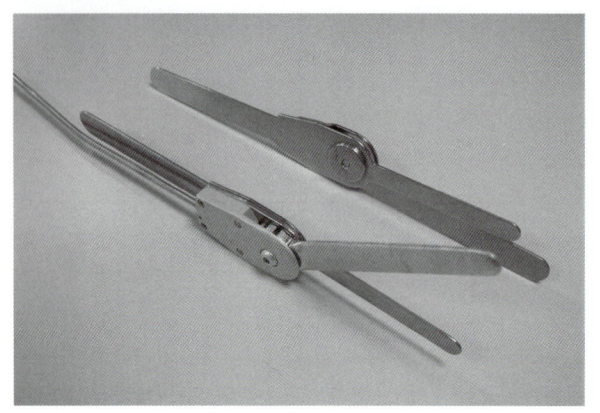

図9　能動単軸肘ヒンジ継手
肘ロックコントロールケーブルにより肘継手の固定/遊動切り替えを行う．ロック機構付き継手を断端の内側に設置する．

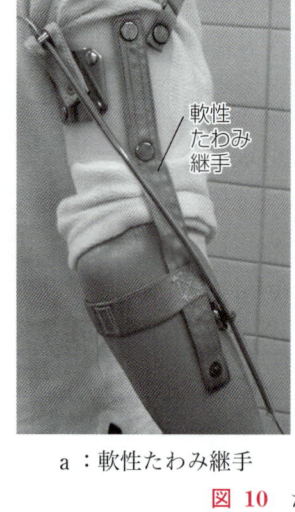

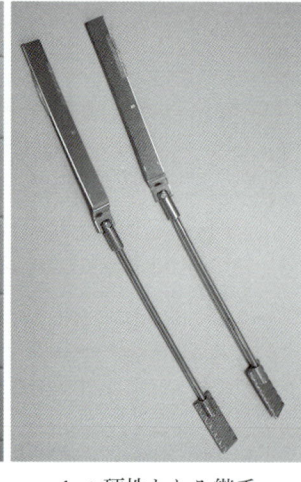

a：軟性たわみ継手　　　b：硬性たわみ継手
図10　たわみ継手

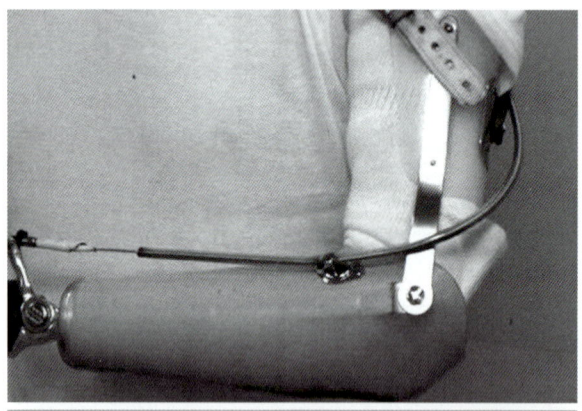

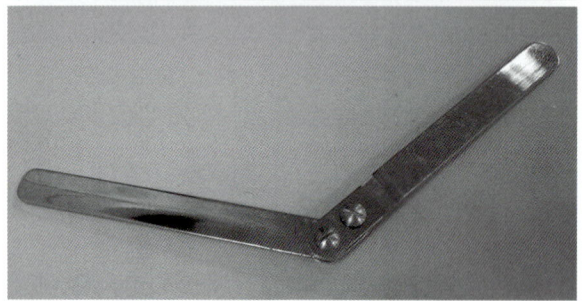

図11　肘ヒンジ継手
a：単軸肘ヒンジ継手
b：多軸肘ヒンジ継手

a/b

c）前腕義手に用いられる肘継手
（1）軟性たわみ継手
ソケットと上腕カフとを結合する肘継手であり，帆布で裏打ちして伸びにくくした皮革や，ナイロン製のテープでたわむように作られた継手である（図10-a）．鋼製ケーブルを用いた「硬性たわみ継手」（図10-b）という肘継手もあるが，日本ではあまり普及していない．

（2）単軸肘ヒンジ継手
2本の筋金を単軸のヒンジで接続した肘継手．これを2本一組で用いてソケットと上腕カフを結合し，肘関節の屈伸を可能としながらソケットの支持性を高め，義手の懸垂の役割も果たす（図11-a）．

（3）多軸肘ヒンジ継手
2本の筋金を2軸のヒンジで接続した肘継手．単軸に比べて肘関節軸位への適合が行いやすく，屈曲角が大きいため肘関節の屈伸も行いやすい（図11-b）．

（4）倍動肘ヒンジ継手
3本の筋金が歯車機構もしくはリンク機構によって接合されている継手で，2本一組として用いる．ソケット部に取り付けられる筋金と前腕部に取り付けられる筋金が別個になっており，スプリットソケットとともに使用される．これは前腕切断極短断端で肘関節の可動域が十分に得られない場合の問題を解決するために開発された継手であり，断端の屈曲運動を約2倍の角度に増幅して前腕部に伝えることが可能な継手である（図12）．

3）手継手
手継手は手先具と義手の前腕部とを接続し，手先具を固定し，かつ，その向きを任意に変えられる機能を必要とする．固定や向きの変更の仕方によって形式が異なり，数種類の手継手がある．

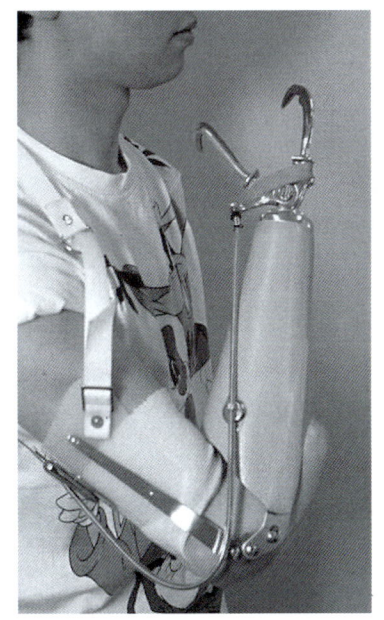

図 12 倍動肘ヒンジ継手
ソケットと前腕部が分離したスプリットソケットに用いられ，断端の屈曲角度を倍増して前腕部に伝える．

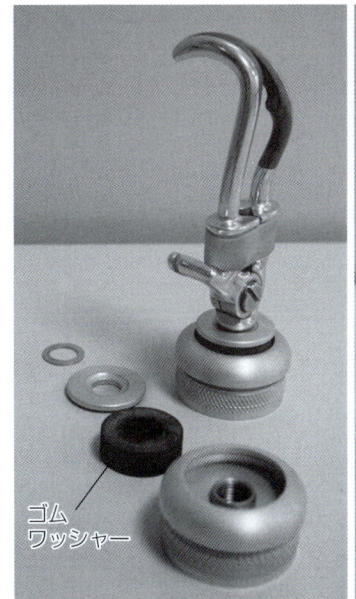

a|b 　図 13 摩擦式手継手
a：面摩擦式手継手．中央のゴムワッシャーを圧縮して面摩擦を得る．
b：軸摩擦式手継手．側面からネジを締め込むことによってナイロンスリーブを変形させ軸に対する摩擦を得る．

a）面摩擦式手継手

面摩擦式手継手は，手先具をねじ込むことによって金属性のワッシャーでゴム製ワッシャーを面で圧縮し，その反発によって摩擦力を生じさせる．手先具をねじ込む量によってこの摩擦力を調節し，手先具を固定しながらも他動的にその向きを変えることが可能となる（図 13-a）．

b）軸摩擦式手継手

軸摩擦式手継手は，手先具をねじ込む部分にナイロンスリーブを用い，そのスリーブをネジで締めつけることによりスリーブが変形し，手先具のネジ部分との間に摩擦力を発生させる．ネジを締めつける量によって摩擦力を調節し，手先具の固定と他動的な向きの変更を可能とする（図 13-b）．

c）迅速交換式手継手

迅速交換式手継手は，用途によって異なる数種類の手先具を手早く交換できるように作られた手継手である．手継手本体の他に専用のインサート（コネクタ）が必要であり，使用する手先具にはこのインサートがあらかじめ取りつけられていなければならない．取りつけ方式はバヨネット機構とスプリングカム機構の2種類がある（図 14）．

d）屈曲用手継手

屈曲用手継手は，ボタン操作による固定/解除により手先具を屈曲位に変位，固定できる手継手である（図 15）．

切断部位による義手

1．肩義手

〈切断レベルとソケット〉

肩義手に用いられるソケットは切断レベルによって形態が異なる．一般的に切断レベルが高位になるほどソケットは大きくなる傾向にあるが，これはソケットの懸垂性や支持性を高めるために身体とソケットとの接触面積を広く確保するためである（図 16）．

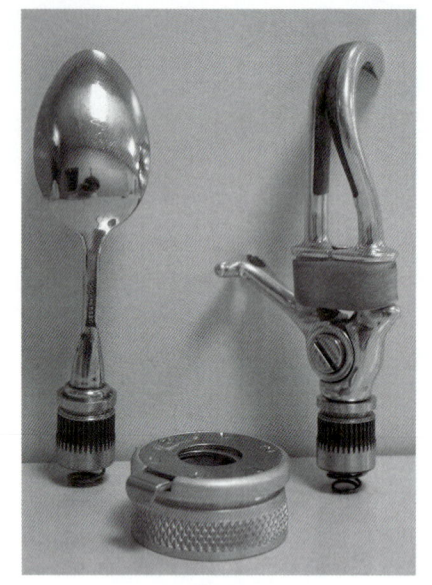

図 14 迅速交換式手継手
取り付けは手先具を押し込み，取り外しはボタン操作により行う．

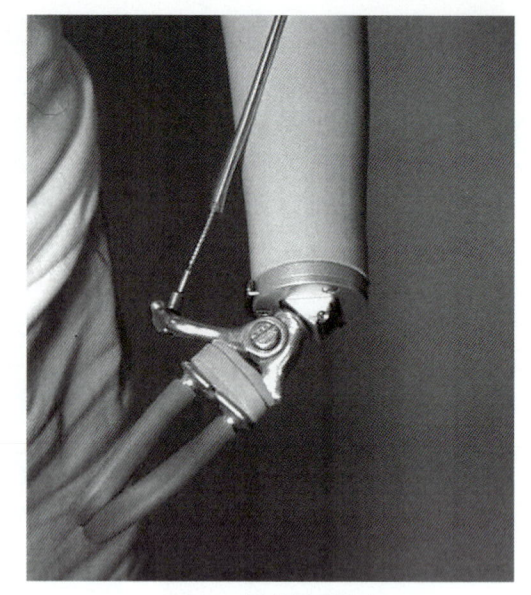

図 15 屈曲用手継手
ボタン操作により屈曲角度変更時の固定，解除を行う．

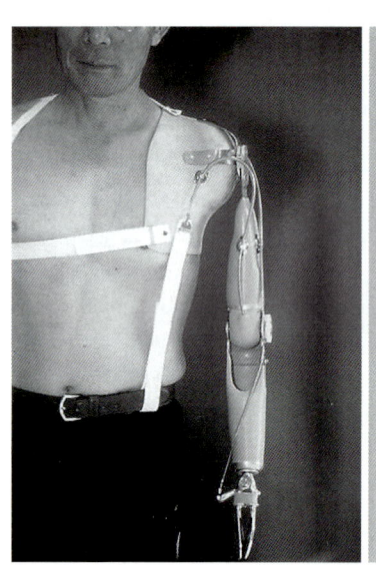

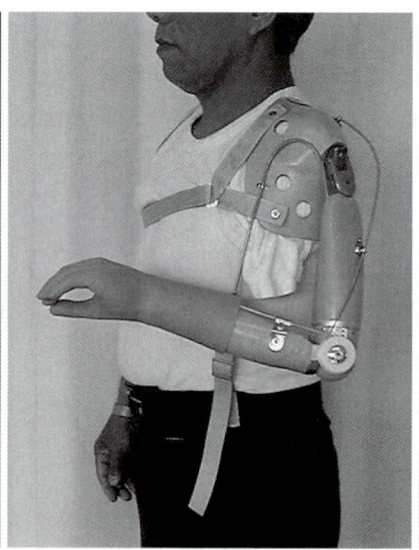

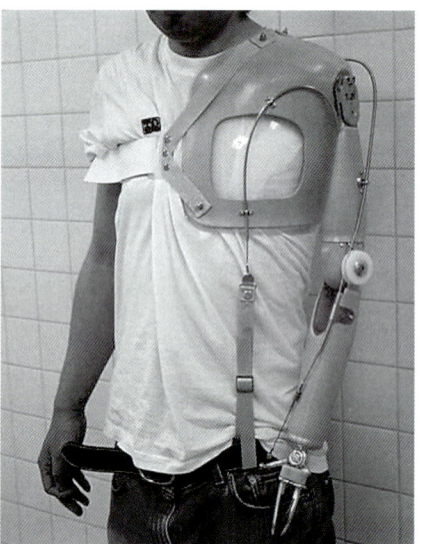

図 16 肩義手のソケット
切断レベルが高位になるほどソケットは大きくなる．左から上腕骨頸部切断用肩義手，肩関節離断用肩義手，肩甲胸郭間切断用肩義手

1) 能動式肩義手

能動式肩義手は切断（離断）によって失われた肩関節，肘関節，手関節，手部の機能の一部を補う機能を持つ．肩継手と手継手は他動的にその継手角度（位置）を変更し固定する継手であるが，肘継手，手先具は身体の残存機能を力源として能動的に操作される．

a) ハーネス

能動式肩義手のハーネスはソケットの懸垂や支持性を高めるための胸郭バンド，操作のための力源となる身体の残存機能を取り出すための腋窩ループ，肘継手の固定/遊動切り替えを行うための肘

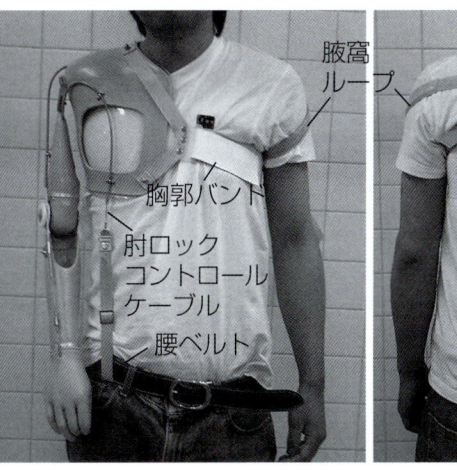

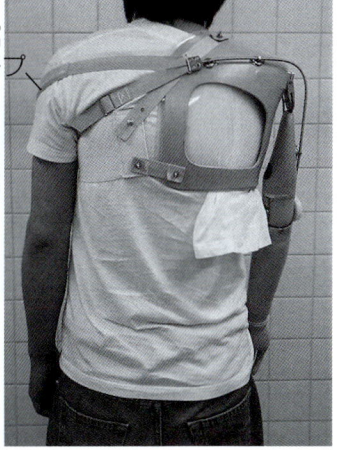

図 17　能動式肩義手とハーネス例
図は肩甲胸郭間切断用能動式肩義手

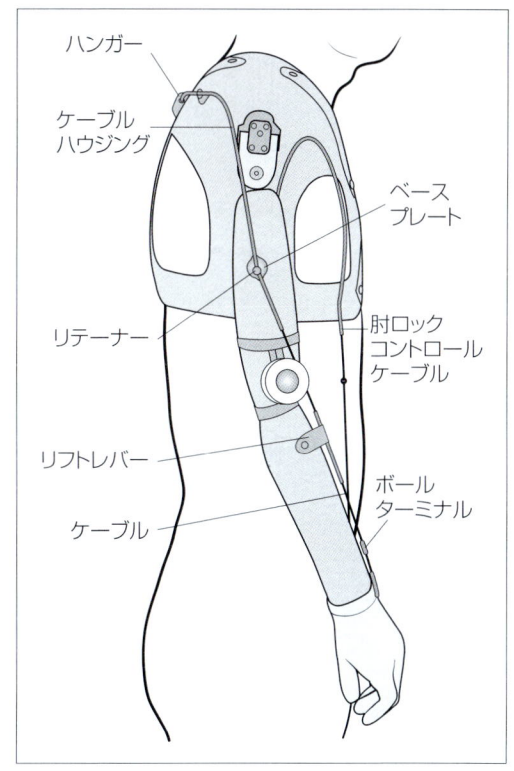

図 18　複式コントロールケーブルシステム
図はプーリーユニットを用いている.

ロックコントロールケーブルの支点となる腰ベルトなどから構成される(図 17).

b) コントロールケーブルシステム

能動式肩義手の基本的な操作は,肘継手の屈曲と伸展および手先具の開閉である.これらの2つの機能を1本のケーブルで実現するために「複式コントロールケーブルシステム」が用いられる(図 18).これは1本のメインコントロールケーブルの牽引で行う動作を,肘継手の状態(肘継手ロック/フリー)を切り替えることによって,2種類の動作に作用させるシステムである.そのためメインコントロールケーブルの牽引操作の他に,肘継手の固定/遊動を切り替えるためのケーブル操作が必要となる.

c) メインコントロールケーブルの牽引に必要な身体動作

肩義手においてメインコントロールケーブルを操作するために最も有効な力源は,肩甲骨の外転動作である.これはいわゆる「肩をすぼめる」動作である.この肩甲骨の外転を行った際に生じるハーネスの腋窩ループと義手のリテーナーとの間の距離的変化をピックアップし,ケーブルを牽引する.

(1) 肩離断および上腕骨頸部切断の場合(図 19)

(2) 肩甲胸郭間切断の場合

肩甲胸郭間切断の場合,メインコントロールケーブルを制御するための力源となる肩甲骨が健側にしか残存しないため,ケーブルを牽引するために発生しうる距離が半減する(図 20).そのため,ハーネスの改良や肘プーリーユニット(図 21-a),肘継手屈曲補助装置(図 21-b)を使用するなど,さまざまな工夫を要する.

d) 肘継手の固定/遊動切り替えに必要な身体動作

肘継手の固定/遊動の切り替えは肘ブロック継手から出ている肘ロックコントロールケーブルを引くことにより行う.引くごとに固定→遊動→固定→遊動……と切り替わる.この動作を能動式肩義手では体幹の側屈あるいは義手側の肩甲骨の挙上により行う(図 22).

e) 義手の操作

(1) 手先具の開閉

手先具を開くときはまず,肘継手を固定してからメインコントロールケーブルの牽引を行う(随意開き式の手先具の場合).そのため能動式肩義手では体幹の側屈または義手側の肩甲骨の挙上により肘ロックコントロールケーブルを牽引し,次に肩甲骨の外転を行う.

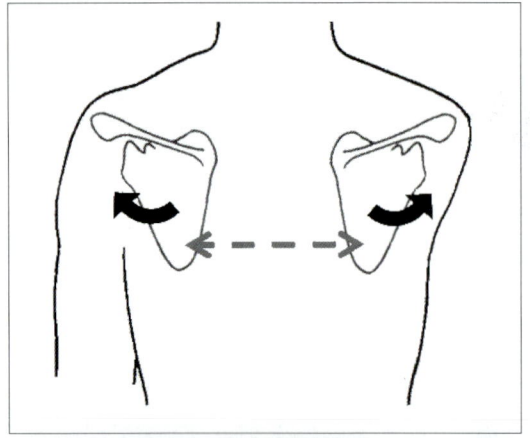

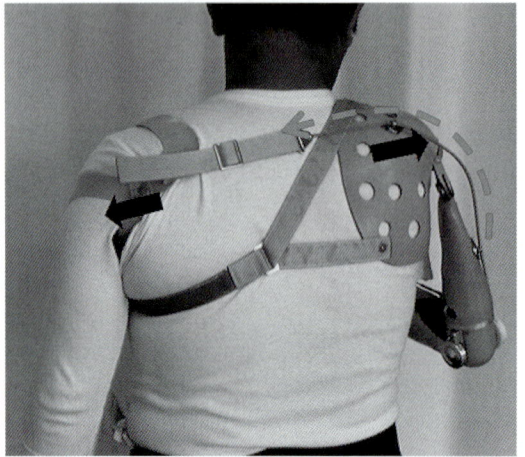

図 19 肩関節離断用肩義手のメインコントロール
　　　ケーブルの牽引に必要な身体動作
両側の肩甲骨外転動作時に発生する腋窩ループと
リテーナー間の距離的変化をピックアップする．

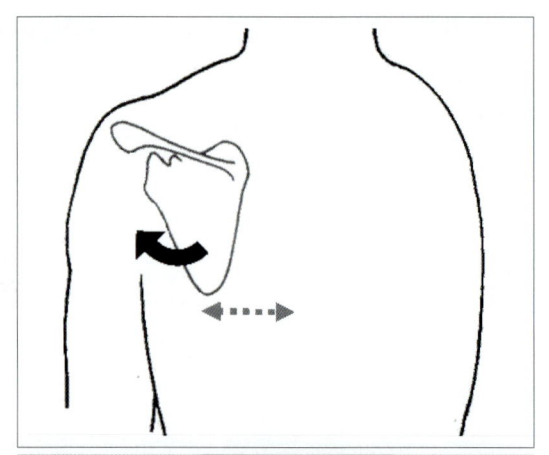

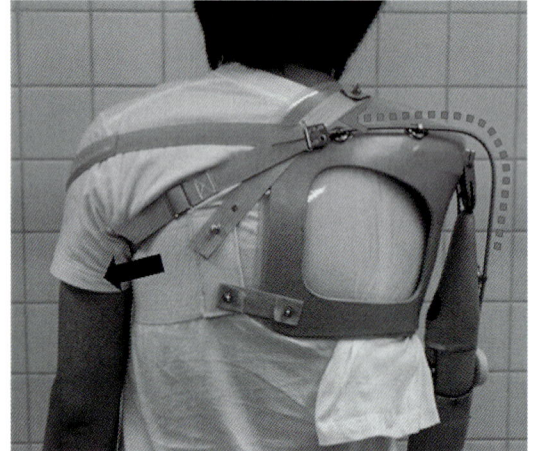

図 20 肩甲胸郭間切断用肩義手のメインコント
　　　ロールケーブルの牽引に必要な身体動作
肩甲骨が健側のみに残存するため，ピックアッ
プできる距離的変化も半減する．

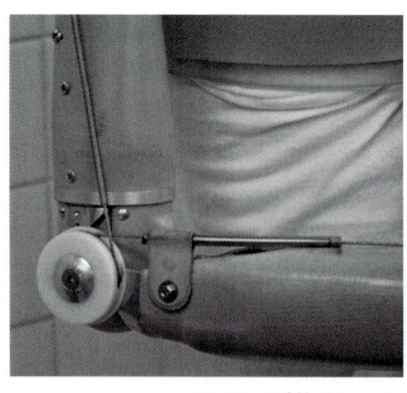

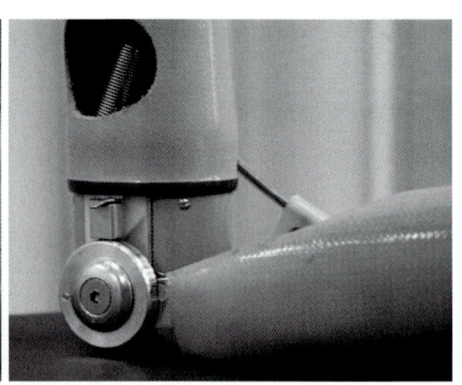

図 21 肩義手における操作性向上のための工夫
　a：肘プーリーユニット．肘継手軸に取り付けた直径 35 mm のプーリーによって肘継手の屈曲を行う．
　　これにより，肘継手最大屈曲時のケーブルのたるみが減少し，屈曲時の手先具操作効率が改善する．
　　近畿義肢製作所と兵庫県立総合リハビリテーションセンターによる開発．
　b：肘継手屈曲補助装置．巻きバネの力により肘継手の屈曲を補助する．

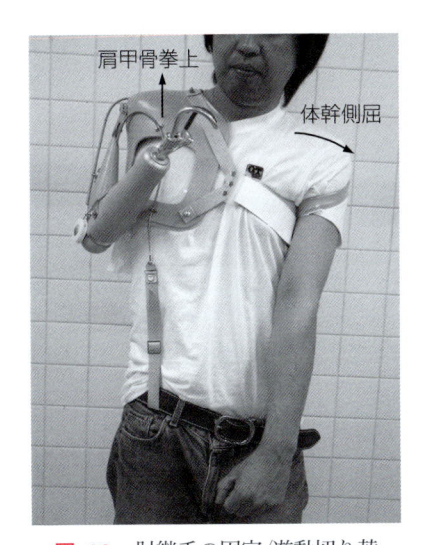

図 22 肘継手の固定/遊動切り替えに必要な身体動作

義手側の肩甲骨の挙上もしくは体幹の側屈により、腰ベルトに接続された肘ロックコントロールケーブルを牽引する。

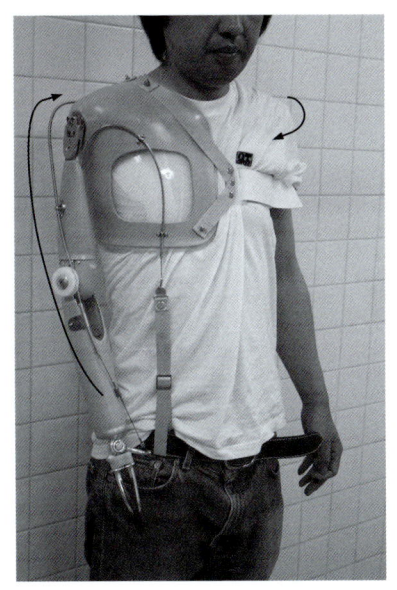

図 23 手先具の開閉

肘継手を固定し、肩甲骨外転を行う。

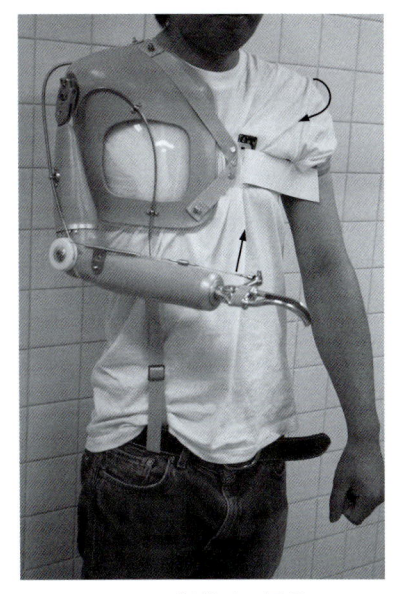

図 24 肘継手の屈曲

肘継手を遊動にし、肩甲骨外転を行う。

図 23 に示すように肘継手を固定して矢印方向にケーブルを牽引すると、その張力は手先具を開く作用に働く。このとき、リフトレバー(プーリー)は肘継手が固定されているため、ケーブル張力の作用点ではなく単にガイドとしての役割を果たす。

手先具を閉じるときはメインコントロールケーブルの張力を緩めることによって、力源ゴムの収縮により手先具は閉じられる。

(2) 肘継手の屈曲/伸展

肘継手の屈曲を行うときは肘継手を遊動にしてからメインコントロールケーブルの牽引を行う(体幹の側屈または義手側の肩甲骨の挙上→肩甲骨の外転)。図 24 に示すように肘継手を遊動にして矢印方向にケーブルを引くと、リフトレバー(プーリーとケーブルの接点)は肘の回転中心(継手軸)より遠位に設定してあるため、ケーブルを引く力がリフトレバー(プーリー)に作用し、肘継手を屈曲する方向に回転させる力となる。

肘継手を伸展するときはメインコントロールケーブルの張力を緩めることによって、前腕部の自重で肘継手は伸展する。

2) 装飾用肩義手

装飾用肩義手は幹部を骨格構造とし、シリコーンまたは塩化ビニールで外観を形作るものが一般的である(図 25-a)。肘継手に手動式単軸肘ヒンジ継手を用いることにより、任意に肘の角度を固定することが可能である(図 25-b)。

2. 上腕義手

〈ソケット〉

ソケットは一般的に差込式ソケットが用いられる(図 26-a)。このほかには吸着式ソケット(図 26-b)やオープンショルダーソケットと呼ばれるものがある。

1) 能動式上腕義手

能動式上腕義手は切断によって失われた肘関節、手関節、手部の機能の一部を補う機能を持つ。手継手および肩関節の内外旋を代償するターンテーブルは他動的にその角度(位置)を変更し固定する機能であるが、肘継手、手先具は身体の残存機能を力源として能動的に操作される(図 27)。

a) ハーネス

能動式上腕義手のハーネスは一般的に 8 字ハーネスが用いられる(図 28)。上腕義手用 8 字ハーネスは、ソケットの懸垂を行う外側懸垂バンド、肘ロックコントロールケーブルに接続される前方

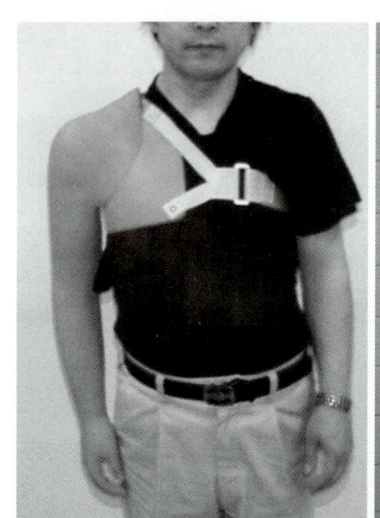

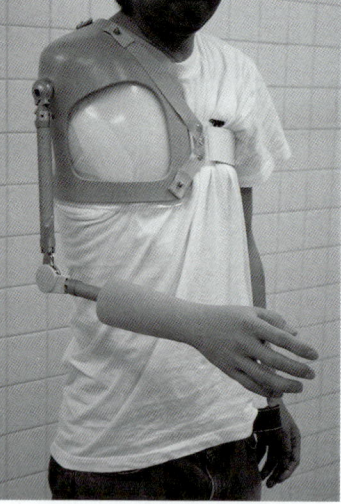

図 25　肩甲胸郭間切断における装飾用肩義手
　a：装飾用肩義手の外観
　b：肘継手に手動式単軸肘ヒンジ継手を用いている．

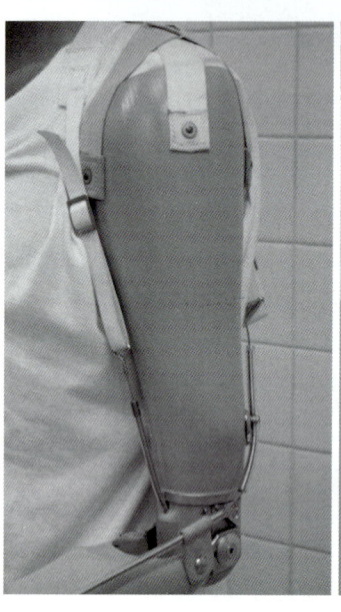

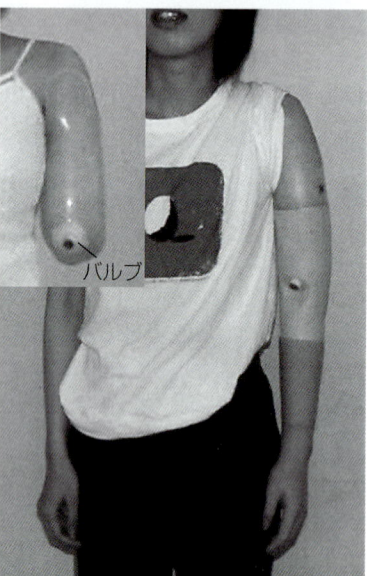

図 26　上腕義手のソケット
　a：差込式上腕ソケット．義手の懸垂はハーネスによって行う．
　b：吸着式上腕ソケット．断端の挿入には断端誘導帯(引き布)を用い，遠位部のバルブによって外気圧を遮断し，内部を陰圧に保ち義手を懸垂する．

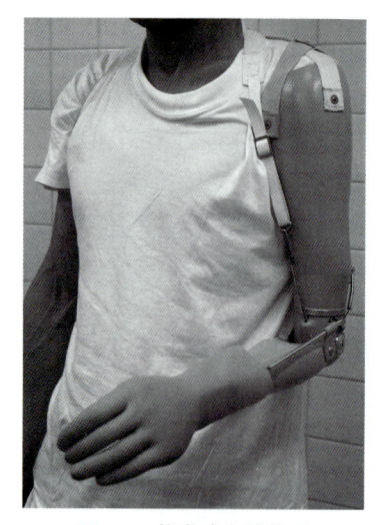

図 27　能動式上腕義手

支持バンド，操作のための力源となる身体の残存機能を取り出すための腋窩ループ，コントロールケーブル取り付けバンドからなる．また，ソケットに加わる水平面上での回旋に対して，ソケットの支持性および安定性を保持するために，回旋防止弾性バンドが取りつけられる場合もある．

b) コントロールケーブルシステム

　能動式上腕義手の基本的な操作は，肘継手の屈曲/伸展および手先具の開閉である．能動式肩義手と同様，これらの2つの機能を1本のケーブルで実現するために「複式コントロールケーブルシステム」が用いられる．（義手の操作方法については，Ⅰ．切断 4．上肢切断の作業療法参照）

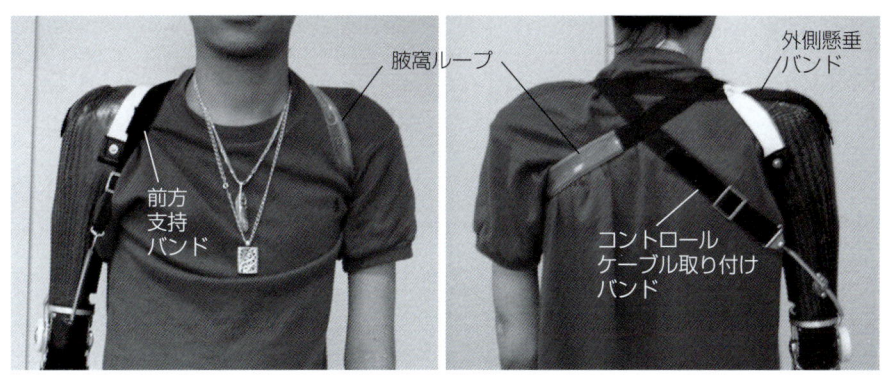

図 28　上腕義手用8字ハーネス

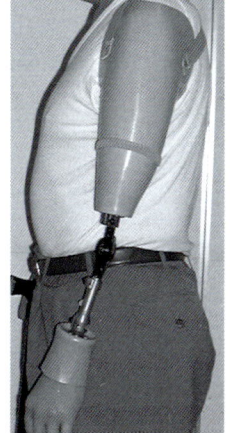

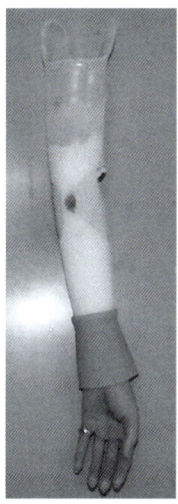

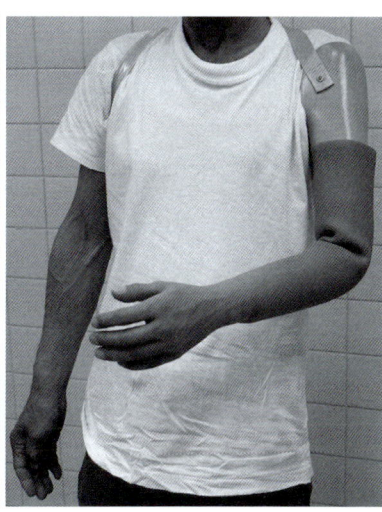

図 29
装飾用上腕義手
　a：骨格式装飾用上腕義手
　b：支持部にフォーム材を使用した例
　c：手動式単軸ヒンジ継手を用いた装飾用上腕義手

2) 装飾用上腕義手

装飾用上腕義手は支持部を骨格構造とし，シリコーンまたは塩化ビニールで外観を形作るものと (図 29-a)，硬質および軟質フォーム材を用いて軽量化を図るものがある (図 29-b)．骨格構造の場合，肘継手に手動式単軸肘ヒンジ継手を用いることにより，任意に肘の角度を固定することが可能である (図 29-c)．

3) 作業用上腕義手

作業用上腕義手は支持部が作業用義手専用の骨格構造(作業用幹部)で，肘継手と手継手が手動式で角度調整および固定が可能な機構を備えている．手先具は各種の作業用手先具がバヨネット構造を持つ手継手に，簡便かつ確実に取りつけられるようになっている (図 30)．

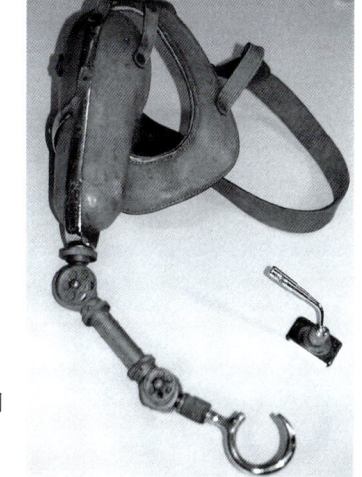

図 30
作業用幹部を用いた上腕義手

3. 肘義手

〈ソケット〉

肘離断で上腕骨顆部の膨隆が残存する場合，断端をソケットに挿入する工夫が必要となる (図 31)．

義手　147

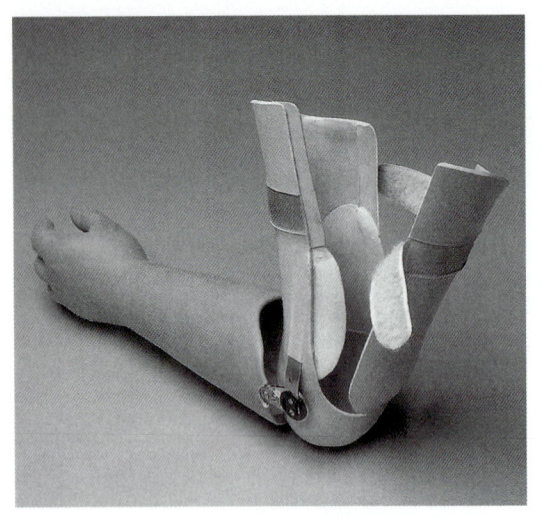

図 31 肘義手における上腕骨顆部に対する
　　　ソケットの工夫
（文献 6 より Otto Bock Japan の許可を得て
転載）

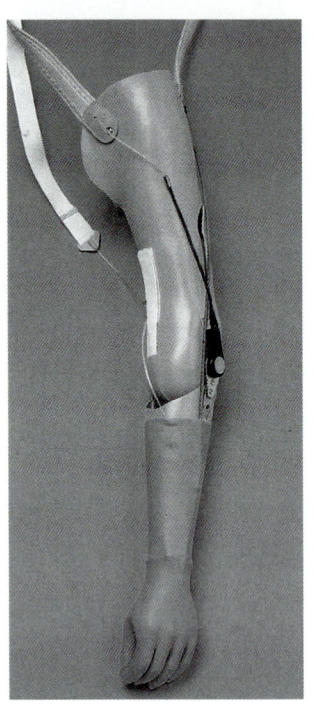

図 32
能動式肘義手の例
肘継手に能動肘ヒンジ継手を用いている．
（文献 6 より Otto Bock Japan の許可を得て転載）

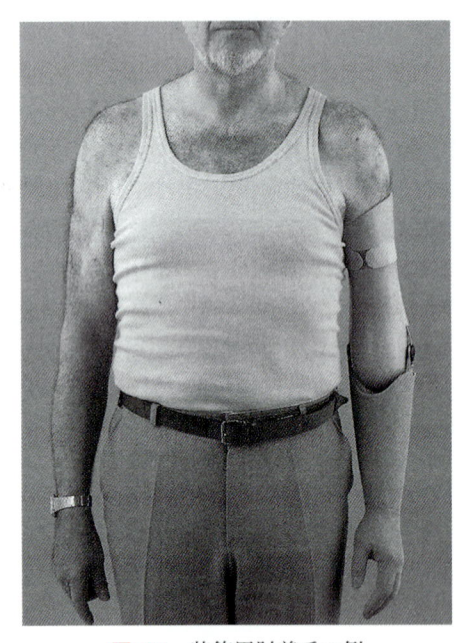

図 33 装飾用肘義手の例
（文献 6 より Otto Bock Japan の許可を得て転載）

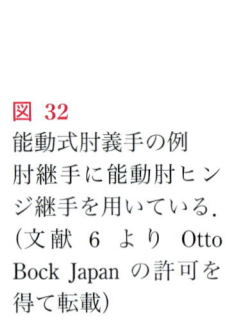

1）能動式肘義手

能動式肘義手の基本的な機能，操作の方法は能動式上腕義手と同様である．

上腕義手と異なる点は使用する肘継手である．肘離断もしくは上腕切断長断端では上腕長が健側より長くなってしまうため能動肘ブロック継手を設置するためのスペースがなく，この問題を解決するために，能動式肘義手では能動肘ヒンジ継手を用いる．

能動肘ヒンジ継手は能動ブロック継手と機能はほぼ同様であるが，ブロック継手のターンテーブルのような回旋機構がないため，前腕部回旋はできない．構造は断端末の内外側に設置される2組のヒンジ継手からなる（図32）．

2）装飾用肘義手

装飾用肘義手の一例を図33に示す．上腕骨顆部の膨隆形状を考慮してソケットを図31に示すような前後開き式とし，マジックベルトで留めるタイプになっている．肘継手にヒンジ継手を用い，手部と前腕部に装飾グローブを被せている．上腕骨顆部の形状とソケットとの適合により，懸垂のためのハーネスが不要となるケースもある．

一方，上腕骨顆部の膨隆形状をソケットの懸垂に利用することで，ハーネスを簡便にすることができる．顆部の膨隆がない場合でも，断端長が長くソケットとの接触面積が広範に及ぶため，肩部のソケットトリミングラインを低く抑えて肩関節の可動域を保持することが可能である．

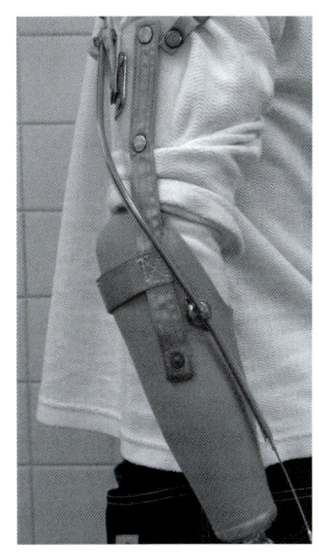

図 34　差込式前腕ソケット

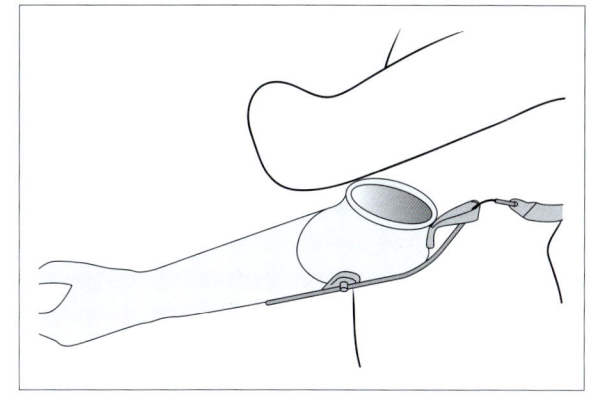

図 35　ミュンスター型前腕ソケット

4. 前腕義手

1) 切断レベルとソケット

断端長によって断端の機能特性は異なるため，適応となるソケットの形態も異なる．

a) 差込式前腕ソケット

短断端から長断端に適応があり，義手の懸垂はハーネスによって行う（図 34）．

b) 顆上部支持式ソケット

上腕骨顆部の膨隆部分を包み込むような形状にデザインされたソケットで，解剖学的な適合を得ることによってソケット自体に義手の懸垂機能を持たせたソケットである．このソケットデザインにより懸垂のためのハーネスを簡略化することが可能で，ハーネスを有する義手に比べて装着が簡便になる．そのため装飾用義手や筋電義手に適している．代表的なソケットにミュンスター式とノースウェスタン式がある．

(1) ミュンスター式前腕ソケット

旧西ドイツのミュンスター大学で開発された前腕短断端用のソケットである．短断端用であるため開口部は高いトリミングラインにデザインされ肘頭部も深く包み込まれるデザインとなっている．また，約 35°の初期屈曲角度を持つため，義手装着時に肘関節が最大伸展約 145°に制限される（図 35）．

(2) ノースウェスタン式前腕ソケット

アメリカのノースウェスタン大学で筋電義手用のソケットとして開発された自己懸垂式ソケットである．ミュンスター式に比べ開口部が広くデザインされているため屈曲制限を軽減し，ソケットの支持性，安定性は上腕骨顆部を包み込む内外側のトリミングラインを高く設定することで保持している．前腕切断中断端，長断端に適している（図 36）．

c) 前腕用スプリットソケット

極短断端では肘関節の屈曲角度が増大するにつれて，通常のソケットでは断端が抜け出てしまう傾向にある．この問題を解決するために考案されたのがスプリットソケットである．スプリットソケットはソケットと義手の前腕部とが分離した構造で，運動の伝達には倍動肘ヒンジ継手が用いられる．倍動肘ヒンジ継手とスプリットソケットとの組み合わせにより，断端が抜け出ない範囲での肘関節屈曲角度で，前腕部を口元に届かせることが可能となる（図 37）．

2) 能動式前腕義手

能動式前腕義手は切断によって失われた手関節，手部の機能の一部を補う機能を持つ．手継手は他動的にその継手角度（位置）を変更し固定する継手であるが，手先具は身体の残存機能を力源として能動的に操作される（図 38）．（義手の操作方法についてはⅠ．切断 4．上肢切断の作業療法参照）

a) ハーネス

能動式前腕義手のハーネスは一般的に 8 字ハー

義手　149

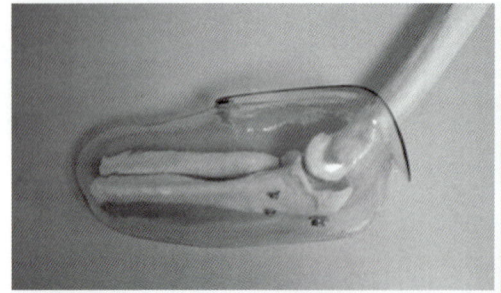

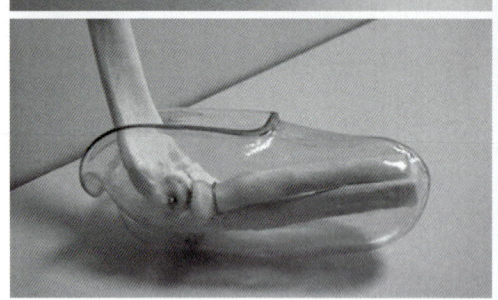

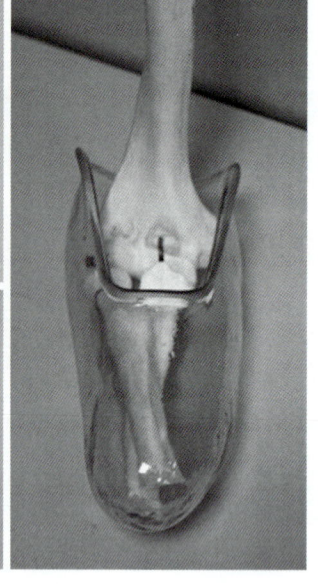

図 36 ノースウェスタン型前腕ソケット

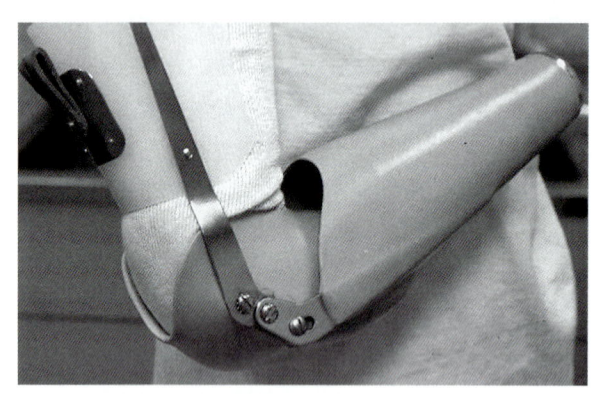

図 37 前腕用スプリットソケット
断端部のソケットと前腕部が分離し，倍動肘ヒンジ継手と併用することによって，肘関節の可動域不足を補う．

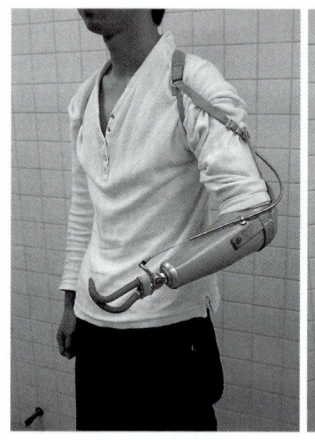

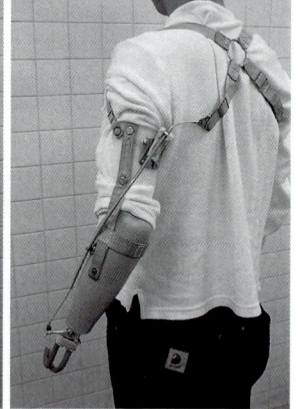

図 38 能動式前腕義手

ネスが用いられる(図 39-a)．前腕義手用 8 字ハーネスは，ソケットの懸垂を行う外側懸垂バンド，前方支持バンド，腋窩ループ，コントロールケーブル取り付けバンドからなる．

ソケットに顆上支持式自己懸垂ソケットを用いる場合には，ハーネスから懸垂に要する機能を省略することができるため，図 39-b のような 9 字ハーネスが用いられることがある．

b) コントロールケーブルシステム

能動式前腕義手では一般的に手先具の開閉の単一動作のみを目的とする単式コントロールケーブルシステムが用いられる(図 40)．

3) 装飾用前腕義手

装飾用前腕義手は支持部の構造を殻構造とし，外装にシリコーン製などの装飾グローブを用いる．グローブ部分からソケット近位端までを一体化してシリコーンで覆うことも可能である(図 41)．

顆上支持式自己懸垂ソケットが適応となる断端では，懸垂のためのベルトを省くことが可能となる．

4) 作業用前腕義手

作業用前腕義手は支持部が作業用義手専用の骨格構造(作業用幹部)で，手先具は各種の作業用手先具がバヨネット構造を持つ手継手に簡便かつ確実に取りつけられるようになっている．義手製作

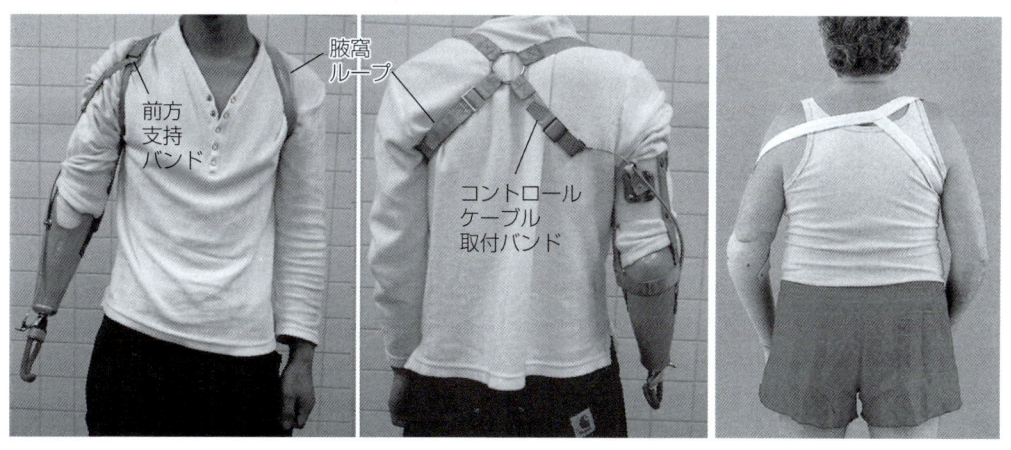

a：8字ハーネス　　　　　　　　b：9字ハーネス

図 39　前腕義手用ハーネス
（文献 6 より Otto Bock Japan の許可を得て転載）

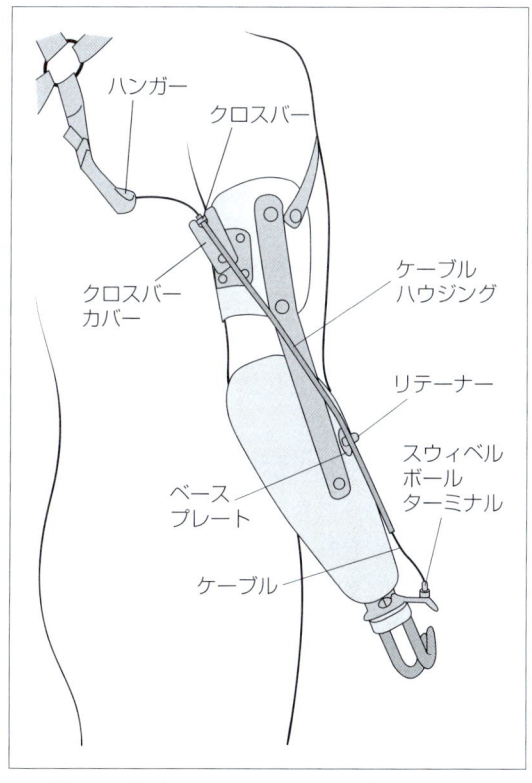

図 40　単式コントロールケーブルシステム

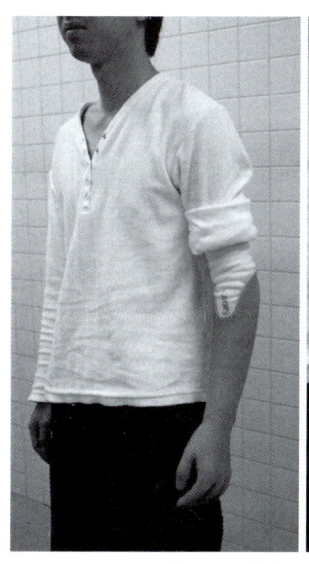

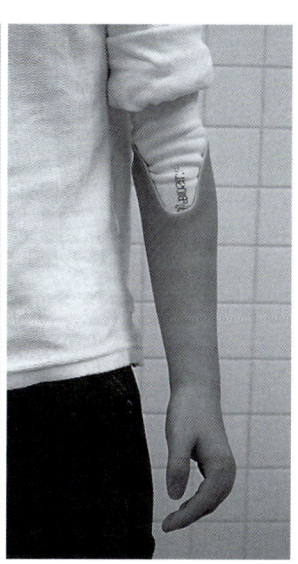

図 41　装飾用前腕義手の例
ソケットをノースウェスタン式にすることで懸垂ベルトを不要とした．シリコーン製の装飾グローブをソケット全体に延長して外観の装飾性を向上している．

に際しては，作業中の繰り返し荷重，振動荷重，衝撃に耐えられるよう留意される（図 42）．

5. 手義手

〈ソケット〉

前腕部の回内外は切断前とほぼ同じ可動域を保持するため，運動を制限しないように有効に義手に伝えられるソケットデザインが求められる．また，茎状突起の膨隆がある場合には装着を考慮してソケットを有窓式にするなどの工夫を要する（図 43）．

1）能動式手義手

能動式手義手の機能は主に手先具の開閉である．能動式前腕義手と同様，身体の残存機能を力源として操作する．前腕の回内外がほぼ切断前と同様

義手　151

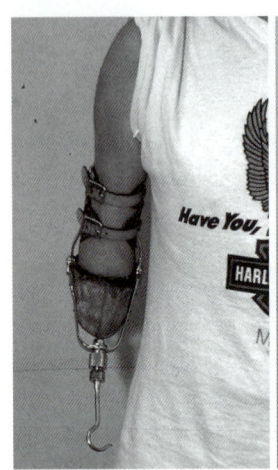

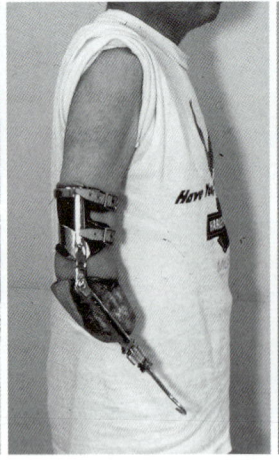

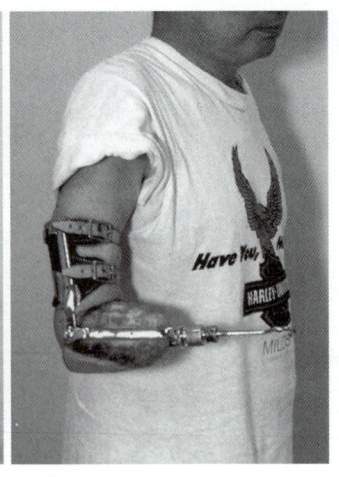

図 42 作業用幹部を用いた前腕義手

図 43 肘義手における茎状突起に対するソケットの工夫

に行えるため，前腕義手によく用いられる摩擦式手継手を他動的に操作して手先具の向きを変更する必要性は少ない．また，断端末における橈骨と尺骨の解剖学的形状により，前腕義手のように円形の手継手を用いると断端末との手継手の連続的な形状が失われる．そのため楕円形の手継手を用いることがある（図 44）．

能動式手義手に用いられるハーネスはソケットに自己懸垂性がある場合には9字ハーネスが用いられる．コントロールケーブルシステムは単式コントロールケーブルシステムが用いられる（図 45）．

2）装飾用手義手

手関節離断もしくは前腕切断長断端の特徴は前腕部の回内外が残存している点であり，装飾用義手であっても机上での物押さえ動作などには前腕回内外動作が有効である．装飾用前腕義手のように顆上支持式ソケットを用いると，肘部を包み込んでしまうために回内外を制限してしまう．そのため塩化ビニール製もしくはシリコーン製の手袋式装飾グローブを装着するか，硬性ソケットを製作する場合でもトリミングラインを低く抑え回内外を制限しないように考慮が必要であり，義手の懸垂にはベルトを用いるか茎状突起の解剖学的形状を利用した自己懸垂式ソケットをデザインする（図 46）．

6. 手部義手（手根中手義手）

〈ソケット〉

使用目的に応じて前腕部にまで及ぶソケットを用いたり，手関節機能を制限しないように手部のみに装着するソケットを用いたり，さまざまなデザインのソケットが処方される．

1）能動式手部義手

能動式手部義手は労働災害などで切断し，復職後にも作業を行う必要性がある場合，個々の作業ニーズにあった仕様で処方されることが多い．切断部位によって断端形状が多様なため，作業ニーズと合わせて個別性の高い義手となる（図 47）．

ソケットのみで義手の懸垂，支持性が得られる場合には，上腕カフを省きリュックサックハーネスと呼ばれるハーネスシステムで，手先具開閉に要する距離的移動をピックアップすることができる（図 48）．

2）装飾用手部義手

装飾用手部義手は，断端に適合するように成型された軟性フォーム材を内部に備えた装飾グローブを直接装着する場合が一般的である．義手の支持性を高めるため手関節部をマジックベルトにより固定する．装飾グローブは塩化ビニール製のものが一般的であるが，装飾性が非常に優れるシリ

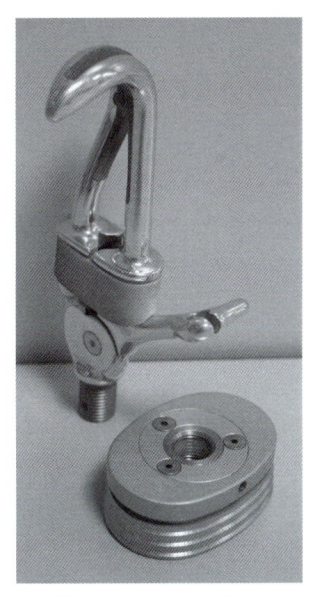

図 44　楕円形手継手
（軸摩擦式）

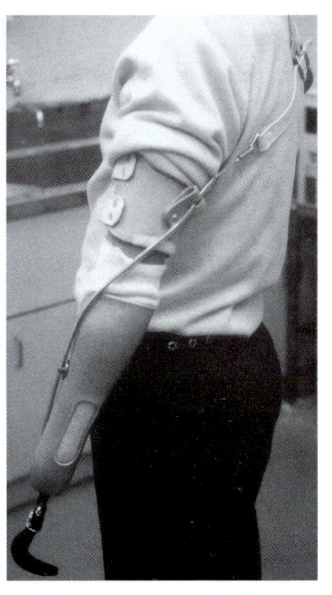

図 45　能動式手義手の
単式コントロール
ケーブルシステム

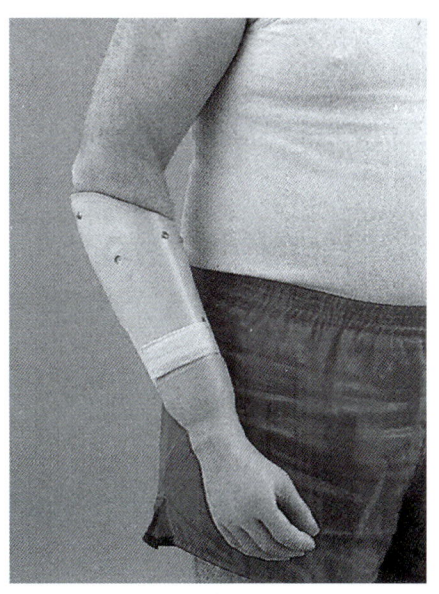

図 46　装飾用手義手の例
（文献 6 より Otto Bock Japan の許可を
得て転載）

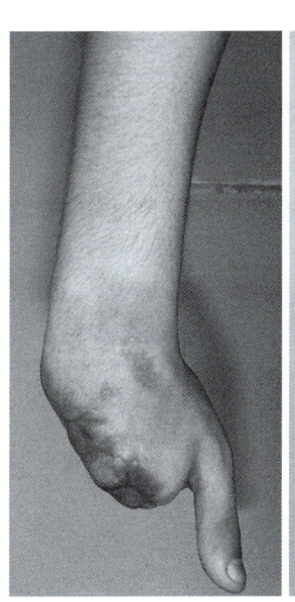

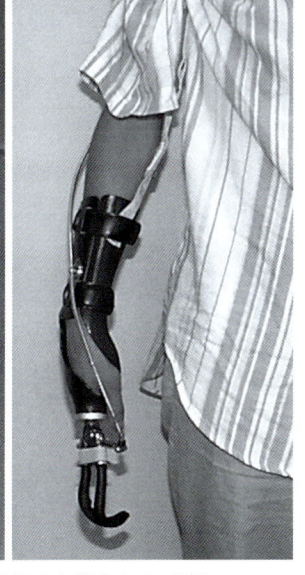

図 47　能動式手部義手を製作した症例

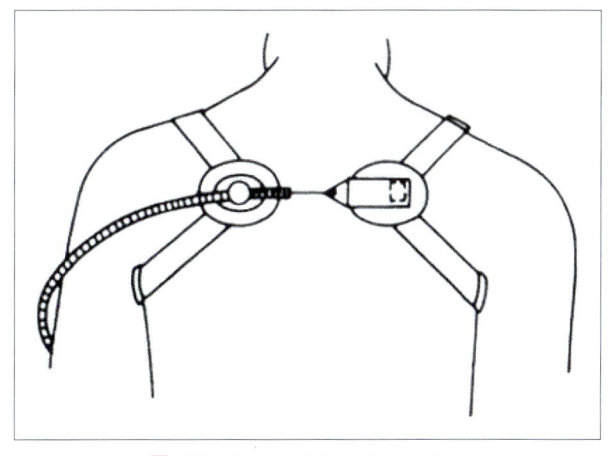

図 48　リュックサックハーネス
腋窩ループが両側にあり，義手側のハーネスに
リテーナーが取り付けられ，健側腋窩ループと
の距離的変化をピックアップする．

コーン製（図 49）も利用可能である（2006 年現在，手部義手におけるシリコーン製グローブは公的給付の対象になっていない）．

7. 手指義手

〈ソケット〉

ソケットは硬性プラスチック製ではなく，単指ごとにキャップのように断端部へ差し込むタイプが一般的である．材質は塩化ビニール製のものが公的給付対象として利用可能である．

シリコーン製のものは 2006 年現在において公的給付対象外ではあるが，外観のリアリティーに特に優れている（図 50）．

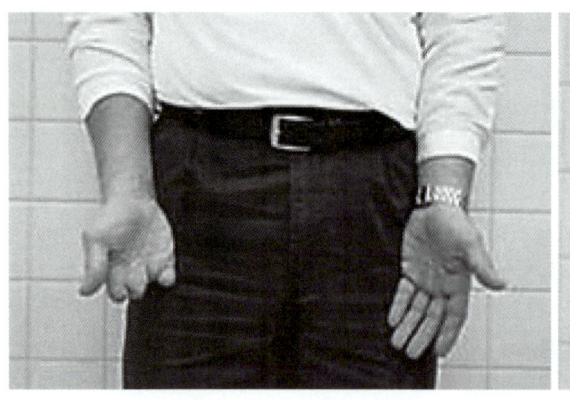

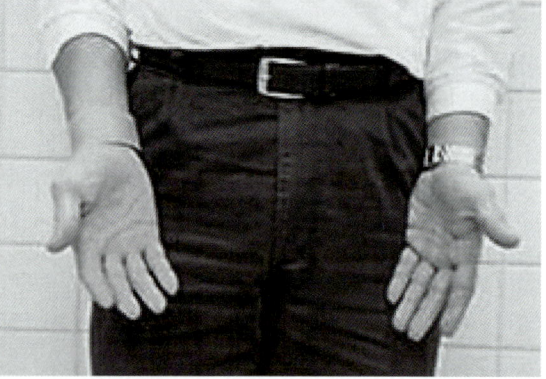

図 49 装飾用手義手の一例

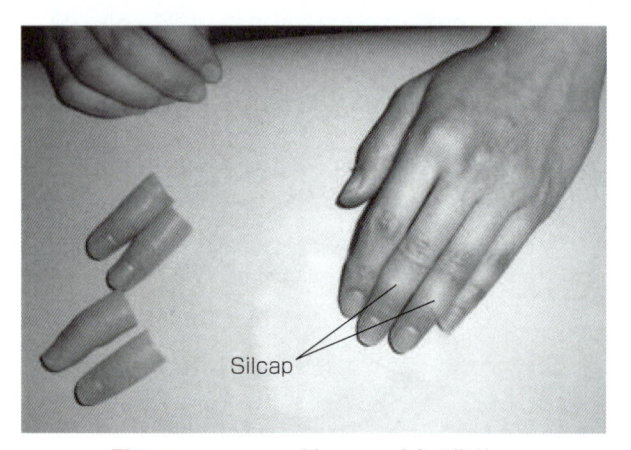

図 50 シリコーン製キャップ式手指義手
中指および薬指に PIP 関節までの手指義手を装着している（株式会社佐藤技研 HP http://www.satogiken.jp/ から許可を得て転載）

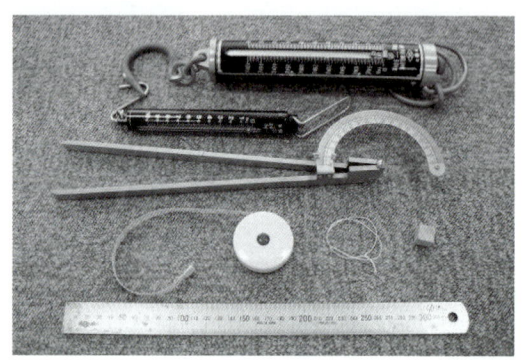

図 51 チェックアウトに使用する器具
直尺，テープメジャー，ループ，木片（12×12×12 mm），角度計，バネばかり

義手のチェックアウト

完成した義手が処方を満たす仕様になっており，基本的な操作が可能であることをチェックし，必要に応じて調整を行う．チェックアウトに要する器具を図 51 に示す．

1. 義手の長さ

1）片側切断の場合
健側上肢の肩峰より母指先端までの長さを基準とする（図 52）．

2）両側切断の場合
身長を基準として，Carlyle Index を用いて長さを算出する．

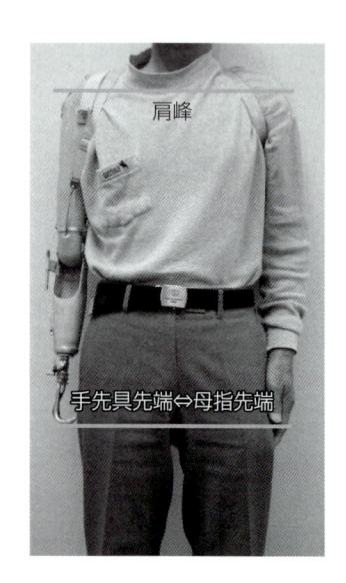

図 52 義手の長さ

＜Carlyle Index＞
上腕長 ＝ 0.19 × 身長（cm）
前腕長 ＝ 0.21 × 身長（cm）

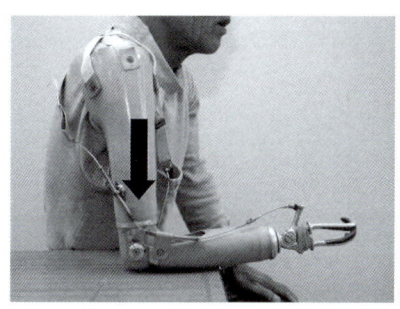

a：肘継手 90°屈曲位で固定し，台の上に押し付ける．
b：肘継手 90°屈曲位の状態で手先具に外力を加える．

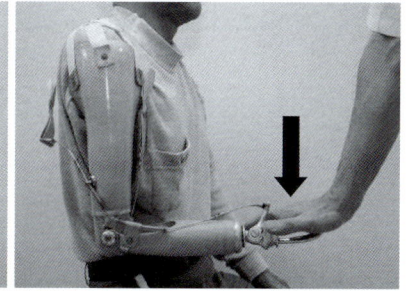

図 53　ソケットの適合チェック

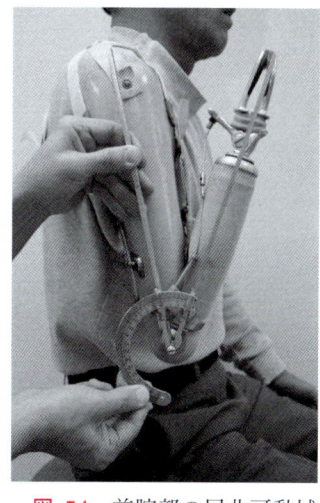

図 54　前腕部の屈曲可動域チェック
肘継手を他動的に最大屈曲させ，135°以上の可動域をチェックする．

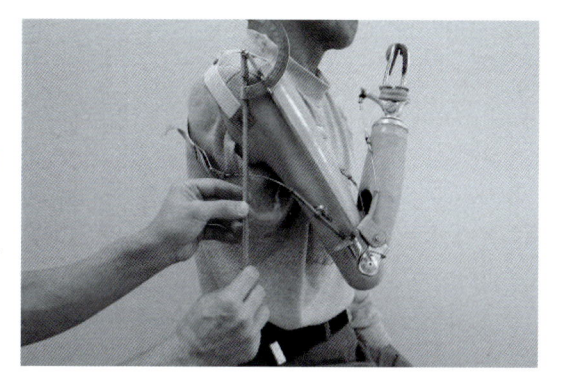

図 55
肘継手完全屈曲に要する肩関節の屈曲角
肘継手を能動的に完全屈曲したときに肩関節屈曲角度が 45°以下であることをチェックする．

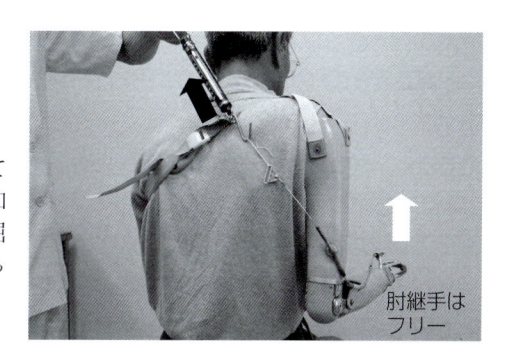

図 56
肘継手屈曲に要する力のチェック
肘継手をフリーにしておいて 90°屈曲位を保つ．バネばかりを介してコントロールケーブルシステムのハンガーにハーネスの方向へ力を加える（フックが開いてしまうときはテープ等で固定する）．肘継手が屈曲し始めたときのバネばかりの目盛りを読む．4.5 kg を超えてはならない．

肘継手はフリー

2. 能動式肩義手・上腕義手のチェックアウト

1）ソケットの適合チェック

義手を装着した状態で義手に外力を加え，この外力に抵抗する力を出すよう装着者に指示する．ソケット内部に痛みや不快感がないかをチェックする（図 53）．

2）義手装着時の肩関節可動域チェック（上腕義手の場合）

義手を装着した状態での肩関節可動域をチェックする．このとき，肘継手は伸展した状態でロックしておく．基準値として肩関節屈曲 90°，伸展 30°，外転 90°，回旋 45°の可動域が確保されているかを確認する．断端長によっては基準値に満たないこともあるが，義手による原因なのか断端長によるものなのかを見極める必要がある．

3）前腕部の屈曲可動域チェック（図 54）

4）肘継手完全屈曲に要する肩関節の屈曲角（図 55）

5）肘継手屈曲に要する力（図 56）

義手　155

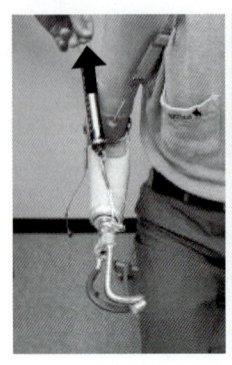

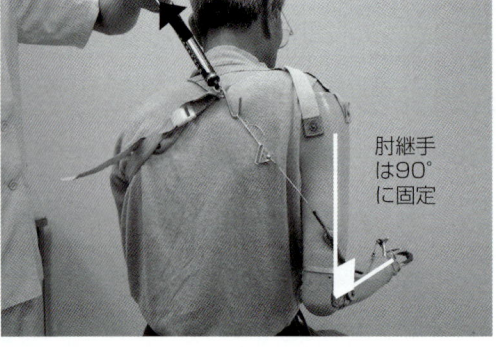

図 57 コントロールケーブルシステムの効率チェック
a：手先具に木片をはさみ，バネばかりを介して手先具を開く力を加え，木片が落下したときの力の大きさを測定する．
b：手先具に木片をはさみ，バネばかりを介してコントロールケーブルのハンガーに手先具を開く力を加え，木片が落下したときの力の大きさを測定する．
伝達効率を左の式から求め，50%以上の効率が確保されなければならない．

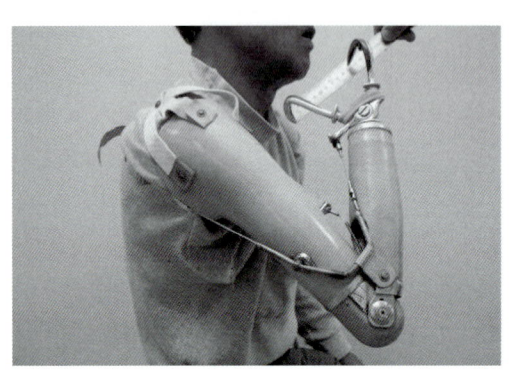

$$伝達効率(\%) = \frac{手先具を直接開く力(kg)}{コントロールケーブルシステムを介して開く力(kg)} \times 100$$

肘継手は90°に固定

図 58 口元での手先具操作チェック
口元およびズボンのチャック前で肘継手を固定したときに，手先具単体での最大開き幅の 50%以上の開き幅があるかどうかをチェックする．

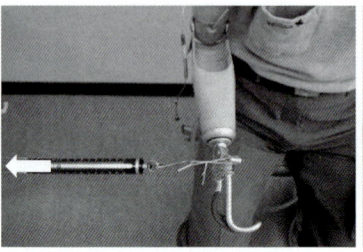

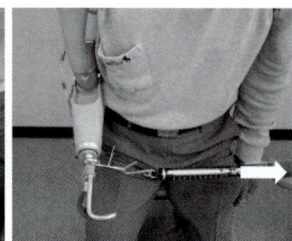

図 59 回旋力に対する肘継手ターンテーブルの安定性チェック
肘継手を 90°屈曲位に固定し，肘継手から約 30 cm 離れた位置（フックの母指を利用）に肘継手ターンテーブルが回旋する方向に力を加える．1 kg 以上の力に抗する状態であるかをチェックする．

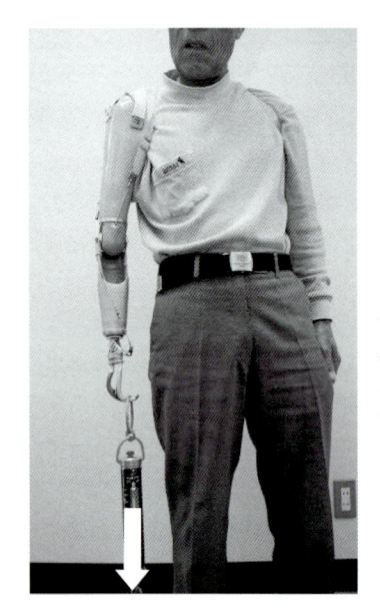

図 60 下垂力に対する安定性チェック
手先具に約 23 kg の下垂力を加えたときにソケット上縁でのずれが 25 mm 以内であることをチェックする．

6) コントロールケーブルシステムの効率チェック（図 57）

7) 肘継手 90°屈曲位での手先具操作チェック

肘継手 90°屈曲位で手先具が完全に開閉するかどうかをチェックする．

8) 手先具操作チェック（図 58）

9) 肘継手の不随意運動動作

歩行時の腕の振りによって，肘継手がロックされないかどうかをチェックする．上腕義手の場合はさらに，肩関節 60°外転位で肘継手がロックされないかどうかをチェックする．

10) 回旋力に対する肘継手ターンテーブルの安定性チェック（図 59）

11) 下垂力に対する安定性チェック（図 60）

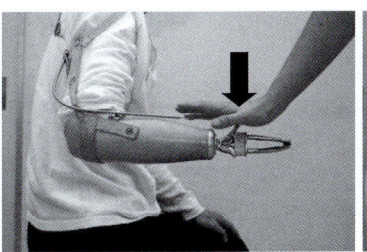

a：肘関節90°屈曲位の状態で手先具上方から外力を加える．

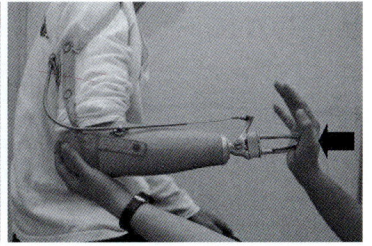

b：肘関節90°屈曲位の状態で手先具の先端から外力を加える．

図 61 ソケットの適合チェック

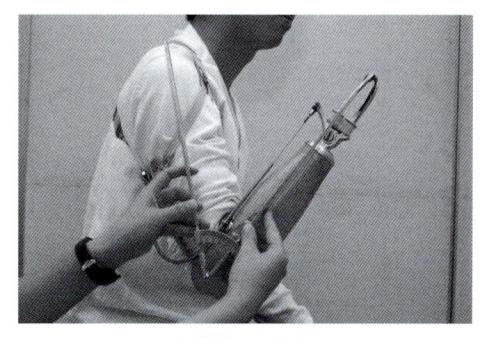

図 62 肘関節可動域チェック
義手を装着していないときの屈曲角度と同じでなくてはならない．

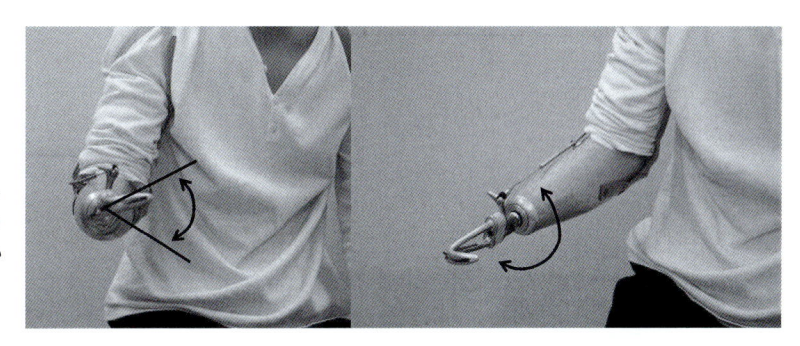

図 63
前腕回旋運動のチェック
長断端で前腕部に回旋機能が残存している場合に，ソケット装着によって回旋角度が50％以上保たれているかどうかをチェックする．

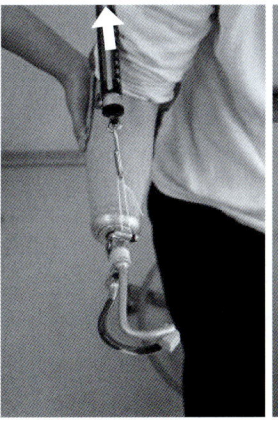

図 64　　　　　　　　　　　　　　　a｜b
コントロールケーブルシステムの効率チェック
　a：手先具に木片をはさみ，バネばかりを介して手先具を開く力を加え，木片が落下したときの力の大きさを測定する．
　b：手先具に木片をはさみ，バネばかりを介してコントロールケーブルのハンガーに手先具を開く力を加え，木片が落下したときの力の大きさを測定する．
　　伝達効率を以下の式から求め，70％以上の効率が確保されなければならない．

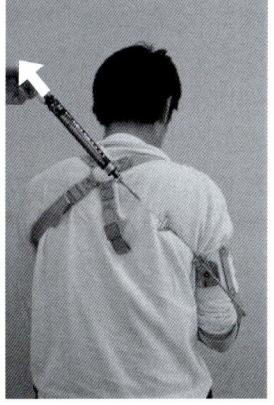

$$伝達効率(\%) = \frac{手先具を直接開く力(kg)}{コントロールケーブルシステムを介して開く力(kg)} \times 100$$

3. 能動式前腕義手のチェックアウト

1） 義手装着時の肘関節可動域チェック

義手の装着にかかわらず，肘関節の可動域は同じでなければならない．

2） ソケットの適合チェック（図 61）

義手を装着した状態で義手に外力を加え，この外力に抵抗する力を出すよう装着者に指示する．ソケット内部に痛みや不快感がないかチェックする．

3） 肘関節可動域チェック（図 62）

4） 前腕回旋運動のチェック（図 63）

5） コントロールケーブルシステムの効率チェック（図 64）

義手　157

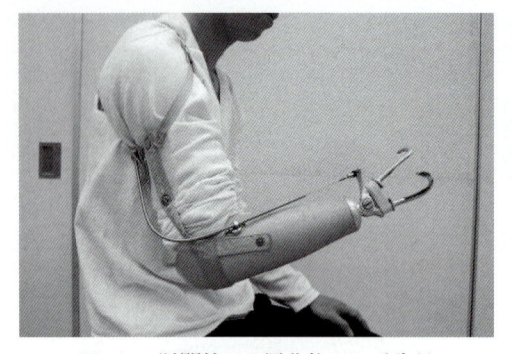

図 65 肘関節 90°屈曲位での手先具操作チェック
肘関節を 90°屈曲した状態で，手先具が完全に開くかどうかをチェックする．

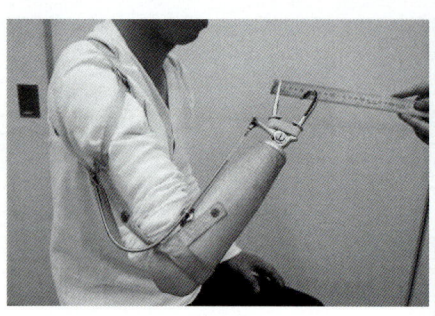

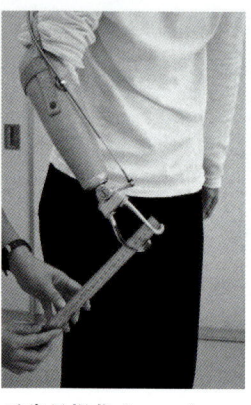

図 66 口元，ズボンのチャック前での手先具操作チェック
口元およびズボンのチャック前で手先具を開いたときに，手先具単体での最大開き幅の 70％以上の開き幅があるかどうかをチェックする．

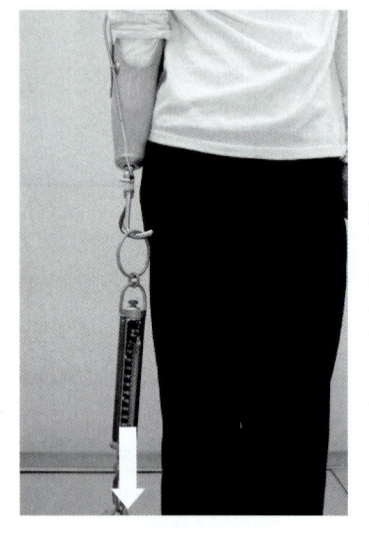

図 67 下垂力に対する安定性チェック
手先具に約 23 kg の下垂力を加えたときにソケット上縁でのずれが 25 mm 以内であることをチェックする．

6) 肘関節 90°屈曲位での手先具操作チェック（図 65）
7) 手先具操作チェック（図 66）
8) 下垂力に対する安定性のチェック（図 67）

筋電義手

電動義手は操作の力源に電力を用いるため，身体の残存機能を力源として操作する体内力源義手に対し，体外力源義手として分類される．

電動義手の中でも筋電義手は，筋を収縮させる神経インパルスを筋表面において表面電極で採取し，義手の手先具の開閉や肘の屈曲/伸展操作等に活用するものである．筋電義手の制御システムの特徴は骨格筋の随意的筋活動によって発生する筋電位を信号源として利用している点である．使用者が随意に筋活動を行うときにのみシステムが作動するため，使用者の肢位や動作などの影響を受けないという利点がある．

1. 筋電位と表面筋電図

随意動作の基本的な神経制御機構では，運動の意図がインパルスとなって大脳から延髄錐体路，脊髄，運動ニューロン，神経筋接合部を経由して骨格筋へ伝わり，筋が収縮することによって行われている．筋電位はこのインパルスが筋に到達した時点で初めて観測される電気信号であり，筋が収縮した結果として発生するものではなく，その原因である．この筋電位を表面筋電図法と呼ばれる手法で表面電極により計測したものが表面筋電図である（図 68）．筋電義手は本体のソケット内部に表面電極が組み込まれ，逐次，皮膚表面から発生する筋電位を採取することが可能なシステムとなっている．

2. 筋電義手の制御システム

筋電義手の力源はリチウムイオンバッテリーで駆動する電動モーターである．この電動モーターのコントロールに筋電位を用いる．筋電位は切断手に残存する筋から得られる．現在，最も多く筋電義手が使用されている切断レベルは前腕切断であり，信号源は切断手の背側に残存する手根伸筋

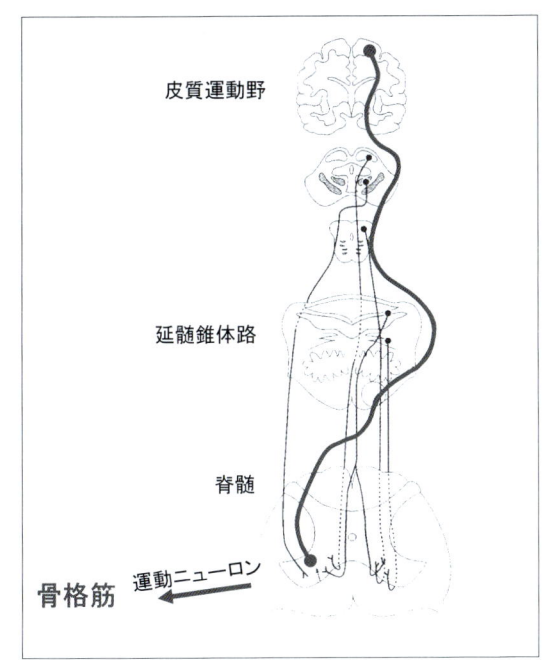

図 68 随意動作の神経制御機構
中枢神経から発せられたインパルスが骨格筋へ伝わり筋収縮が起こる．このインパルスを皮膚上で表面電極により計測したものが表面筋電図である．

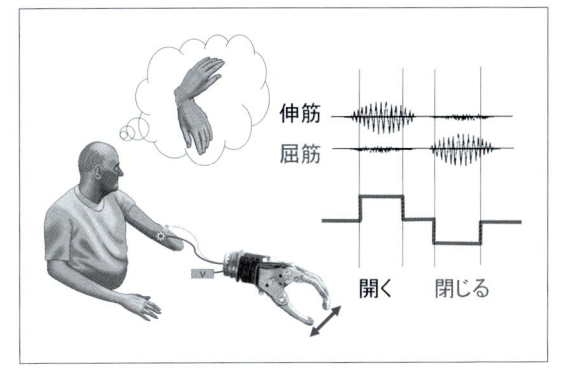

図 69 筋電義手の制御システム
残存する手関節掌屈筋群および背屈筋群から随意的に発せられた2系統の筋電位をそれぞれ手先具の開閉に割り当てて義手の操作を行う．力源はバッテリー駆動の電動モーターで，筋電位はそのコントロールに用いられる．

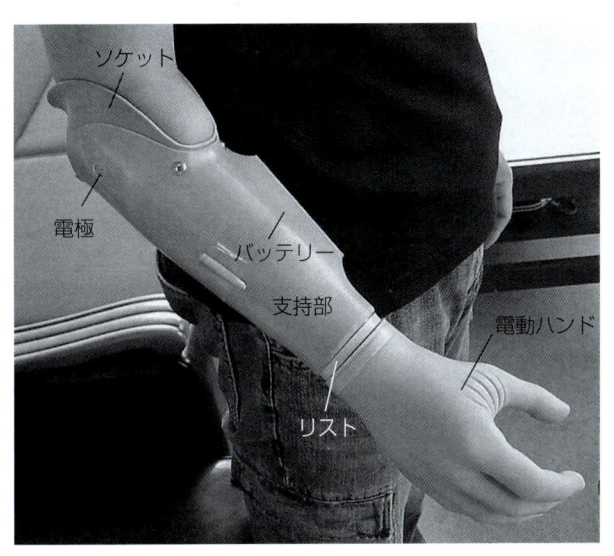

群(長橈側手根伸筋，短橈側手根伸筋，総指伸筋)と，手掌側に残存する手根屈筋群(橈側手根屈筋，尺側手根屈筋，浅指屈筋)である．

一般的な制御システムでは1つの電極から得られる筋電位を1つの機能に割り当てている．前腕義手に要する操作は手先具の開閉であり，手先具の開閉に要する電極(筋電位)は2系統を要する．したがって前腕筋電義手では手根伸筋群の筋電位を手先具の開，手根屈筋群の筋電位を閉に割り当てている(図 69)．採取された筋電位は，筋→皮膚表面→表面電極→アンプ・フィルター→コントローラー→モーターの順で伝達されてハンドの開閉を決定する．

3．筋電義手の構成

筋電義手はソケット，支持部，リスト，電動ハンド，電極，バッテリー等により構成されている(図 70)．

1) 前腕筋電義手のソケット

ノースウェスタン式ソケットは前腕切断中断端，

図 70 筋電義手の構成

長断端に適しており，短断端の場合はミュンスター式ソケットのような短断端に適したソケットを用いる．

筋電位の採取は断端を挿入する義手のソケット内部に取りつけられた表面電極から行う．そのためソケットの適合と表面電極の取りつけ位置の設定は重要であり，適合評価に十分な時間を費した上で決定されるべきである．

2) 電動ハンド

現在市販されている筋電義手システムの手先具の多くは，アクチュエーターとして DC マイクロ

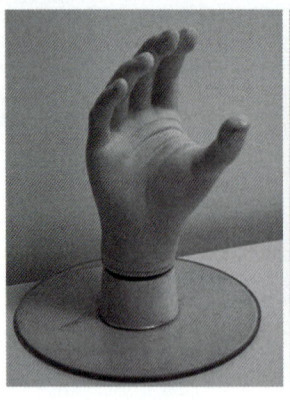

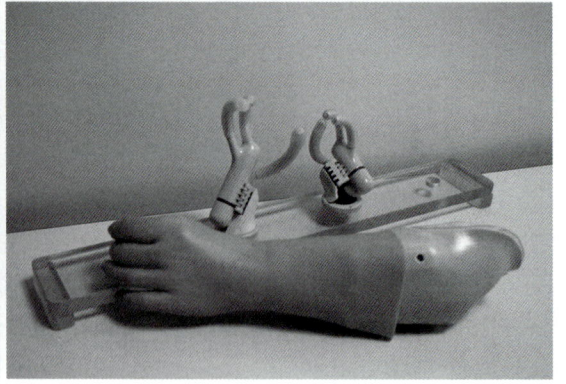

a：大人用　　　　　　　　b：子供用電動ハンドと筋電義手
図 71　電動ハンド

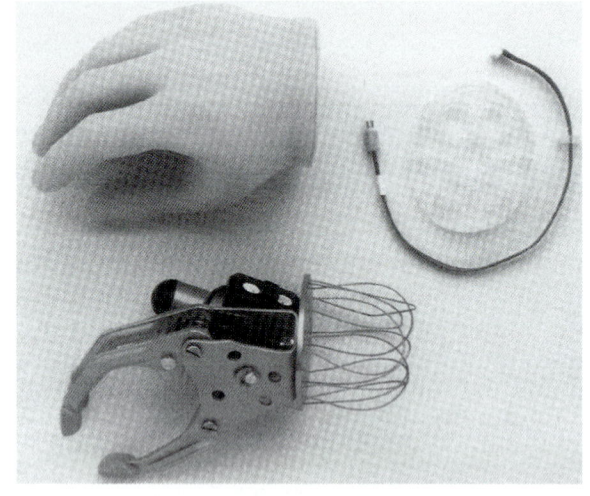

図 72　手関節離断用電動ハンド
(Otto Bock Health Care：MYOBOCK Arm Components より Otto Bock Japan の許可を得て転載)

モーターを用いている．指の開閉機構は，モーターと直結した減速器を介して，2，3 指を駆動し，リンク機構によって母指も一緒に対立方向に開閉する"3 点つまみ動作"を基本としている[10]．

電動ハンドの制御方式には，デジタル制御方式と比例制御方式の 2 種類がある．デジタル制御方式は，筋電位の大きさにかかわらず一定のスピードで手先が開閉する制御方式である．比例制御方式は筋電位の大きさに比例して手先の開閉スピードが増減する制御方式である．

電動ハンドのサイズはメーカーによってラインアップが異なるが，一般的に使用されているものでは，大人用(図 71-a)に 4 サイズ，子供用(図 71-b)に 4 サイズが用意されている．大人用の電動ハンドには手関節離断や前腕切断長断端のように，義手長に占める断端長が長く，リストユニットの設置スペースが限られる場合に用いられる専用ハンドもある(図 72)．

作業用に用いられる電動ハンド(図 73)もあり，把持力が通常の 90 N に対して，160 N となっている．

最近では手先の開閉スピードが従来の 130 mm/sec から 300 mm/sec と驚異的に速く，かつ，把持したものが滑り落ちそうになると重心位置の変化を感知し，自動的にハンドが把持し直すという電動ハンドも入手可能である．

3) 装飾用グローブ

電動ハンドはメカ本体にインナーハンドが被せられ，さらに装飾グローブが被せられて最終的な外装となる．

4) リスト

電動ハンドと前腕部を接続する部分で，他動的に回内外を代償する機構と電動リストユニットの 2 種類がある．

5) 電極

筋電義手において最も重要な構成部品の 1 つであり，皮膚と密着して筋活動電位を採取する．筋電義手に用いられるものは 1 つの電極に 3 つの接点があり，中央の接点はアースであり，残り 2 つが測定電極である．つまり測定電極とアースの組み合わせが 2 組あり，それぞれから採取された電

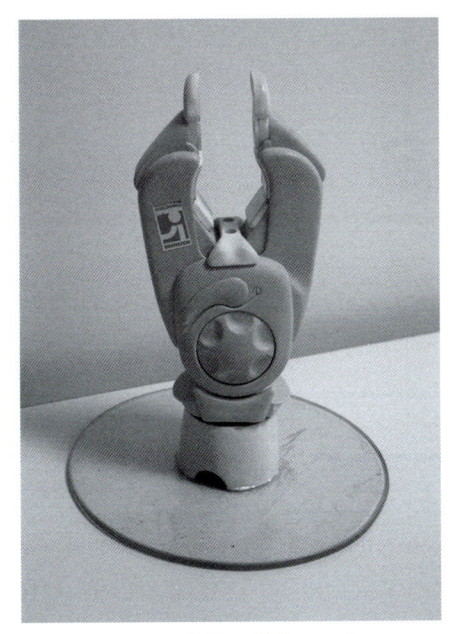

図 73 作業用電動ハンド

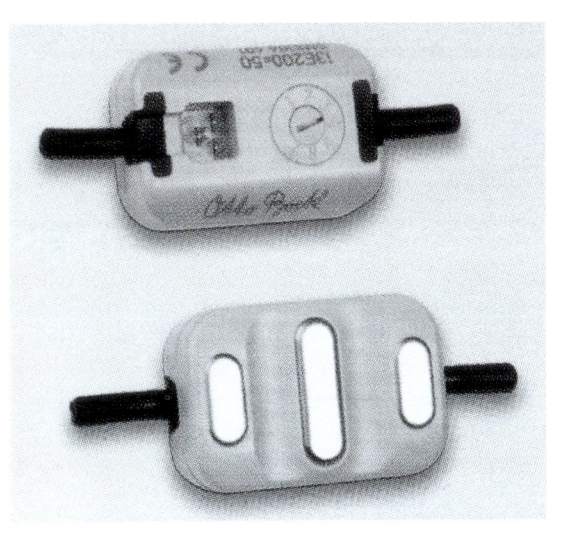

図 74 筋電義手用表面電極
アース電極を持ち，アンプを搭載している．専用ツールによりゲインコントロールを行う．（Otto Bock Health Care：MYOBOCK Arm Components よりオットーボックジャパンの許可を得て転載）

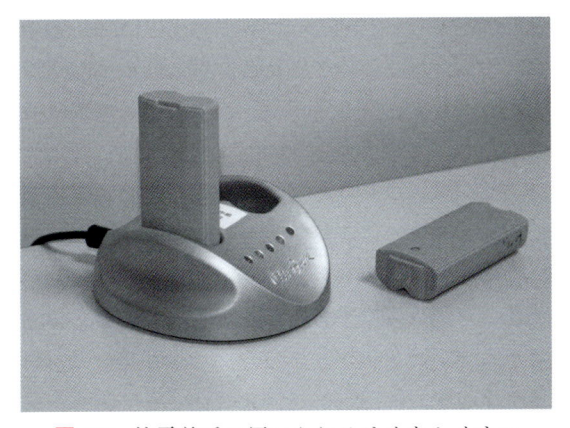

図 75 筋電義手に用いられるリチウムイオンバッテリーと専用充電器

位差の差を内蔵アンプによって増幅して，電動モーターのコントロールに使用している（図 74）．

6）バッテリー

一般的に使用される筋電義手用のバッテリーはリチウムイオンバッテリーが使用される．電動ハンドの使用頻度にもよるが，1回の充電でほぼ1日の継続使用が可能である（図 75）．

（三田友記）

■■ 文　献 ■■

1) 中島咲哉：義手．義肢装具のチェックポイント，第7版，医学書院，2007．
2) 中島咲哉ほか：義手．義肢学，第2版，医歯薬出版，1988．
3) 澤村誠志：義手．切断と義肢，医歯薬出版，2007．
4) Post-Graduate Medical School Prosthetics and Orthotics：Upper-limb prosthetics, Prosthetists' Supplement, New York University Medical Center 1982.
5) Bowker JH, Michael JW：The upper limb, Atlas of Limb Prosthetics ; Surgical, Prosthetic & Rehabilitation Principles, 2nd ed, Mosby Year Book, 1992.
6) Näder M：Otto Bock prosthetic compendium. Upper Extremity Prostheses, Schiele & Schön, 1992.
7) 東原孝典：工学的な観点からの開発の歴史．PO アカデミージャーナル，8，171-177，2000．
8) 木塚朝博ほか：表面筋電図とは，表面筋電図，東京電気大学出版局，2006．
9) 東原孝典：筋電義手の原理と種類．筋電義手の処方・製作・訓練システム，日本義肢装具学会第19回研修セミナーテキスト，2003．
10) 東原孝典：今日の筋電義手．日本義肢装具学会誌，17：228-233，2001．
11) Perotto AO：筋電図のための解剖ガイド―四肢・体幹，栢森良二訳，第3版，西村書店，1997．

義肢装具の基本的知識
I. 義　肢

3. 義　足
a) 部　品

Key words　部品(parts)，義足(prosthesis)，股継手(hip joint)，膝継手(knee joint)，足部(foot)

義足部品

1. 義足の構成要素

　義足には，切断で失われた股関節や膝関節，足関節を補完するためにそれぞれの関節に対応した継手，および足部が開発されている．それ以外では，各構成要素を連結するチューブ，断端にかぶせるライナーや断端袋，歩行時の衝撃を吸収する衝撃吸収装置，義足を懸垂する懸垂帯等がある(図1)．

1) 股継手

　股義足で用いられ，股関節を代替する継手である．股継手の軸位置は股関節の生理軸に比べると前下方に位置するが，このずれが股義足に立脚時の安定をもたらしている(図2)．

　骨盤の前方に取り付けるものと下方に取り付けるものがあるが，前方に取り付けるタイプはソケット下部に厚みが出ず，座位時に体の傾きを少なくすることができる．

　義足振り出しの調整はバネやゴムにより股継手屈曲に対する抵抗を高めたものや，バンパーで機械的に可動範囲の制限をし，一定の屈曲角度でとめるものがある(図3)．

　固定式の股継手は，大腿極短断端切断で股関節の可動域が少ない場合や，キップシャフトソケットを用いる場合の大腿義足に使われることがある．

2) 膝継手

　股義足，大腿義足で用いられ，膝の機能を代替する継手である．膝継手に求められる機能は歩行の様相により異なる．立脚時には膝継手を安定させ膝折れとそれに伴う転倒を防ぐ機能，遊脚相では滑らかな下腿部の振りを可能にする機能が必要である．そのため，1つの膝継手に複数の機構が組み込まれていることもある．

a) 立脚相の機能

　立脚時に膝折れを防ぐ手立てとして，膝継手を完全に固定してしまう静的安定のタイプと，動きを有しつつ安定させる動的安定のタイプとがある．

　静的安定を持たせる機構としてはロック機構や荷重ブレーキ機構がある．ロック機構では，立位時に膝継手をロックして機械的に固定し，座位をとるときにはそれを解除して膝継手を曲げられるようにしている．いわゆる棒足で歩行を行う．

　荷重ブレーキ機構を持つ膝継手は安全膝とも呼ばれ，継手に荷重がかかるとブレーキを掛けて膝折れを防ぎ，無荷重になるとブレーキが解除されて膝継手の屈曲および下腿の振り出しが行えるようになっている．

　動的に安定させる機構としてはバウンシングとイールディングがある．

　バウンシングは立脚相初期に膝継手が軽度屈曲し，踵接地時の衝撃を和らげるが，一定の角度以上曲がらない機構である．

　イールディングは，義足側に荷重すると膝継手に組み込まれたシリンダーの抵抗によりゆっくりと屈曲していく機構である．坂道を下るときや階段を降りるときに，健足と義足を交互に出すことを可能にする(図4)．

b) 遊脚相の機能

　遊脚相においては，初期の踵の蹴り上げを抑え，

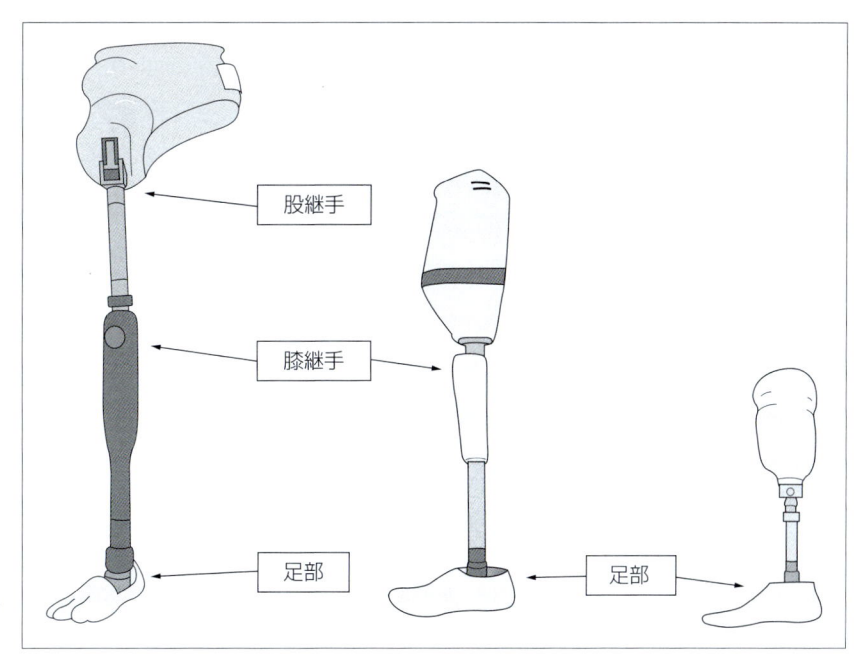

図1 股義足，大腿義足，下腿義足の構成要素

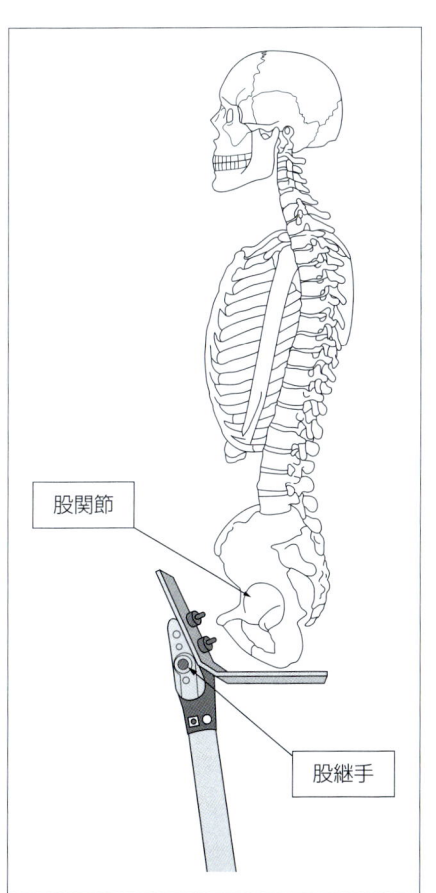

股継手
膝継手
足部
足部

図2 股義足の股継手位置

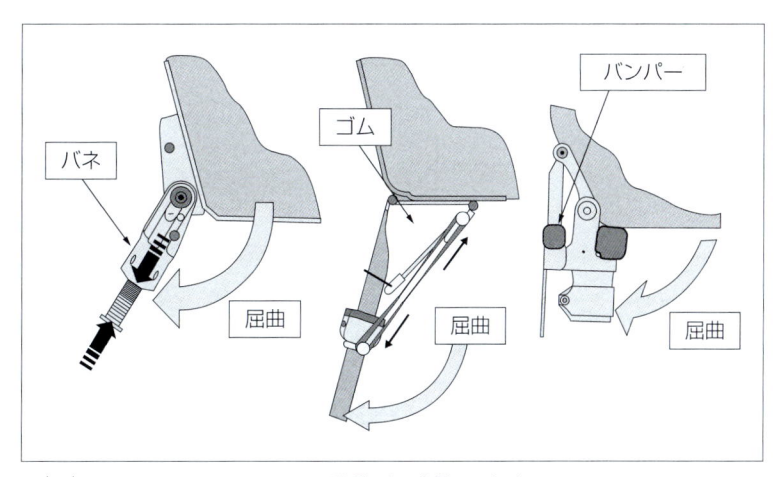

股関節
股継手

図3 股継手の制御の方法
a：バネで屈曲制御
b：ゴムで屈曲制御
c：バンパーで屈曲制限

バネ
ゴム
バンパー
屈曲

かつその反発により下腿を滑らかに前方に振り出す機能，また完全伸展時の衝撃（ターミナルインパクト）を抑制する機能が求められる．そのための機構として，屈曲伸展の動きをバネの反発により制御するものや，膝軸の締め付けで得られる摩擦力を利用するもの，空圧シリンダーや油圧シリンダーのように流体の流路の抵抗を変化させることにより制御するものがある．

また膝継手の構造的な種類として，単軸とリン

義足 163

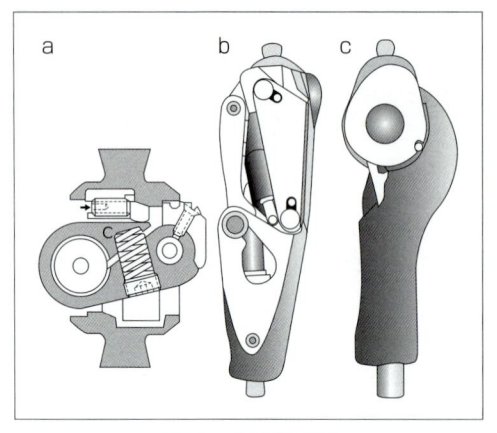

図 4 立脚相制御
a：荷重ブレーキ機構を持つ膝継手(3R15)
b：バウンシング機構を持つ膝継手(3R60)
c：イールディング機構を持つ膝継手(3R80)

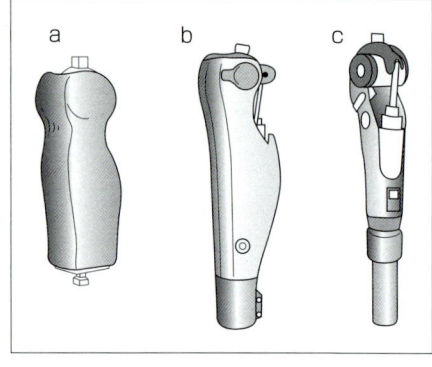

図 6 高機能の膝継手
a：Rheo Knee 磁性流体を用い膝の動きを制御している．
b：C-leg 油圧シリンダーで膝の制御を行っている．
c：Hybrid Knee 空圧シリンダー遊脚相，油圧シリンダーで立脚相の制御を行っている．

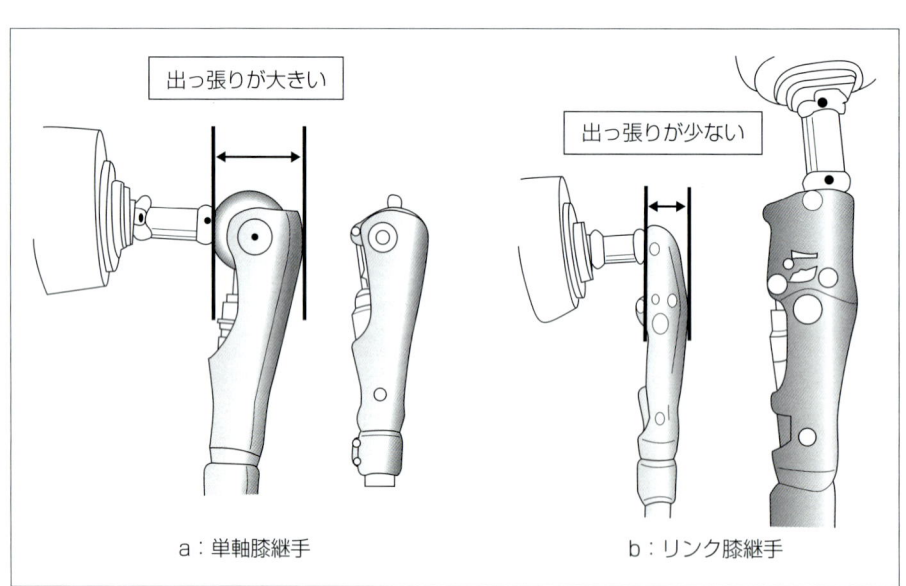

図 5 座位時の膝の出っ張り
a：単軸膝継手
b：リンク膝継手

ク機構（多軸）とに分けられる．単軸とは軸が1つの継手のことである．一方リンク機構の膝継手は複数の軸を持つ．遊脚時に足部と床とのクリアランスを大きく保つことができ，また膝離断や大腿長断端切断において座位時に膝が前方に飛び出すのを押さえる等の利点を持つ（図5）．

c）高機能な膝継手

通常膝継手は，一定の歩行速度のもとで調整が行われる．しかし，日常生活においては当然ながらさまざまに速度を変化させる必要がある．調整と異なる速さで歩こうとすると，下腿の振りが歩行速度と同調せず，不安定な歩行を強いられることになる．

この問題を解決するために，コンピュータ制御の膝継手が開発された．義足調整時に各歩行速度に対する空・油圧シリンダーの弁開度を継手に記憶させておくと，歩行速度に合わせた設定に随時変更される仕組みである．

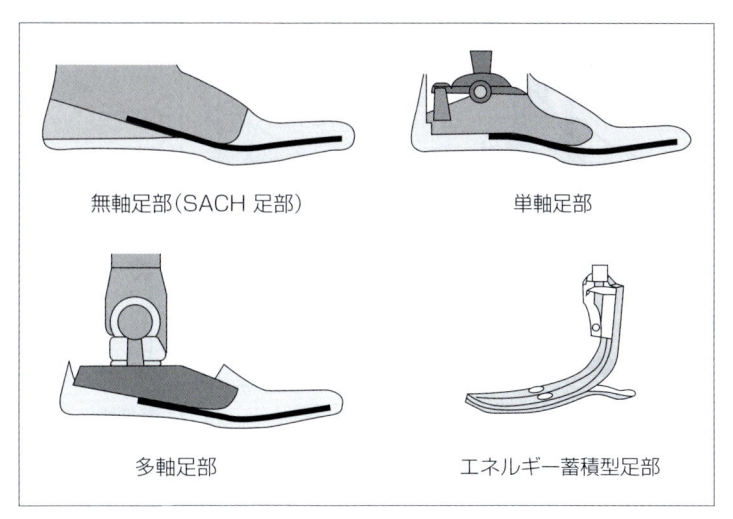

図 7　足部

高価な膝継手では，チューブのひずみセンサーで立脚相の各時期を判別し，遊脚相へ切り替えるタイミングを継手が記憶できるものもあり，歩行の全周期を通じて膝継手の制御が行われる(図6)．

3) 足　部

義足の足部とは，足の形を成して外観を整え，歩行のための機能を兼ね備えた部品であり，歩行時の足関節から足先までの働きを考え機能と形状を持たせている．

a) 無軸足部

SACH(solid ankle cushion heel)足部が代表的である．足継手軸を持たせる代わりに，踵のクッション部分がたわむことで足関節の動きを代替させる．独立した継手機構がない分，軽量である．

b) 単軸足部

一軸の継手を有し，足関節の底背屈の動きを再現させる足部である．バンパーにより底背屈抵抗を調整でき，左右へのブレも小さいが，SACH足部に比べると重い．

c) 多軸足部

底背屈および内外反の動きを持つため，不整路でも足底全面が地面に接地し，安定した歩行を可能にする．

d) エネルギー蓄積型足部

立脚時の荷重によるエネルギーを足部に蓄え，踏み切り時にそのエネルギーを放出することで推進力を得ることができる足部である．キールにカーボン等の弾性のある材質を使用したものが多く，そのたわみを利用している．

エネルギー蓄積型足部とはエネルギーの蓄積，放出を行う足部の総称であり，無軸，単軸，多軸とどの軸形態にも用いられうる(図7)．

e) 足部の差高調整

屋内では靴を脱ぐ日本の生活様式に合わせる目的や，ヒールの高い靴を履きたい女性の要望にこたえる目的で，差高を調整できる機構を備えた足部である．機構が複雑な分，重量が重くなる(図8)．

4) その他の部品

a) 断端袋

断端に履かせて用いる．クッションの役目と同時に，断端の汗を吸収する役目を果たす．消臭加工がなされ雑菌の繁殖を抑えるもの，汗を効率よくソケットの外に逃がす工夫がなされているもの等がある(図9)．

b) ライナー

ウレタンや熱可塑性エラストマー，シリコーンで作られ，断端にかぶせて用いる．末端に懸垂のためのピンが付いているものと付いていないものがある．ライナーを用いることで，断端とソケットのずれによる皮膚上の摩擦を軽減することができる．また，断端に加わる部分的な圧力を分散させ，断端全体で荷重するのを助けるなど，断端保護の役割も果たす．

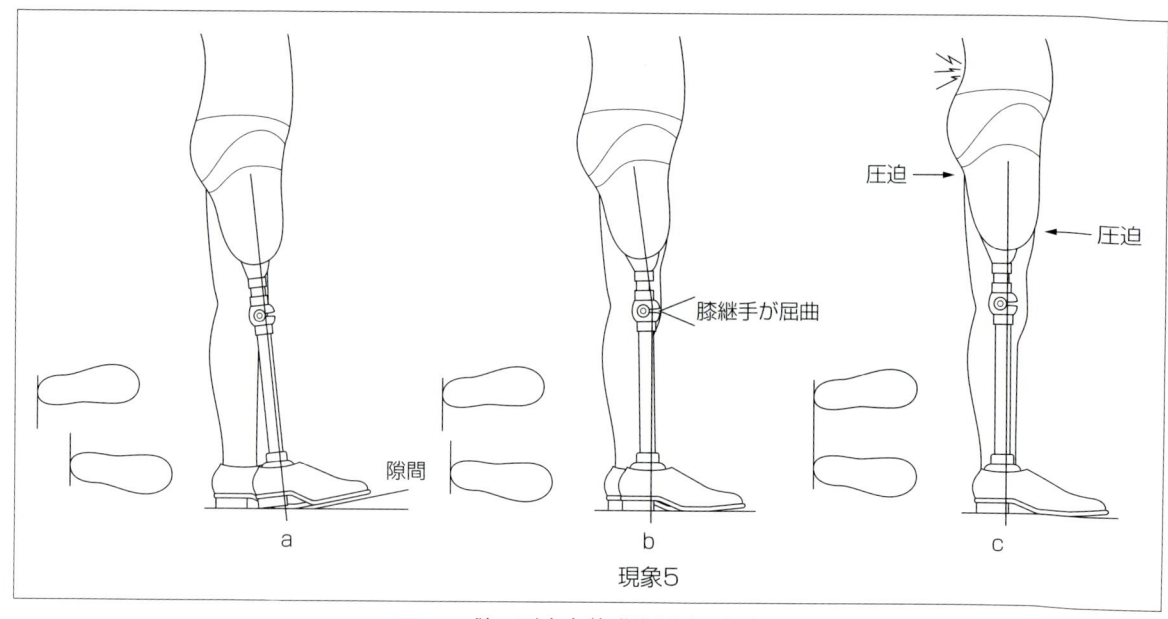

図17 膝の不安定（初期屈曲角不足）

（文献1：p144，図175より改変引用）

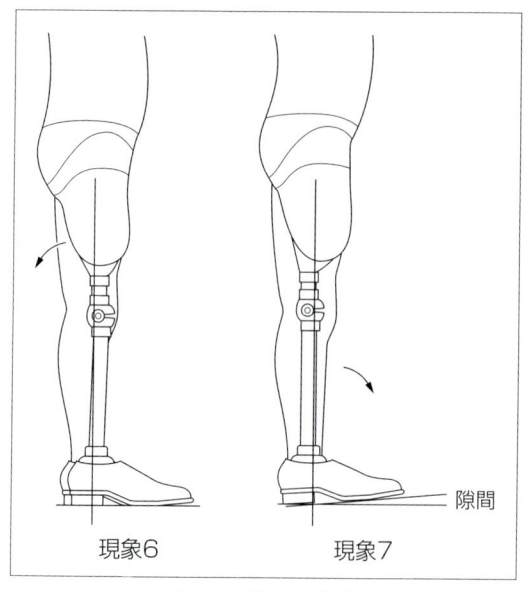

図18 膝の不安定

（文献1：p144，図176・177より改変引用）

a）足部が健側よりも前方にあり，前足部が浮き上がっている．この現象は足踏みをさせると顕著に現れる．

b）足部が健側よりもやや前方にあり，膝継手が軽度屈曲位にある．

c）足部を健側に揃え靴底を平らに接地した状態で膝継手を伸展位にすると過度の腰椎の前弯が認められる．また断端の前方遠位部と後方近位部に過度の圧迫が生じる．

原因：初期屈曲角が不足している．

[現象6] 膝折れ感があるが，靴底はほぼ平らに接地している．

原因：ソケットに対し，膝継手以下が前方に位置しすぎている．

[現象7] 膝折れ感があり，足部は健側と同じ位置にある．足部の踵のみで体重を支えている感じがあり前足部は浮き上がっている．靴底を平らに接地すると膝継手は屈曲する．

原因：靴のヒール高が足部の差高よりも高いか，足部が背屈位に設定されている．

(4) 膝の過安定（図19）

[現象8] 足部が健側よりも後方に位置し，踵が浮き上がっている．

原因：初期屈曲角度が過大である．

[現象4] 義足下腿部が垂直に立ち，靴底は平らに接地しているが，内側方向へ押されるような過安定感を訴える．

原因：ソケットに対し膝継手以下がアウトセットしている．

(3) 膝の不安定（膝折れ）（図17，18）

[現象5] 膝折れ感があり，以下の現象が現れる．

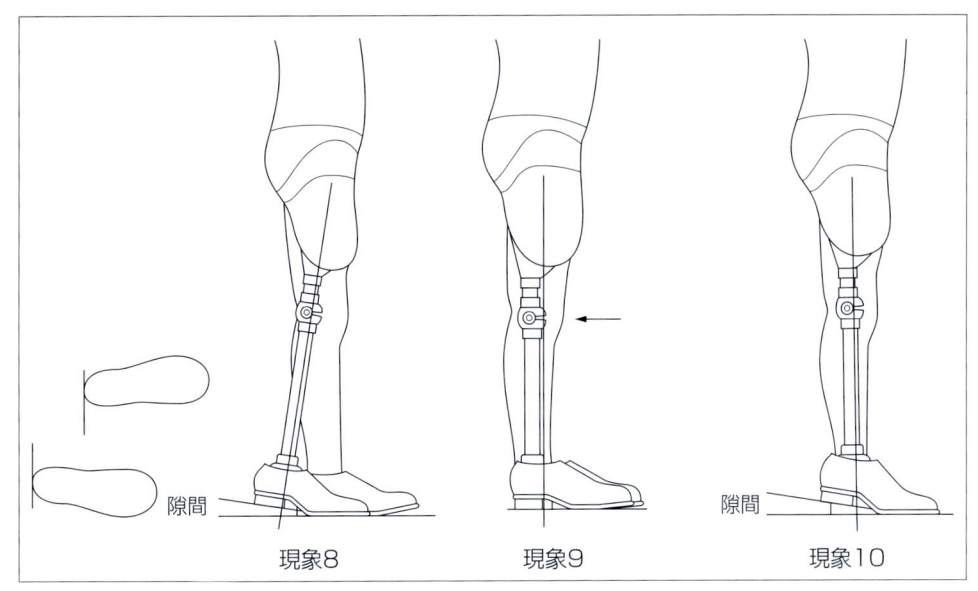

図 19 膝の過安定
（文献 1：p145，図 178〜180 より改変引用）

[現象 9] 膝が後方に押されるような感じがあるが，靴底はほぼ平らに接地している．
原因：ソケットに対し，膝継手以下が後方に位置しすぎており，膝は過度に安定している．

[現象 10] 膝または体幹が後方に押されような感じがあり，足部は健側と同じ位置にある．足部の前足部のみで体重を支えている感じがあり踵が浮き上がっている．また義足長が長く感じ，断端の前方近位部と後方遠位部に過度の圧迫を生じる．
原因：靴のヒール高が足部の差高よりも低いか，足部が底屈位に設定されている．

7）大腿義足のダイナミックアライメント

スタティックアライメントでソケットの適合と安全性を確認した段階でダイナミックアライメントを行う．実際に試歩行を行わせ，最適な歩行の実現を目指し調整を行う．スタティックアライメント同様，前後方向，左右方向から観察する．以下に主な異常歩行を示す．

a) 外転歩行（abduction gait, 図 20）

[現象] 義足を外転させて歩行する．立脚相中期に義足側へ体幹を側屈する現象がみられる．
　原因：①会陰部に圧痛または不快感がある．
　　　　②ソケット内側上縁に突き上げがある．
　　　　③義足長が長い．

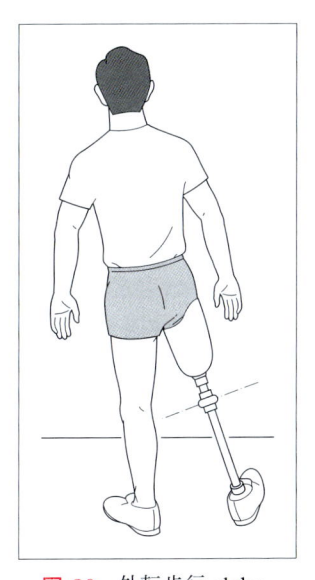

図 20 外転歩行 abduction gait
（文献 2：p251，図Ⅲ-261 より改変引用）

④義足の不安定感がある．
⑤ソケットの内転角度が過大である．
⑥ソケットの懸垂が不十分である．

b) ぶんまわし歩行（circumduction gait, 図 21）

[現象] 遊脚相に義足を外側に弧を描くように振り回す．

義足　179

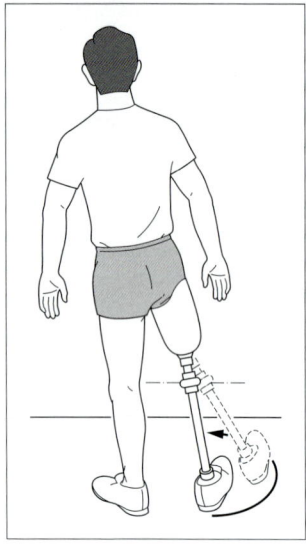

図 21　ぶんまわし歩行
circumduction gait
（文献 2：p253，図Ⅲ-262
より改変引用）

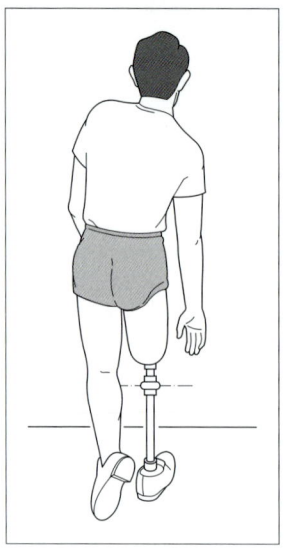

図 22　体幹の側屈
lateral trunk bending
（文献 2：p252，図Ⅲ-
262 より改変引用）

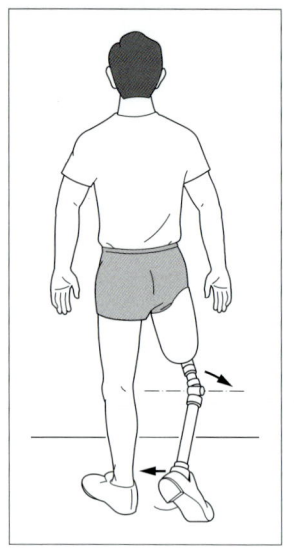

図 23　内側ホイップ
medial whip
（文献 2：p255，図Ⅲ-
273 より改変引用）

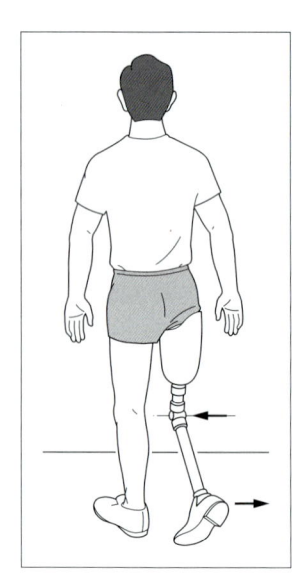

図 24　外側ホイップ
lateral whip
（文献 2：p255，図Ⅲ-
274 より改変引用）

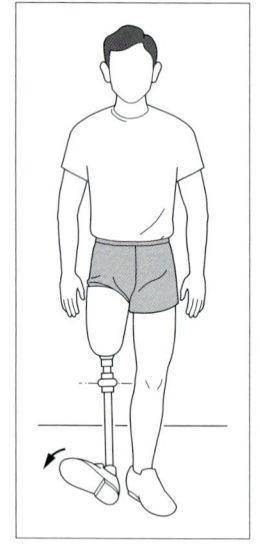

図 25　踵接地時の回旋
rotation at heel strike
（文献 2：p255，図Ⅲ-
272 より改変引用）

原因：①会陰部に圧痛または不快感がある．
　　　②断端外側遠位部に圧痛がある．
　　　③外転歩行の代償として体幹を義足側に側屈する．
　　　④ソケット外側壁の支持が不足している．
　　　⑤断端外転筋力が不足している．
　　　⑥義足長が短い．

d）内側ホイップ（medial whip，図 23）
[現象] 遊脚相初期に踵が内側に蹴り上げられる．
原因：①ソケットに対して膝継手が外旋位にある．
　　　②足部のトウブレークの外側が短い．
　　　③男性にみられるガニ股歩行の代償として現れる．

e）外側ホイップ（lateral whip，図 24）
[現象] 遊脚相初期に踵が外側に蹴り上げられる．
原因：①ソケットに対して膝継手軸が内旋位にある．
　　　②足部のトウブレークの内側が短い．
　　　③女性にみられる内股歩行の代償として現れる．

原因：①義足長が長い．
　　　②義足に対する不安感がある．

c）体幹の側屈（lateral trunk bending，図 22）
[現象] 立脚相に体幹が義足側へ側屈する．

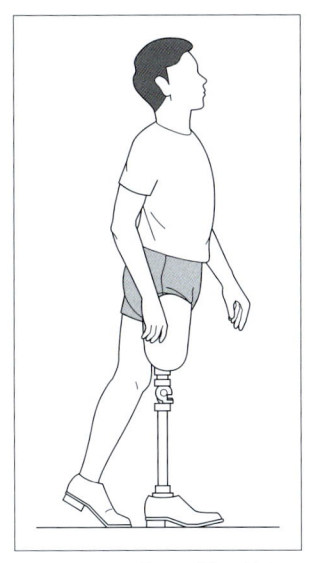

図 26　過度の腰椎の前弯 excessive lumber lordosis（文献 2：p254，図Ⅲ-268 より改変引用）

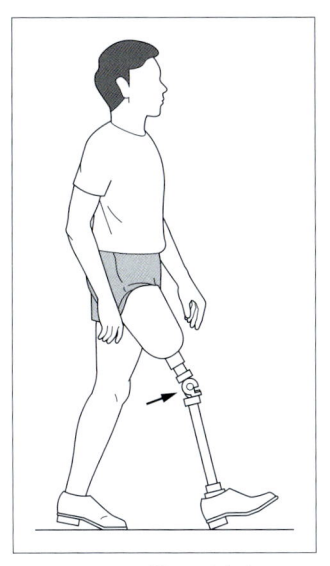

図 27　膝の不安定 instability of prosthetic knee（文献 2：p254，図Ⅲ-270 より改変引用）

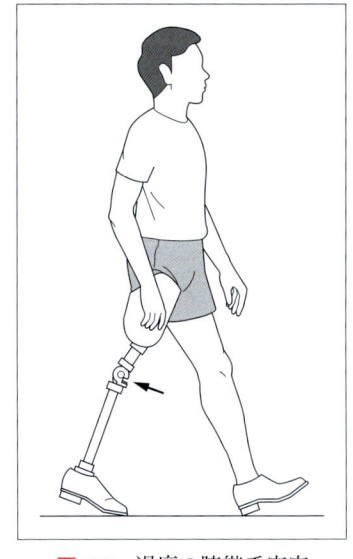

図 28　過度の膝継手安定 excessive stability of prosthetic knee（文献 2：p255，図Ⅲ-271 より改変引用）

f）踵接地時の回旋（rotation at heel strike，図 25）
[現象] 踵接地時に足部が外旋する．
原因：足部の後方バンパまたはクッションヒールが硬すぎる．

g）過度の腰椎の前弯（excessive lumbar lordosis，図 26）
[現象] 立脚相中期に過度の腰椎前弯を生じる．
原因：①初期屈曲角が不足している．
　　　②ソケット前壁の支持が不足している．

h）膝継手の不安定（instability of prosthetic knee，図 27）
[現象] 立脚相で膝折れ感がある．
原因：①初期屈曲角が不足している．
　　　②ソケットが後方に位置している．
　　　③靴の踵が足部の差高より高い．
　　　④足部のクッションヒールが硬い．

i）膝継手の過安定（excessive stability of prosthetic knee，図 28）
[現象] 立脚相後期に膝継手が屈曲しづらく，遊脚相への移行が円滑に行えない．

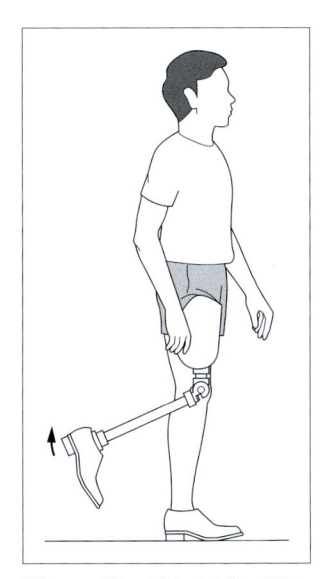

図 29　踵の蹴り上げの不同 uneven heel raise（文献 2：p253，図Ⅲ-265 より改変引用）

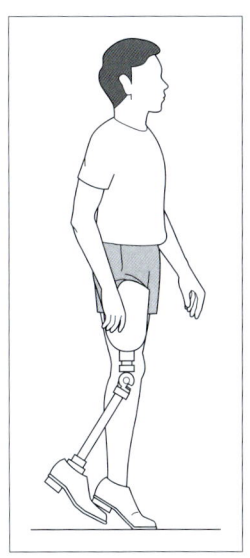

図 30　伸び上がり歩行 vaulting（文献 2：p253，図Ⅲ-264 より改変引用）

原因：①ソケットの初期屈曲角が過大である．
　　　②ソケットが前方に位置している．
　　　③靴の踵が足部の差高より低い．
　　　④足部のクッションヒールが軟らかい．

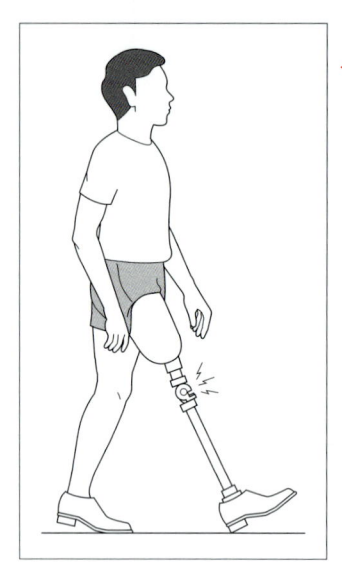

図 31 ◀
膝のインパクト
terminal impact
（文献 2：p253，図
Ⅲ-266 より改変
引用）

図 32 ▶
フットスラップ
foot slap
（文献 2：p253，図
Ⅲ-267 より改変
引用）

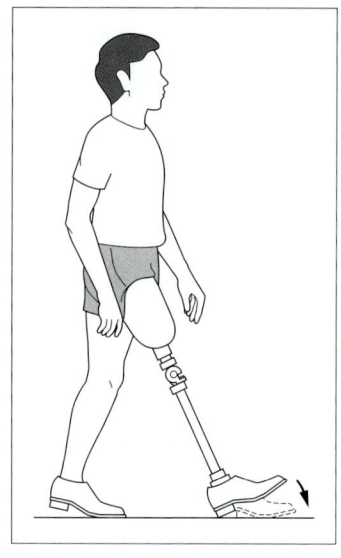

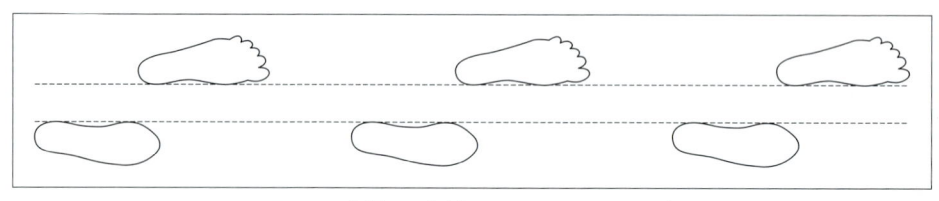

図 33　歩幅の不同（uneven length of step）
（文献 2：p254，図Ⅲ-269 より改変引用）

j）踵のけり上げの不同（uneven heel raise，図 29）
［現象］遊脚相初期に健足の踵に比べ義足側の踵が大きく跳ね上がる．
原因：①膝継手の遊脚相制御装置の屈曲抵抗が弱い．
　　　②膝継手の摩擦抵抗が不足している．
　　　③膝継手伸展補助装置の張力が弱い．
　　　④初期屈曲角が不足している．

k）健足の伸び上がり（vaulting，図 30）
［現象］義足側の遊脚相に健側がつま先立ちして伸び上がる．
原因：①義足長が長い．
　　　②義足側下腿部の振り出しが遅い．
　　　③膝継手の遊脚相制御装置の屈曲抵抗が弱い．
　　　④膝継手の摩擦抵抗が不足している．
　　　⑤膝継手の伸展補助装置の張力が弱い．

l）膝のインパクト（terminal impact，図 31）
［現象］遊脚相終期に膝継手が完全伸展した際，膝継手に衝撃音が生ずる．
原因：①膝継手の遊脚相制御装置の伸展抵抗が弱い．
　　　②膝継手の摩擦抵抗が不十分である．
　　　③伸展補助装置の張力が強すぎる．
　　　④ j）の反動として起こる．

m）フットスラップ（foot slap，図 32）
［現象］踵接地直後，足部が急激に底屈し地面を叩く．この現象は足継手を有する足部にみられる．
原因：足部の後方バンパが軟らかすぎる．

n）歩幅の不同（uneven length of step，図 33）
［現象］義足側と健側との歩幅が不均等である．
原因：

①義足の歩幅が短い場合

・膝の不安感がある．
・屈曲角が過大である．

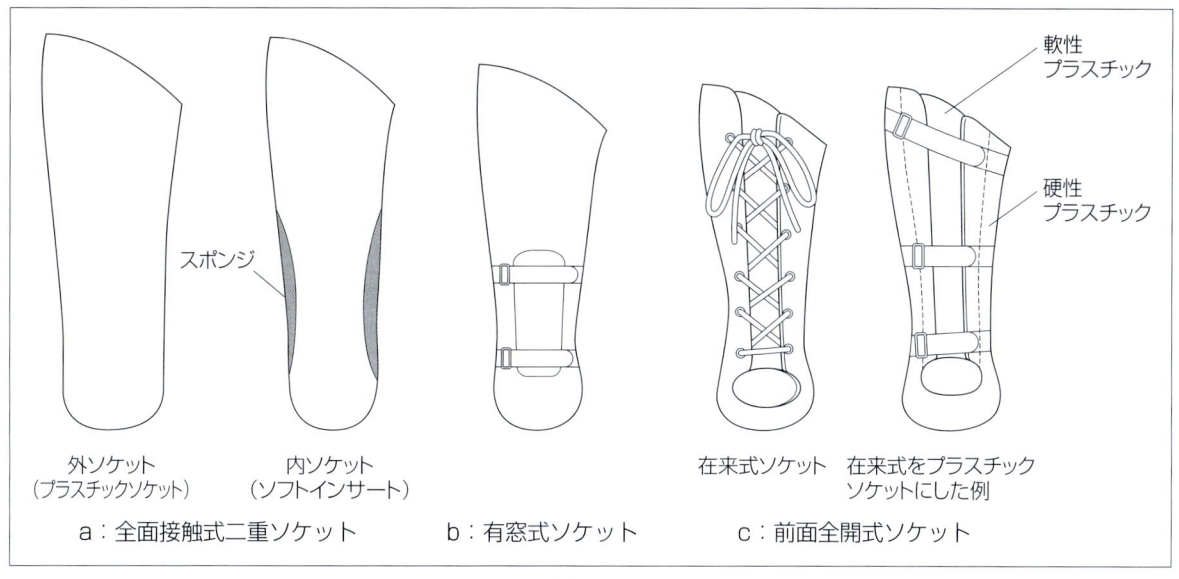

図 34 膝義足のソケット

外ソケット（プラスチックソケット） / 内ソケット（ソフトインサート）
a：全面接触式二重ソケット
b：有窓式ソケット
在来式ソケット / 在来式をプラスチックソケットにした例（軟性プラスチック・硬性プラスチック）
c：前面全開式ソケット

（文献1：p182・3，図256〜258より改変引用）

・膝継手以下が後方に位置しすぎている．

②健側の歩幅が短い場合
・初期屈曲角が不足している．
・膝継手以下が前方に位置しすぎている．

8）装着後の断端のチェック
ダイナミックアライメントが終了した段階で義足を取り外し，断端表面に擦り傷や発赤，その他の皮膚の変色がないかを観察する．

3. 膝義足 (knee disarticulation prosthesis)

膝義足は膝関節離断および極長断端大腿切断，極短断端下腿切断，屈曲拘縮のある下腿切断に適応される．断端末の耐圧性が良好な場合には膝立ちが可能で和式生活に有利である．また切断によって失われる筋が少ないため，股関節の筋力は大腿切断に比べ温存され歩行時の膝の安定性は良い．ソケットのデザインは断端末の耐圧性の可否と断端遠位部の大腿骨顆部の形状と大きさによって決定される．またソケット末に義足部品を取り付けるスペースがないため，少しでもスペースを確保するため多軸膝継手が多く用いられている．

1）膝義足のソケット
一般に膝関節離断では断端遠位部の大腿骨顆部が膨隆しているため，ソケットへの挿入が困難となりやすい．しかし大腿骨顆部の膨隆は義足の懸垂機能および回旋を防ぐ機能を持っている．そのためソケットは着脱が容易にできるようデザインがなされている．ソケットは吸着式ソケット，全面接触式二重ソケット，有窓式ソケット，前面全開式ソケットがあり，大腿義足ソケットよりもソケット上縁を低くすることができる．また断端末支持が困難な場合は大腿義足ソケット同様，坐骨結節を中心とした体重支持を行う．

a）吸着式ソケット
切断時に大腿骨顆部が切除された断端に適し，大腿義足ソケットの吸着方式が可能な場合に用いられる．

b）全面接触式二重ソケット（図 34-a）
義足本体の外ソケットにソフトインサートでできた内ソケットを挿入する構造になっている．内ソケットは容易に挿入できるよう膨隆部より近位の細くなった箇所にスポンジ等を貼り円筒形に近い形状にしている．また断端とソケットは隙間なく接触しているため体重支持性，懸垂性に優れている．

c）有窓式ソケット（図 34-b）
断端を挿入する際，大腿骨顆部が通りやすいよう膨隆部より近位の細くなった箇所に窓（開口部）を開けるデザインとなっている．殻構造では膝継手（ヒンジ継手）等の支柱が側方にくるため開口部

義足　183

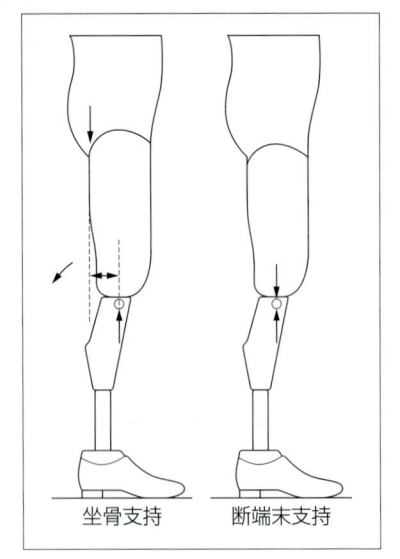

図 35 体重支持によるアライメント
（文献 1：p183，図 260 より改変引用）

は前面に設けられ，骨格構造では支柱がつかないため内側に開けられる．

d）前面全開式ソケット（在来式ソケット，図34-c）

膨隆部がソケット近位部より大きく断端が全く挿入できない場合は，前面全開式ソケットが適している．この方式のソケットでは皮革でできたソケットを紐で締めつけて装着する在来式がある．最近では外観および装着が容易なことからプラスチック製のソケットが用いられマジックベルト等によって締めつける．

2）膝義足のベンチアライメント（図35）

前額面および水平面のアライメントは大腿義足に準ずる．矢状面では断端末支持が困難な場合は坐骨結節を中心とした体重支持を行うため大腿義足のアライメントに準ずる．断端末支持が可能な場合には荷重線が坐骨結節で支持する場合よりも前方にくるため，基準線は膝継手軸に近づけても安定性は確保される．

（東江由起夫）

■■ 文　献 ■■

1) 大石暁一，赤居正美：大腿義足．その他の義足，日本整形外科学会，日本リハビリテーション医学会（監修），義肢装具のチェックポイント，第6版，医学書院，2007．
2) 田澤英二ほか：大腿義足・股義足・膝義足，日本義肢装具学会（監修），澤村誠志（編），義肢学，医歯薬出版，2003．
3) 川村次郎（編）：義肢装具学，第3版，医学書院，2005．
4) 澤村誠志：切断と義肢（リハビリテーション医学全書），第4版，医歯薬出版，2005．
5) Hoyt C, et al：The UCLA CAT-CAM Above-Knee Prosthesis, 3rd ed, 日本語版，田澤英二（監），坐骨収納型大腿義足講習会テキスト，1991．
6) 東江由起夫：坐骨収納型ソケットの適合とアライメントの設定方法．理学療法MOOK 7 義肢装具，91-98，三輪書店，2000．
7) 東江由起夫：最近の大腿義足のソケット．総合リハビリテーション，26：23-30，1998．
8) 東江由起夫：シリコンライナーを使用した大腿義足ソケットの特徴．POアカデミージャーナル，9：133-139，2001．
9) 東江由起夫：大腿義足のアライメント調整技術．日本義肢装具学会誌，16：233-237，2000．

義肢装具の基本的知識
I. 義肢

3. 義足
c) 下腿義足，サイム義足，足部切断用義足

Key words　下腿切断（trans-tibial amputation），下腿義足（trans-tibial prosthesis），サイム切断（ankle disarticulation），サイム義足（Syme prosthesis），足根中足切断（partial foot amputa-tion），足部義足（partial foot prosthesis）

下腿義足（trans-tibial prosthesis）

　下腿切断は下肢切断の中でも半数以上を占めることから下腿義足装着者は最も多く，ソケットの形状や構造，パーツなど古くから研究，開発が行われてきた．近年，進歩した素材が義肢装具の世界にも盛んに導入され高機能な義足が誕生し，適合状態をも左右するようになった．これらにより下腿義足での自然な歩容が得られ，健常者とほとんど見分けがつかないほどである．最近では快適な日常生活を送るだけでなく，短距離走やトライアスロンなどスポーツへの参加が積極的に行われるようになった．

1. 構成要素

　下腿義足の構造は大きく分けて断端を収納するソケットと，人の足と同様な形状を持つ足部があり，その両者をつなぐ支持部からなり，その他として懸垂装置を持つ．現在ではさまざまなパーツを選択することができる骨格構造にて製作される場合が多い．

2. ソケットの種類

　下腿義足のソケットによる体重支持方式は，ほとんどが膝蓋靱帯や脛骨，腓骨の骨幹部，軟部組織にて体重支持が主に行われており，断端末での体重支持は不可能である．

1）差込式（plug-fit socket）
　古くから用いられてきた義足に在来式下腿義足（図1）というのがある．本義足は全体が殻構造でアルミニウムや皮革などで作られ，ソケットの形式は差込式が用いられている．ソケット形状は解剖学的にさほど考慮されておらず，円錐形でソケットの底はオープンエンドとなっており，断端袋を数枚履くことで断端とソケットの適合状態を調整している．しかしソケットのみでの全体重支持は難しく，大腿コルセットにおいても体重支持が補助的に行われている．またこの大腿コルセットは義足の懸垂にも用いられ，ソケットとは継手にて連結されている．

2）PTB式（patellar tendon bearing socket）
　PTB式ソケット（図2）は1957年にカリフォルニア大学において開発され，その体重支持方式は膝蓋靱帯を主に骨幹部，軟部組織などで支持し，逆に骨突起部となる腓骨頭や骨端，脛骨粗面や圧痛点などはレリーフされ体重支持した際に圧がかからないよう製作される（図3）．したがって，体重支持は局所的な部分で受けることになる．懸垂方法は大腿骨内外側上顆および膝蓋骨上縁に引っ掛けるようカフベルトで行われ，膝関節の動きをなるべく制限しないようになっている．

　またこれと同時に滑らかな歩容を可能とするために，従来まで用いられた足継手の付いた足部から足継手のない SACH 足（solid ankle cushion heel）が考案され，義足装着の快適性と運動性に優れていることから世界中で製作されるようになった．

3）PTS 式（prothèse tibiale à emboitage supra-condylien socket）
　1964年にフランスの Fajal により紹介され，アメリカでは supra-patellar/supra-condylar（SPSC）

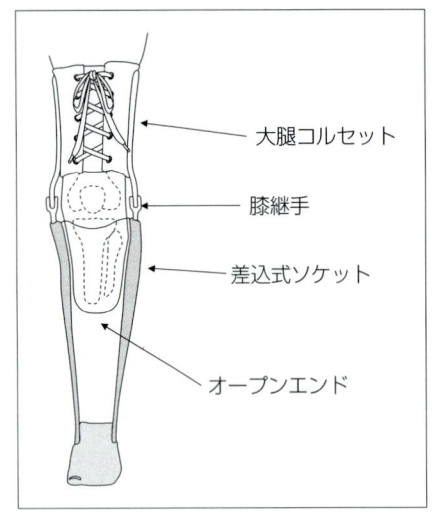

図1　在来式下腿義足

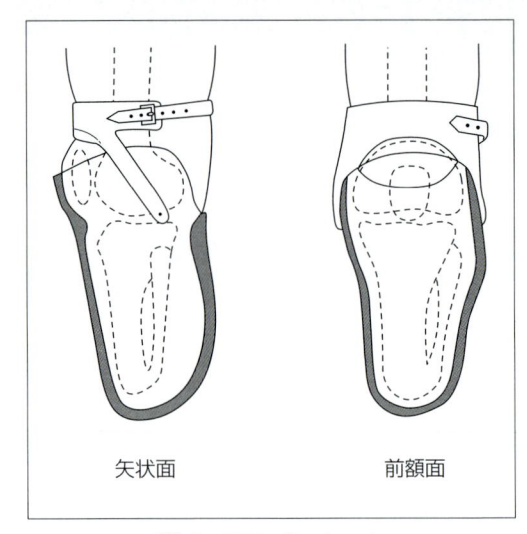

図2　PTB式ソケット

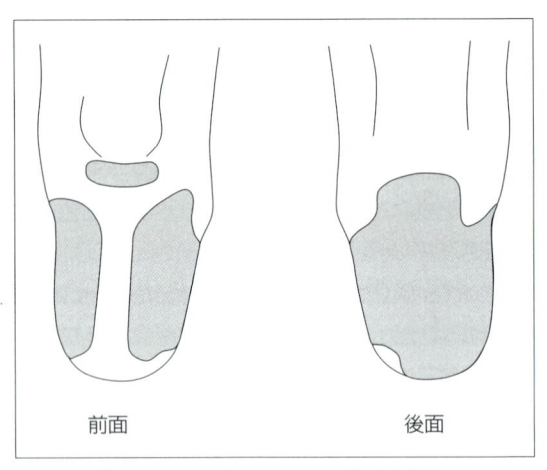

図3　PTB式ソケットの体重支持部

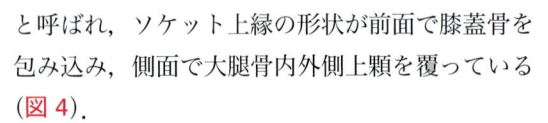

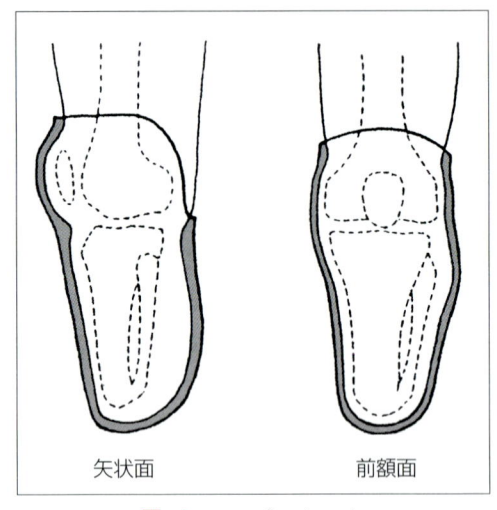

図4　PTS式ソケット

と呼ばれ，ソケット上縁の形状が前面で膝蓋骨を包み込み，側面で大腿骨内外側上顆を覆っている（図4）．

本ソケットの体重支持方式はPTB式と同様であるが，懸垂方法がソケット自体に形作られていることにより自己懸垂型となっているためPTB式のようなカフベルトを必要としない．このソケット前面上縁の形状が膝関節の過伸展防止に役立っている．また側面では大腿骨内外側顆を包み込むようになっているため側方の安定性がPTB式より優れている．

しかし，膝を90°以上屈曲すると断端がソケットから抜けやすかったり，また前面上縁部が突き出し外観が悪かったり，長断端では前面のソケット上縁のかぶりが深いため装着が困難な場合がある．

4）KBM式（Konylen Bettung Münster socket）

1965年にドイツのミュンスター大学で考案され，これも体重支持方式はPTB式と同様であり，懸垂方法はPTSと異なった形状であるが自己懸垂機能を持ったソケットとなっている（図5）．

ソケット上縁の形状は大腿骨の内外側顆を包み込むようになっており，この形状が義足の懸垂の役割を果たしている．したがって，PTSと同様カフベルトは不要である．

本タイプのソケットも両側上縁が高くなっており側方への安定性がPTBより優れている．また

PTSのように膝蓋骨が覆われておらず，膝を屈曲しても前面上縁がないため外観がよく，歩行中においてもズボンなどがソケットに食い込むことがない．しかしPTBやPTSに比べ膝伸展を制限する構造となっていないため過伸展を許す場合もあるので注意を要する．

5）TSB式（total surface bearing socket）

これまでのソケットは断端の荷重部と非荷重部とを選択して体重支持しているため，接触する面積が小さくなることで圧が局所的であった．そのため断端への負担が大きくなりやすいが，TSB式の場合は断端全体で体重を支持するため圧の分散がはかられ，断端への局所的な負担は減少する．そのために断端への擦過傷や胼胝などのトラブルも未然に防ぐことができる．

近年では，TSB式ソケットとシリコーンライナーとともに用いられることでこの組み合わせが普及してきているが，必ずしもシリコーン製でなくとも他の材質のインナーソケットを使用することでも装着可能である．

3．インナーソケット

下腿義足を装着する際にはソケットが直接断端と接触し体重支持するわけではなく，その両者の間にインナーソケット（緩衝材）が入る場合が多い．これらにはさまざまな材質や形式のものがあり，緩衝材としてだけでなく断端を保護する役目もある．

1）断端袋

断端袋は筒状で底が縫い合わされており，靴下のように断端にかぶせて用いる．差込式ソケットの場合に断端とソケットの間の緩衝材として古くから用いられてきた．素材は綿が一般的でウールなどもあり，最近では抗菌剤を塗布されたものもある．厚さも厚手のものから薄手のものなど長さも各種ある．これらの厚さの異なるものをうまく組み合わせ装着することで適合状態を調整することができ，ある程度の断端のボリュームの変化にも追従することができる．

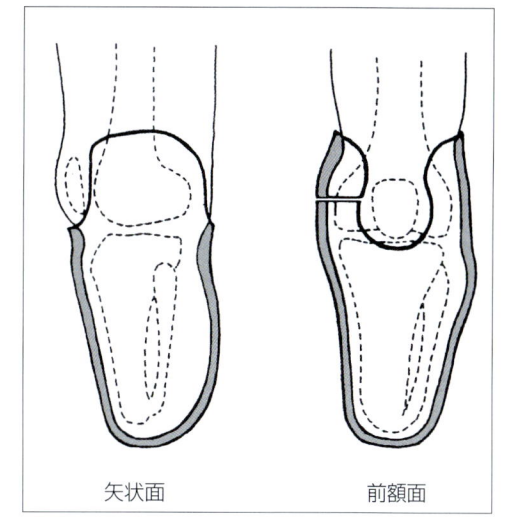

図5　KBM式ソケット

2）ソフトインサート（軟ソケット）

これはPTB式ソケットとともに開発され，熱可塑性の発泡ポリエチレン（商品名：PEライト）のシート材をモデルにかぶせ熱をかけ成型し製作する方法と，スポンジを貼り合わせて製作する方法があり，どちらも断端の形状に近い状態に製作することができるため断端とソケットの適合性に優れている．またソフトインサートを用いた場合，より高い適合性と踵接地時の衝撃緩和のため，薄手の断端袋を併用する場合が多い．

3）シリコーンライナー

1986年にアイスランドのO. Kristinssonにより開発されたシリコーン製のインナーソケットである．これは弾力性と伸縮性に優れ，シリコーンの持つ特性により断端皮膚への刺激が少なく，衝撃吸収性も優れている．装着方法は柔らかいシリコーンライナーの底を断端末に当て密着させながら持ち上げていくように行う（図6）．このシリコーンライナーは各種サイズを備えた円錐形をした既製品であり，他にシリコーン樹脂で陽性モデルにて製作するオーダーメイドのものがあるが，現在では大部分が既製品を用いており装着者への受け入れも良好である．またシリコーン製以外にもポリウレタン製などさまざまな材質のものがあり，弾力性や価格の面など各メーカーから各種のものが登場している．ここではこれらを総称してシリコー

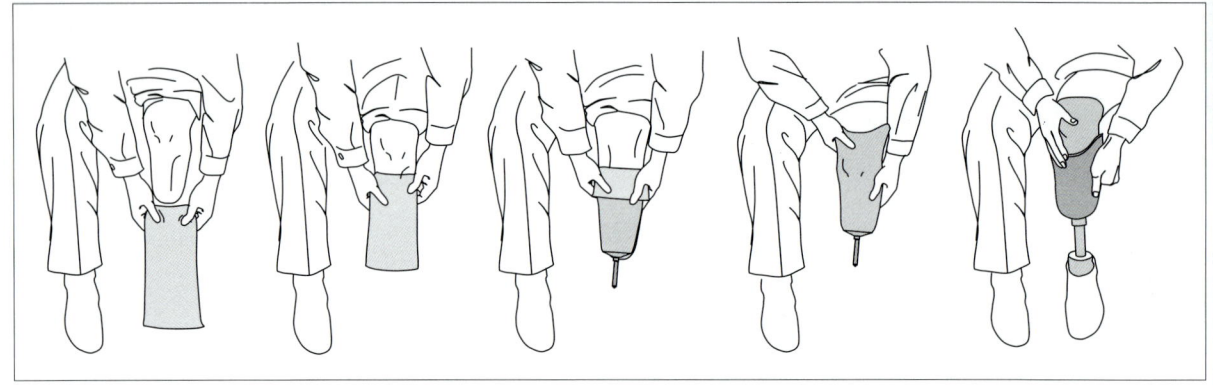

図6 シリコーンインナーソケット装着方法

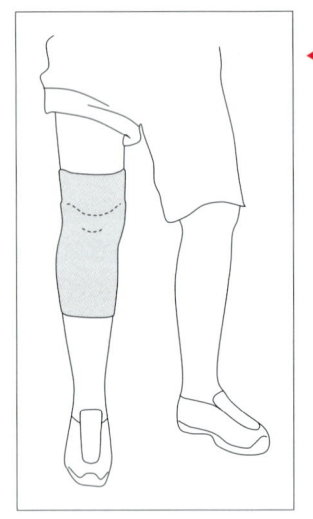

図7 ニースリーブ

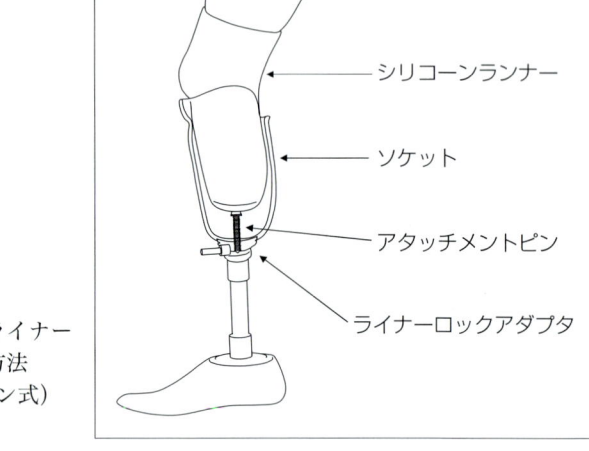

図8▶ シリコーンライナーによる懸垂方法（キャッチピン式）

シリコーンランナー
ソケット
アタッチメントピン
ライナーロックアダプタ

ンライナーという．

4. 懸垂装置

義足歩行で，特に遊脚相においてその自重により義足が抜けようとするが，それは断端とソケットとの間での遊び（ピストン運動）があるためであり，これをできるだけ小さくするための懸垂装置が備え付けられている．これらの懸垂装置は義足の使用状況により他の懸垂装置を併用させ使用することで，よりピストン運動を減少させることができる．下腿義足にもさまざまな形式の懸垂装置があり，前述したように大腿コルセットやPTBカフベルト，自己懸垂型ソケットなどあるが，ここでは，それら以外のニースリーブやシリコーンライナーによるキャッチピン式について述べる．

1) ニースリーブ（図7）

これは筒状で円錐形をした形状で，義足を装着した上から大腿部と義足の両者をつなぐようにかぶせるものである．これらにはゴム製またはネオプレーン製などさまざまな材質が用いられており，全体的に密着性に優れ接触する面積が大きいニースリーブほど断端と義足のピストン運動を減少させることができる．歩行や立位時にはさほど違和感はないが，座位をとると材質によっては膝窩部にスリーブが重なり合うことから膝の屈曲が困難になってしまう場合があったり，伸縮性のあるものでなければ膝の動きを制限してしまう．したがって，カフベルトや自己懸垂型など他の懸垂装置が不適応の場合などに用いられたりスポーツなどハードな動きに対応できるよう併用される．

2) キャッチピン式（図8）

これはインナーソケットにシリコーンライナーを使用した場合に可能となる．シリコーンライナーに接続されているアタッチメントピンをソケット

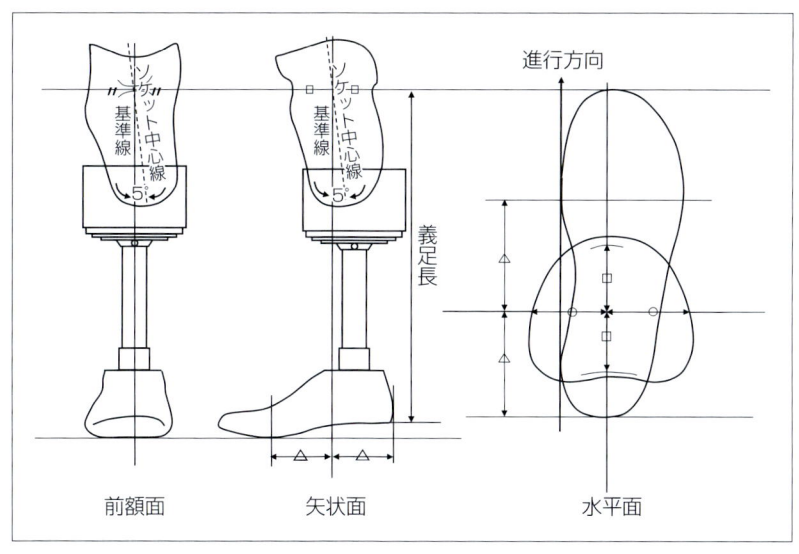

図 9 ベンチアライメント

側の底に取り付けられたライナーロックアダプタに差し込むことでラチェットにて引っかかり，義足と断端が一体となることで懸垂される．このタイプの懸垂方法では，他の方式と異なり膝周りに懸垂装置がないため膝の運動を制限したり，膝窩部などへの圧迫も少ない．しかしシリコーンライナーの遠位端に懸垂装置が取り付けられていることから，装着者によっては断端末だけで引っ張られるような違和感を訴える場合もある．

5. アライメント（alignment）

下腿義足のアライメントとはソケットと足部との相対的な位置関係のことをいう．足部の構造（機能）や懸垂機能（種類）にもよるがこのアライメントの違いによりソケットの適合，歩容の良さまでも大きく左右することになる．そのためアライメントを以下の3段階に分けそれぞれを独立した考え方で進めていき，最終的に最も快適で歩容の良い義足となるようアライメントを決定する．

1) ベンチアライメント（bench alignment）

義足製作者がソケットと足部をどのような位置で連結するかを決めて作業台上で組み立てるのが，ベンチアライメントである．この時点ではソケットと足部の基準となる点を連結するだけの機械的な作業であるため，どの義足を製作する場合でも図9のように組み立てられる基本的なアライメントである．このとき義足長（通常は床面から膝蓋靱帯までの長さ）についても計測どおりに設定しておく．

またソケットの認定は前額面で5°の内転角，矢状面で5°の初期屈曲角とする．内転角は立位時に骨盤を水平にしたとき，人の脛骨が生理的に平均5°程度内転しているためでありその角度に復元する．したがって，個々の断端の角度により異なるので必ずしも5°とは限らない．初期屈曲角は軽度（5°程度）屈曲させることで断端前面部での体重支持を大きくし剪断力を減少させ，膝伸展筋を効率よく働かせるために設定する．

2) スタティックアライメント（static alignment）

ベンチアライメントで組み立てられた義足を切断者が装着し，ソケット適合および立位での義足の安定性を確認する．

まず危険を避ける意味から平行棒内で両踵の間隔を5～10 cm開け，両脚に均等に体重をかけて立位をとってもらう．はじめにソケットの適合状態（断端の収納具合や圧痛点，トリミングライン等）をチェックし，それと同時に義足長，健側足部と比較してトウアウトなども確認する．

立位での義足の安定性は装着者の前額面，矢状面のそれぞれを確認する．このとき，アライメントを変化させていくとソケットの適合状態，義足

[現象2] 靴底の内側が浮き上がり，義足が外側へ傾く．また断端の内側近位と外側遠位に圧迫がある．
　原因：ソケットの内転角度の不足（ソケットが外転している）．

(2) 内側方向への不安定（内倒れ）

　[現象1] 地面に対し靴底が平らに接しているが，ソケット上縁が内側に逃げる．また断端の外側近位と内側遠位に圧迫感がある．
　原因：ソケットに対し足部が外側に位置しすぎる．
　[現象2] 地面に対し靴底の外側が浮き上がり，義足が内側へ傾く．また断端の外側近位と内側遠位に圧迫がある．
　原因：ソケットの内転角度が過大．

b) 矢状面（前後方向への不安定）

(1) 前方への不安定（膝折れ感）

　[現象1] 踵接地時に膝が前に押し出され，踵接地から足底接地までの時間が短い．立脚終期に重心が落下し，義足での立脚期が短くなり，健側との歩調のバランスが悪い．一般に膝の安定性が悪く，膝折れを起こす．断端前方遠位部と膝窩部に圧迫を感じる場合もある．また踵接地時につま先が健側よりも上がりすぎる．
　原因a：ソケットの屈曲角度が過大．
　原因b：ソケットに対し足部が後方に位置している．

(2) 後方への不安定（膝が後方へ押される）

　[現象1] 膝が後方へ押され，立脚中期では坂を登るような感じがする．重心の上下動が著しく，遊脚期につま先が地面をこする．義足が長く感じ，健側の歩幅が小さくなる．また，断端前方近位部と後方遠位部に圧迫を感じる場合もある．
　原因a：ソケットの初期屈曲角度が不足している（ソケットが伸展している）．
　原因b：ソケットに対し足部が前方に位置している．

c) その他（アライメント以外の異常）

　[現象1] 重心の著しい上下動（初期屈曲角の不足や足部が前方に位置している場合以外のもの）．
　原因a：足部のトウブレークの位置が遠位すぎる．
　原因b：足部の踵が柔らかすぎる．
　原因c：前足部の材質が硬すぎる．
　原因d：足部と靴の適合が悪く，トウブレークで屈曲するゆとりがない．
　[現象2] 踵接地時につま先が左右にぶれる．
　原因a：足部の踵部が硬い．
　原因b：靴の踵部が硬い．
　原因c：足部と靴の適合が悪く，足部の踵が沈み込む余裕がない．
　原因d：ソケットの膝窩部の形状が歪んでいる．
　[現象3] 遊脚終期に，内側か外側への踵のけり上げがみられる（内側，外側ホイップ）．
　原因a：PTBバーと後壁が平行でない．
　原因b：PTBカフベルトの取り付け位置の不良．
　原因c：PTBカフベルトのタブの張りが内外側で不均衡．

サイム義足（Syme prosthesis）

　サイム切断は，通常断端末での体重支持が可能であることが最も大きな特徴である．しかし，義足を使用せず断端のままで日常生活を送るのは脚長差があることや歩行時の踏み返しができないことから，サイム義足を装着したほうが快適な生活を送ることができる．
　サイム義足のソケットの機能は断端末の固定と骨突起部の保護，足部への接続である．これらを可能にするためのソケット形式の選択は断端末での体重支持の度合いにより，一部可能か不可能な場合はPTB式ソケットに準じて体重支持を行う．また切断による下腿三頭筋の萎縮による断端末の内外果の膨隆と近位部との差によっても，ソケット形式の選択が左右され，この内外果上部でのソケットの懸垂の度合いも大きくかわる．断端末の膨隆や義足を組み立てたときのアライメントによ

り外観の悪さが目立つ場合もある．

　一般的にサイム義足では断端のテコが長いため義足を制御する能力は高く，健常者と変わらない歩容が得られるが，ソケット末端から床までの距離が小さいため既製品の足部の選択が限られてしまう．

1. ソケットの種類

1）在来式

　これはセルロイドや皮革製のソケットで製作され，体重支持を断端末で行い，木製足部と金属支柱等で連結された構造となっている（図 18）．ソケットと断端との固定は前面または後面の編み上げ式の紐で行っているため締め具合を調整することができる．しかし金属支柱を用いているため，重く外観が悪いなどの欠点から現在はプラスチック製のソケット形式に置き換わってきている．

2）無窓全面接触式（二重ソケット式）

　無窓全面接触式には一重ソケット式もあるが，現在ではほとんど用いられていないため，ここでは二重ソケット式について述べる．

　二重ソケット式とはプラスチックからなる外ソケットと，薄いスポンジで作られたソフトインサートからなる内ソケットの二重構造となっている．また外ソケットの外観は内ソケットが脱着しやすいように円筒形となっている（図 19）．本形式では外ソケットと内ソケットとの接触面積が大きく摩擦力も大きくなるため，カフベルトなどの懸垂装置を必要としない．このような構造のため耐久性には優れているが，義足全体が二重構造のため大きくなるため外観が悪く，通気性の悪さからも蒸れによる問題も起こりやすい．

　また断端の遠位部は内外果により膨隆し，その上部が細くなっているため全面接触させることにより内外果上部で懸垂が可能となる．しかしこの状態で義足に断端を挿入することができないので，内ソケットの内側の膨隆した上に割りを入れることで内外果の膨隆部が通りやすく内ソケットの着脱が可能となる（図 20）．

3）後方開き式（カナダ式）

　これはソケットが前後で2つに分割されるようになっており，ソケットの後ろ半分の下縁に継手が取り付けられて上部が開閉できるようになっている（図 21）．これにより義足の着脱が大変容易であるが，体重支持効率が悪く，構造上耐久性に劣る．またバンドで固定するため外観が悪い．

4）内側有窓式（veterans administration prosthetic center；VAPC 式）

　後方開き式（カナダ式）の問題点を解決しようと内側有窓式が考えだされた．特徴的なのは断端の膨隆部をソケットに通りやすくするために内側膨隆の上部に窓を開け，それをふたで閉めることで全面接触となり適合性を向上させ，懸垂としての機能も併せ持つ（図 22）．しかし無窓式に比べ窓を開けることにより耐久性が劣るので，プラスチックの積層材等により強度を増す必要がある．また，ふたを閉じる際の固定にバンドを使用するため外観が悪い．

5）後方有窓式（ノースウェスタン式）

　この後方有窓式は内側有窓式タイプと同様な窓を後方に開けたもので，ふたの下縁と本体とが継手でつながっており，上縁が後方に開くようになっている（図 23）．ふたの開閉は上部にあるバンドで閉じることになるのでバンドが見えてしまい外観が悪い．このソケットでは後方に窓があるため断端末の膨隆が後方へ突出している場合に適応となる．

2. アライメントの設定

　前額面でのベンチアライメントについては，基本的に下腿義足と同様に安定性の観点から内転角，初期屈曲角を考慮した上で決定される．しかしサイム義足の場合，安定性を重視したアライメントにするとソケット末の膨隆部が足部に対し内側へとび出てしまい義足全体の外観が悪くなってしまう．断端の内転角の大きい切断者ほど内側へ突出する度合いも大きいことになる．このように外観を考慮する上で，切断者の状況により安定性を大きく損わない範囲で，足部をソケットに対し内側

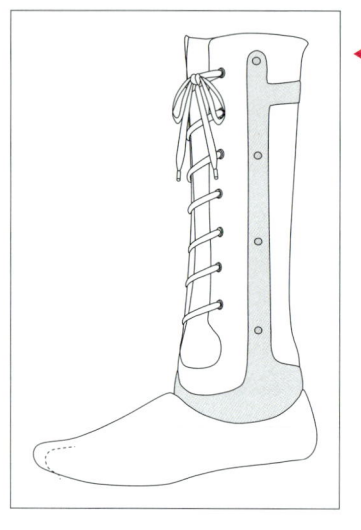

◀図 18 在来式

図 19▶ 二重ソケット式
内ソケット（ソフトインサート）
外ソケット
厚みを持たせている
懸垂作用がある

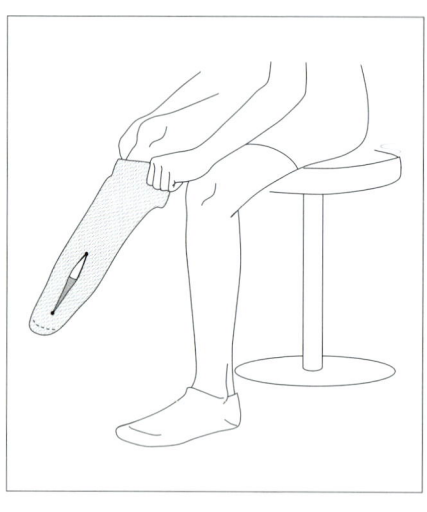

◀図 20 内ソケットの割り

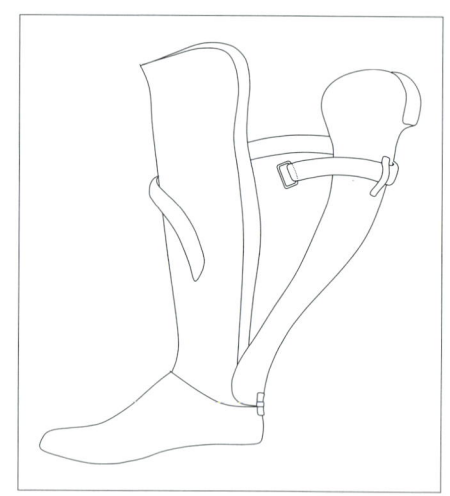

図 21▶ 後方開き式（カナダ式）

へ移動し，内側への突出を目立たないようにする場合もある（図 24）．

3. 断端末体重支持とソケット形状

サイム切断は基本的には断端末での体重支持は可能であるが，切断者によっては，皮膚の状態や疼痛，圧痛などの状況により不可能な場合もある．

可能である場合は，PTB 式のような体重支持の必要性がなくなり，ソケット上縁のトリミングラインを低くすることができる．しかし断端末での体重支持が不可能な場合は，PTB 式の形状により体重支持を行い，断端末に圧力が加わらないようにしなければならない．

このように体重支持は，できるだけ断端末で行うことを優先し残りをソケット上部での体重支持

で補うようにしなければならないため，断端末での体重支持がどのくらいできるかにより，ソケット形状が大きく変わることになる．

足部切断用義足（partial foot prosthesis）

足部切断用義足を使用する切断者は断端末での体重支持が可能であるため，義足は欠損部の機能と外観を補うことが主体となる．また義足は健側との脚長差がほとんどないため，できるだけソケットの底が厚くならないようにするか，または健側の靴に補高し脚長差をなくすこともある．

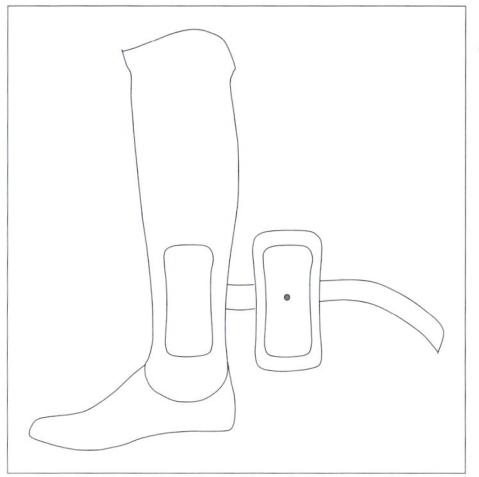

◀図 22
内側有窓式
（VAPC 式）

図 23 ▶
後方有窓式
（ノースウェスタン式）

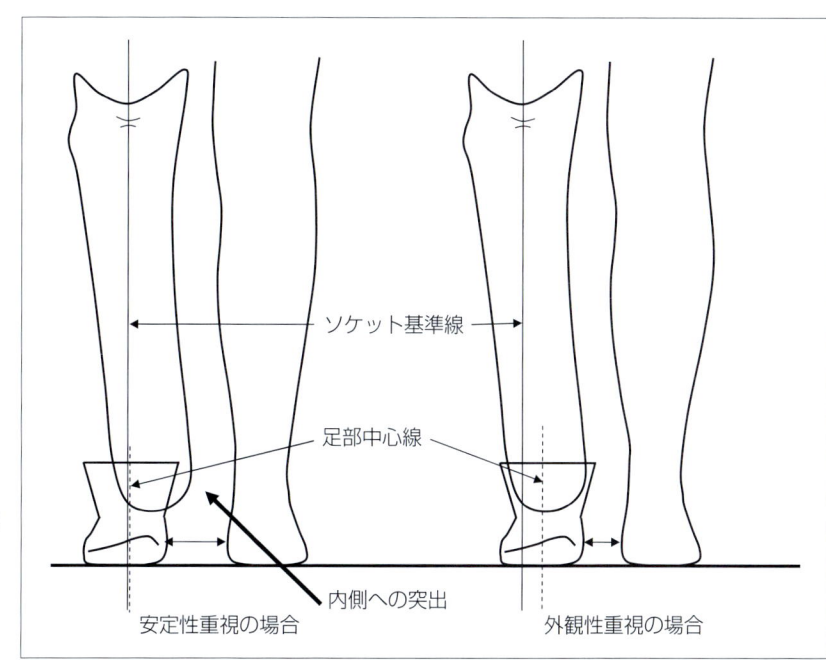

図 24
アライメントの設定
膝の間隔を同じにした静止立位時に，安定性を重視した場合と外観を重視した場合を比較すると足部の位置が異なってくる．

1. 足部切断による影響

　本義足を用いる切断者にとって大きな問題は，切断により足関節背屈筋が失われ底屈筋が温存されるため，二次的に内反，尖足位になりやすい．特にヒールの高い靴を履くとさらに底屈することになる．この底屈した肢位で義足を製作すると，それ以上底屈する可動域が確保できず歩行時の踏み返す力が弱いものになってしまう．したがって，拘縮がなく背屈できる断端では，ある程度背屈位の状態で義足を製作することで，底屈筋力が働き踏み返す力も発揮される（図 25）．しかし何らかの原因により踏み返しがうまくできない場合は，靴の底にロッカーバーや中足骨バーを取り付ける方法もある．

2. 足部切断用義足の種類

1）足袋式

　一般的には，リスフラン離断や中足骨切断に主として用いられており，足関節の底背屈はフリーとなっている．ソケットはやや固めの皮革で作られ，その遠位部は硬質のスポンジがあり，MP 関節の役割を果たす軟質のスポンジ，ベルト付き足先ゴムが取り付けられ，全体が柔らかいクロム革

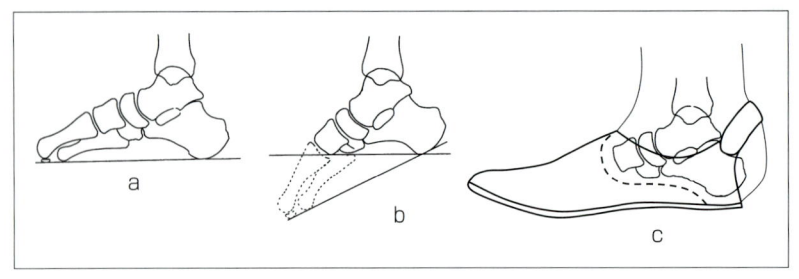

図 25 切断による底屈の影響
a：正常足部
b：切断により底屈位となる．
c：ソケットで断端を背屈保持することで可動域が確保される．

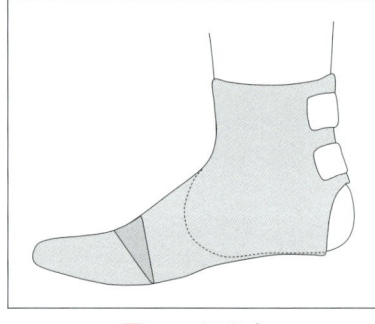

図 26 足袋式

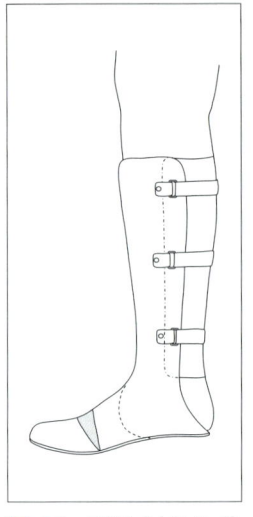

図 27 下腿式（在来式）

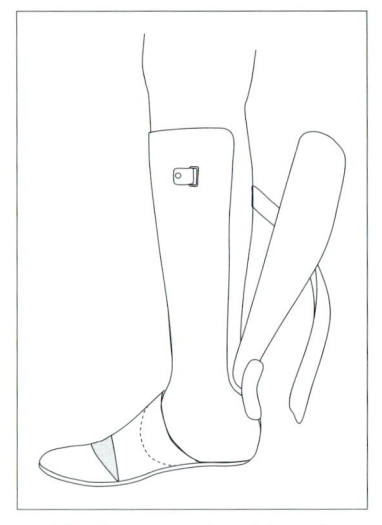

図 28 ノースウェスタン式

図 29 Shoe-horn 式

で外装されている（図 26）．装着は後方で紐により締める方法やマジックベルトにて締める方法があり，内側に開口部を設けることもある．

2) 下腿式（在来式）

本タイプはソケット上縁が下腿の 2/3 くらいまでであり，足先ゴムと連結され足関節は固定された状態である．サイム義足のように前足部と下腿部が連結されているため踏み返しが容易である．古くはソケットと下腿部との連結に金属支柱が使われていたが，近年では積層材にカーボン繊維などを用いプラスチックソケットにて製作されているため，破損や重量の問題は解消されている（図 27）．

3) ノースウェスタン式

カナダ式サイム義足の理論をもとにしたもので，後方開き式となっており，その下縁には蝶番の継手が付いたものと後方からフタをするものがある．

本ソケットでは断端末での体重支持が困難な場合，PTB 式ソケットに準じて体重支持を行う（図 28）．

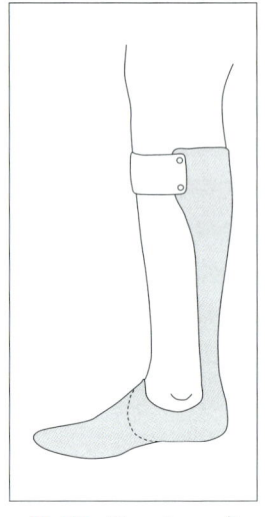

4) Shoe-horn 式

Shoe-horn ブレースと同様に，後方へ可撓性のあるプラスチックの継手にて製作され，断端遠位にかかる圧を軽減させ踏み返しを容易にしている（図 29）．

5) 足部切断用インナーシュー

近年，特殊靴や靴型装具を扱う義肢装具士により，足部切断用のインナーシューの製作が盛んに行われるようになった．これは欧米のように部屋の中でも靴を履く生活様式から来ており，必ず靴と併用することで，断端とインナーシューそして靴とで固定する構造となっている．したがって，インナーシューは常時靴の中に挿入されているため，インナーシューを装着して靴を履くのではな

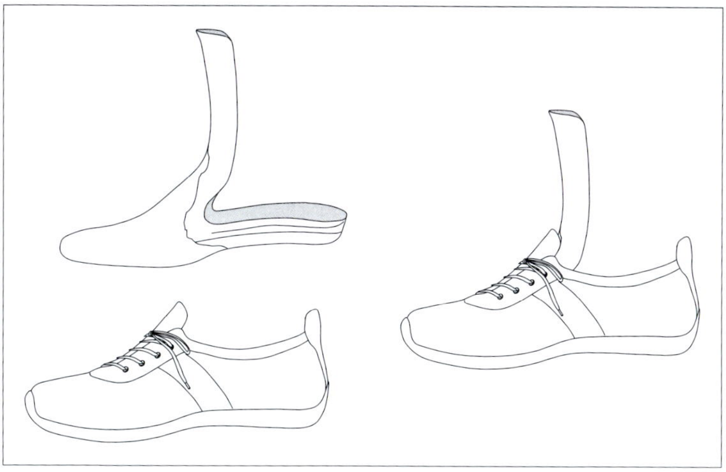

図 30
足部切断用インナーシュー

く，靴の中に入れてあるインナーシューを履き，靴の紐を締めることになる（図30）．

前足部にはポリウレタンの軟性発泡樹脂が用いられ，踏み返し時に足背部から下腿前方の支柱に大きな屈曲力が働くため，この支柱はカーボン繊維などが入ったプラスチックにて製作され，より弾性を大きくしなければ破損の原因となる．

（栗山明彦）

■■ 文　献 ■■

1) 飯田卯之吉：下腿義足，義肢─理論と実際，医歯薬出版，1970.
2) 国立身体障害者リハビリテーションセンター（編）：平成6年度義肢装具士研修会テキスト，1994.
3) 田澤英二，大石暁一：下腿義足，日本義肢装具学会（監修），澤村誠志（編），義肢学，医歯薬出版，1998.
4) G Murdock, A Bennett Wilson Jr：Amputation, Surgical Practice and Patient management, Butterworth-Heinemann, 1996.
5) 澤村誠志：切断と義肢，リハビリテーション医学全書，第4版，医歯薬出版，1999.
6) 根岸和諭，赤居正美：下腿義足，日本整形外科学会・日本リハビリテーション医学会監修：義肢装具のチェックポイント，第7版，医学書院，2007.
7) 日本義肢装具教育者連絡協議会（編）：TSB/ICEROSS Textbook，日本義肢装具教育者連絡協議会，1995.
8) 青山　孝：下腿義足，川村次郎（編），義肢装具学，第3版，医学書院，2004.
9) NYU Medical Center：Lower-Limb Prosthetics, Prosthetics and Orthotics NewYork University Post Graduate Medical School. 1990.
10) 栗山明彦ほか：シリコーン製インナーソケットによる下腿義足，第8回リハ工学カンファレンス講演論文集，1993.
11) 久保義博ほか：義肢ソケットの変遷，PO アカデミージャーナル，13(2)．2005.
12) 澤村誠志：切断と義肢，リハビリテーション医学全書，第4版，医歯薬出版，1999.
13) 田澤英二，大坪政文：足根中足義足・サイム義足，日本義肢装具学会（監修），澤村誠志（編），義肢学，医歯薬出版，1998.
14) Wマルクワルト，加倉井周一（訳）：靴型装具のすべて─理論と実際─，第1版，パシフィックサプライ，1983.
15) G Murdock, A Bennett Wilson Jr：Amputation, Surgical Practice and Patient management, Butterworth-Heinemann, 1996.
16) 大石暁一，赤居正美：その他の義足，日本整形外科学会・日本リハビリテーション医学会（監修），義肢装具のチェックポイント，第7版，医学書院，2007.
17) 立岩邦彦：Ⅴ．下腿義肢，津山直一（監修），最新義肢装具学，金原出版，1977.

表1 装具の用語(つづき)

<身体障害者福祉法>	<JIS用語>	<その他の呼称>
下肢装具(lower extermity orthosis)		
1)足底装具(foot orthosis；FO)	足装具(foot orthosis；FO)	
・足底装具	・靴インサート	
・アーチサポート(ふまず支え)	・ふまず支え	
・メタタルザルサポート(中足支え)		
・補高		
・内側楔,外側楔		・内側ウェッジ,外側ウェッジ
2)短下肢装具(ankle foot orthosis；AFO)		
・短下肢装具　両側支柱	・短下肢装具[両側支柱付き]	
片側支柱	・短下肢装具[片側支柱付き]	
S型支柱	・短下肢装具[らせん状支柱付き]	・スパイラルAFO,ヘミスパイラルAFO
鋼線支柱	・短下肢装具[両側バネ支柱付き]	
板バネ	・短下肢装具[後方板バネ支柱付き]	
硬性	・プラスチック短下肢装具	・シューホンタイプ
	・プラスチック短下肢装具[足継手付き]	
	・PTB短下肢装具	・PTB免荷装具
軟性		
3)膝装具(knee orthosis；KO)		
・膝装具　両側支柱		
硬性	・プラスチック膝装具	
軟性	・膝装具[軟性]	
スウェーデン式	・膝装具[スウェーデン式]	
4)長下肢装具(knee ankle foot orthosis；KAFO)		
・長下肢装具　両側支柱	・長下肢装具[両側支柱付き]	
片側支柱	・長下肢装具[片側支柱付き]	
硬性	・プラスチック長下肢装具	
	・坐骨支持長下肢装具	・坐骨支持免荷装具
5)股装具(hip orthosis；HO)		
・股装具　金属枠	・股内・外転装具[蝶番式]	
硬性		
軟性		
6)骨盤帯長下肢装具(hip knee ankle foot orthosis；HKAFO)		
・長下股装具　骨盤帯付き	・骨盤帯長下肢装具	
7)脊椎長下肢装具(lumbo-sacral hip knee ankle foot orthosis；LSHKAFO)		
靴型装具(orthopedic shoes)	**整形靴(orthopedic shoes)**	
・靴型装具　短靴	・短靴	
チャッカ靴	・チャッカ靴	
半長靴	・半長靴	
長靴	・長靴	

表 1　装具の用語（つづき）

＜身体障害者福祉法＞	＜JIS 用語＞	＜その他の呼称＞
体幹装具（spinal orthosis）		
1）仙腸装具（saclo-iliac orthosis；SIO）		
・仙腸装具　金属枠		
硬性		
軟性	・仙腸ベルト	
骨盤帯		
2）腰仙椎装具（lumbo-sacral orthosis；LSO）		
・腰椎装具　金属枠	・腰仙椎装具［ナイト型］	
硬性	・腰仙椎装具［ウイリアムス型］	
軟性	・腰仙椎装具［チェアバック型］	
	・腰仙椎装具［軟性］	・ダーメンコルセット
3）胸腰仙椎装具（thoraco-lumbo－sacral orthosis；TLSO）		
・胸椎装具　金属枠	・胸腰仙椎装具［モールド式］	・モールドジャケット
硬性	・胸腰仙椎装具［ジュエット型］	・ジュエット
軟性	・胸腰仙椎装具［テーラー型］	
	・胸腰仙椎装具［ナイトテーラー型］	
	・胸腰仙椎装具［スタインドラー型］	
	・胸腰仙椎装具［軟性］	
4）頸椎装具（cervical orthosis；CO）		
・頸椎装具　カラー	・頸椎カラー	カラー
金属枠	・頸椎装具［支柱付き］	
硬性	・頸椎装具［モールド式］	
斜頸矯正用枕	・斜頸枕	
5）頸胸椎装具（cervico－thoracic orthosis；CTO）		
	頸胸椎装具［ハロー式］	ハローブレース
6）側弯症装具		
ミルウォーキーブレイス	側弯症装具［ミルウォーキー型］	ミルウォーキーブレース
	側弯症装具［アンダーアーム型］	

＊JIS 用語の［　］の意味は装具の分類について説明したものである[2]．

装具総論

義肢装具の基本的知識
II. 装具
2. 上肢装具

Key words　上肢装具（upper limb orthosis）

　装具（orthosis）は上肢，下肢，体幹に用いる装具を指す場合が多いが，作業療法士や理学療法士などハンドセラピストの間では，上肢装具を治療訓練の一部として簡易的に用いるものとしてスプリント（splint）と呼ばれる場合が多い．ここでは，機能や強度，外観のよさなどから義肢装具士が関与する場合の一般的な上肢装具（upper limb orthosis）について，代表的な名称と構成要素を解説する（図1）．また装具名には同義語が存在することが多く，例えば，屈曲補助装具と同じ形状の装具を伸展制限装具と称することもあり，これは使用目的による呼称である．その他にも臨床現場では多くの名称が用いられている．

　上肢装具の分類にはさまざまあるが，その中の代表的な分類方法には，静的装具と動的装具（図2）に分けることができる．

　静的装具はギプスシーネ固定のように，装具が覆っている部分の関節の可動性を許さない場合に用いられ，安静および固定，良肢位の保持，拘縮や変形の予防または矯正，不安定な関節の支持や保護などの目的を持つ．

　動的装具ではアウトリガーや継手など可動部位を持ち特定の運動が許される場合に用いられ，瘢痕や癒着の予防，拘縮の矯正，筋・腱のバランス

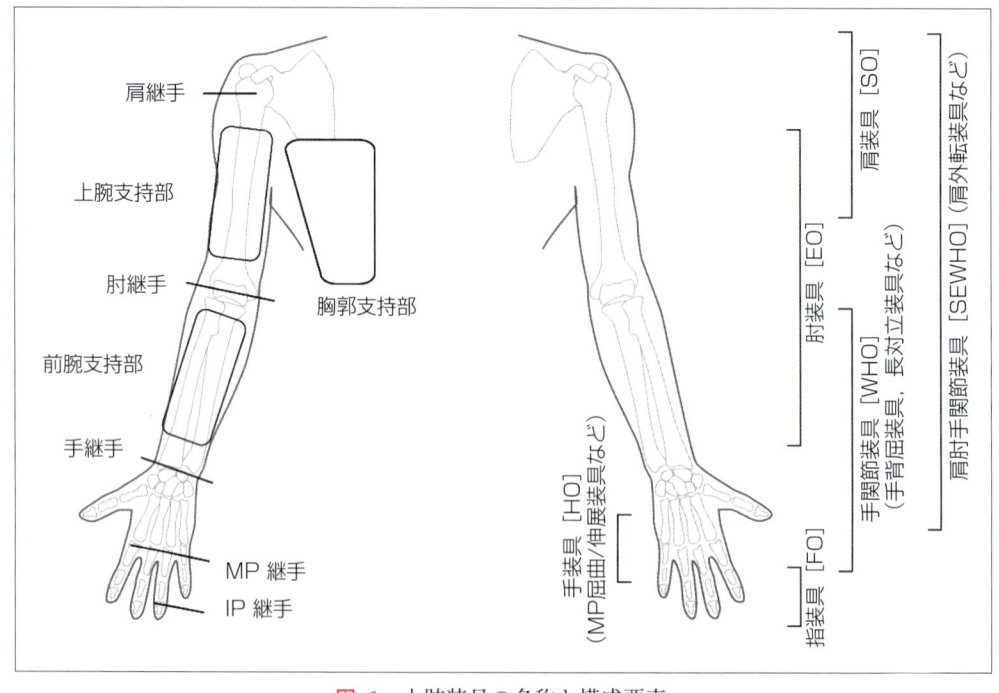

図1　上肢装具の名称と構成要素

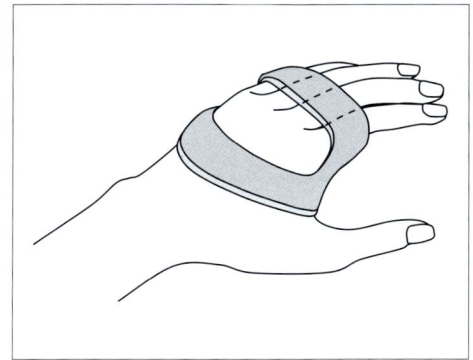

a：静的装具 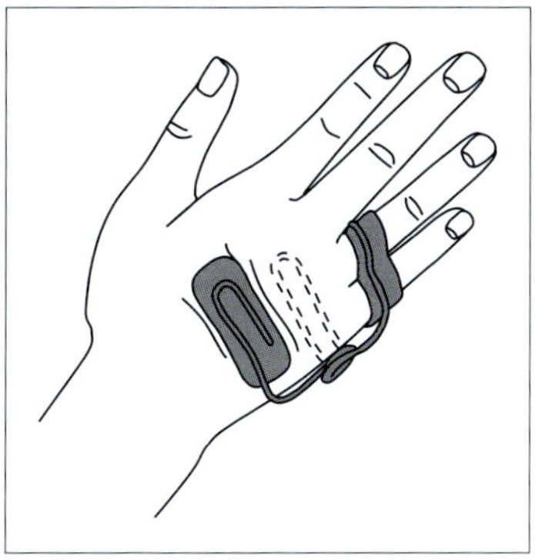　　　　　　　　b：動的装具

図2　静的装具と動的装具

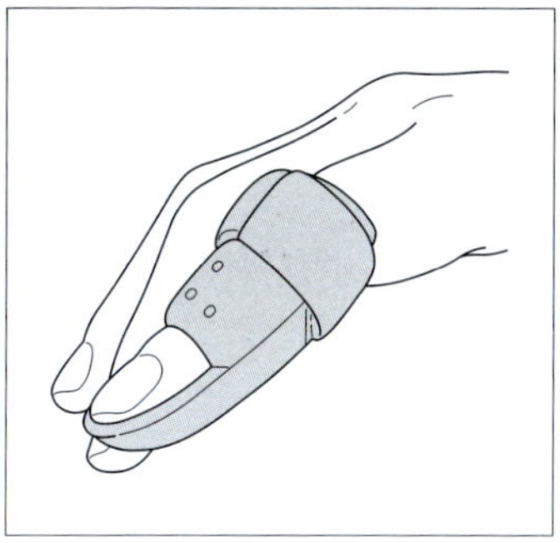

図3　スタックス指装具（マレットフィンガー用スプリント）

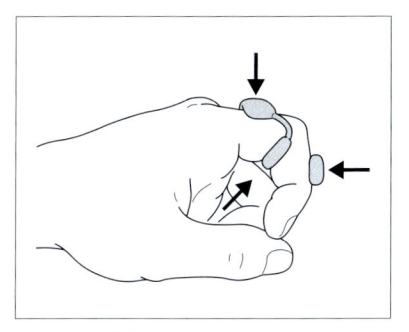

図4　屈曲スプリング 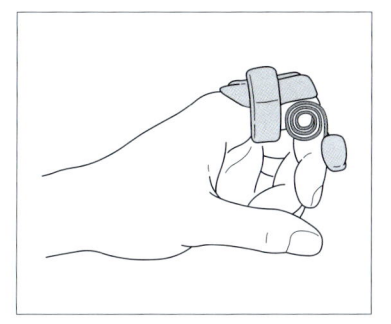　　　図5　コイルスプリング式IP屈曲補助装具　　　図6　指用小型ナックルベンダ

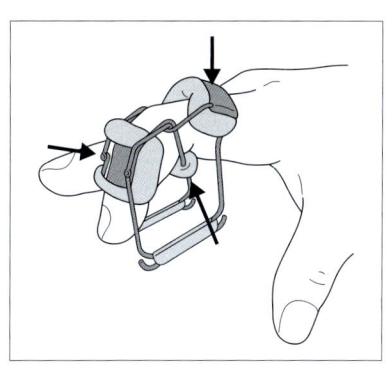

や再教育，麻痺筋の代用などの目的を持つ．

指装具（finger（digital）orthosis；FO）

指装具はIP関節の動きを制御するもので，関節の運動補助，拘縮の改善，保持，固定が主であり，静的装具や動的装具ともさまざまな種類があり既製品が多い．

1. 指固定装具

この場合の装具は一般に簡易的なアルミニウムシーネを利用する場合が多いが，マレットフィンガー用など主にDIP関節を背屈位に保持する静的装具としてスタックス指装具（図3）等の装具がある．これはプラスチック製の既製品でサイズも各種あり，近位のストラップの締め具合を調整することでDIPの背屈角度の調整することができる．

2. IP屈曲補助装具

IP屈曲補助装具は主にPIP関節の屈曲位保持を目的とし，PIP過伸展やスワンネック変形などに用いられる．この種の装具には静的装具や動的装具とも多くの既製品がある．

1) 屈曲スプリング（図4）

矢印にあるスポンジなどからなるパッドで3点支持となり屈曲位に固定され，それらのパッドを結ぶピアノ線からなる．屈曲角度はピアノ線の曲げる角度にて調整することができ，PIPの過伸展防止用としても用いられる．

2) コイルスプリング式（図5）

PIP関節の内外側に細いピアノ線を水平に巻き上げた渦巻状の継手でできている．継手がコイル状になっているため関節を制限する動きが滑らかである．

3) 指用小型ナックルベンダ（図6）

パッドとピアノ線で構成され，PIP関節に継手

上肢装具　203

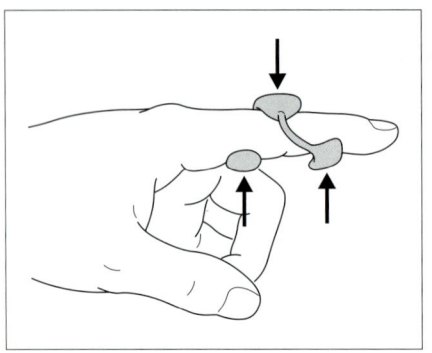

◀図 7
伸展スプリング

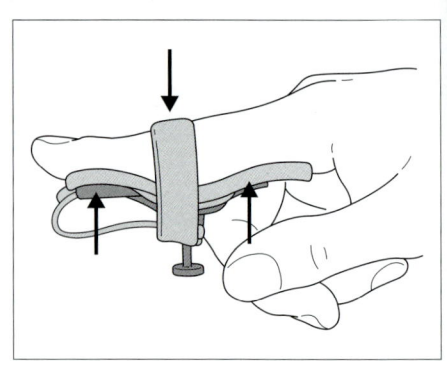

図 8▶
ジョイントジャック

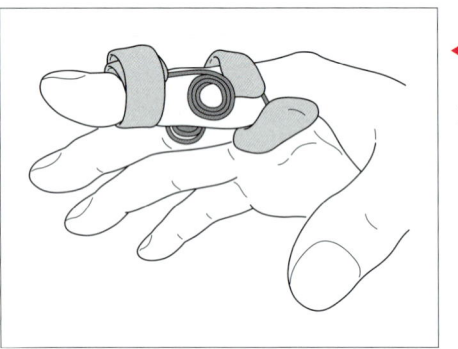

◀図 9
コイルスプリング式
IP 伸展補助装具

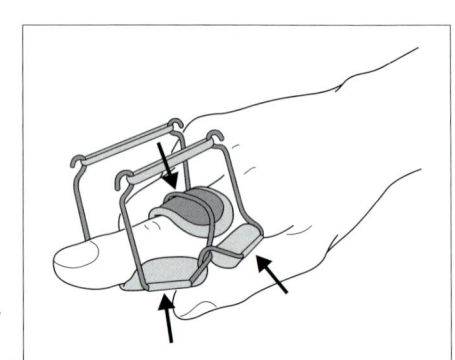

図 10▶
指用小型逆ナックルベンダ

があり屈曲方向へゴムで引っ張る構造となっている．またゴムの張力を変えることで屈曲補助の強さも変化させることができる．本装具は掌側にゴムを取り付けるアウトリガーが突出しているため日常生活で使用するのは不便である．

3．IP 伸展補助装具

IP 伸展補助装具は主に PIP 関節の伸展位保持を目的とし，PIP の屈曲拘縮やボタン穴変形などに用いられる．本装具も多くの装具があり静的装具や動的装具ともある．

1）伸展スプリング（図 7）
前述の屈曲スプリングとは逆の 3 点支持にて PIP 関節を伸展位に保持するようになっている．

2）ジョイントジャック（図 8）
伸展スプリングと同様の 3 点支持の構造となっているが，掌側にあるネジを締めることで PIP 関節部の背側を通るストラップが引っ張られ，PIP 関節を伸展位に保持するようになっている．したがって，ネジを締めていくことで屈曲拘縮の改善など無段階で調整することができる動的装具である．

3）コイルスプリング式（図 9）
前述のコイルスプリング式（IP 屈曲補助装具）とは逆の機能となっており伸展方向へ補助するようになっている．しかし，補助を強くしすぎると PIP 関節が過伸展してしまうことになる．

4）指用小型逆ナックルベンダ（図 10）
指用ナックルベンダと逆の機能を持ち PIP 関節を伸展位にゴムの力で保持させている．これもゴムの張力を変化させることで屈曲伸展補助の力も変化させることができる．

手装具（hand orthosis；HO）

手装具は指全体の関節（IP，MP 関節）を同時または一部を制御するための装具であり，大きく分けて手指の障害の改善，補助などのものと手部から MP 関節の障害のために用いるものがある．ここでは代表的な MP 関節を制御する装具について述べる．

1．MP 屈曲補助装具

本装具の代表的なものにナックルベンダ（図 11）

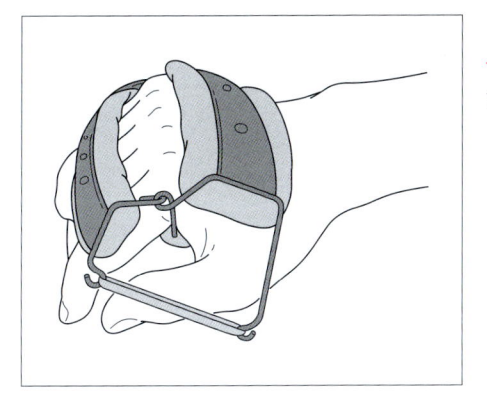

◀図 11 ナックルベンダ

図 12 ▶ 逆ナックルベンダ

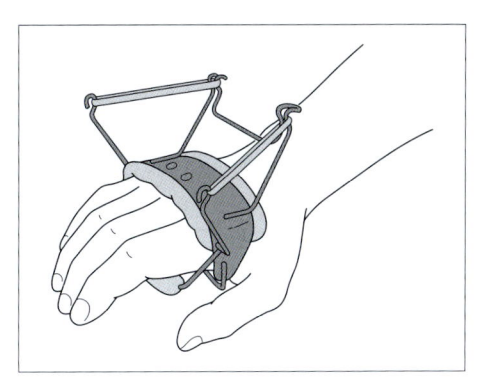

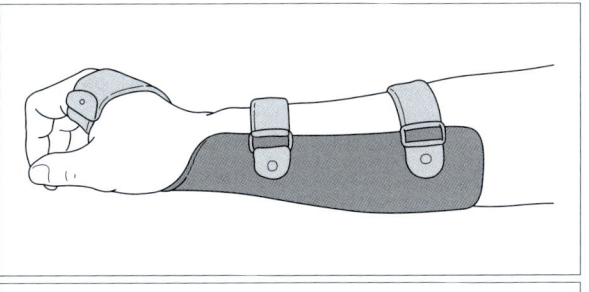

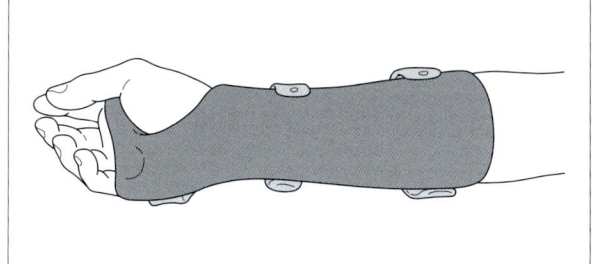

図 13 手関節背屈装具(モールド型)
a：橈側
b：掌側

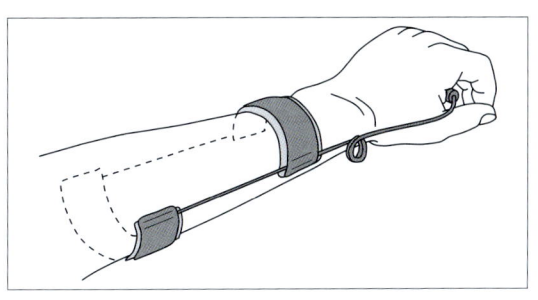

図 14 オッペンハイマー型装具

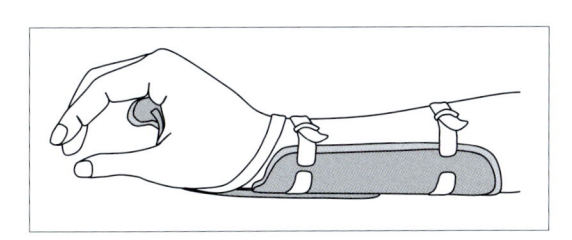

図 15 バネル型カックアップ装具

がある．2〜5指のMP関節に対して伸展拘縮の矯正を行ったり，MP関節の過伸展など屈曲位に保持するような機能となっている．構造は中手骨と基節骨背側にパッドを当てMP関節手掌部にバーを通しそれらがピアノ線で連結され，3点支持となっている．またMP関節の屈曲補助の強さはゴムの張力で簡単に調整することができる．

2. MP伸展補助装具

これには前述の装具と反対の機能を持つ逆ナックルベンダ(図12)がある．本装具はMP関節の屈曲拘縮を矯正し，伸展位に保持する機能を持ち，中手骨背側のパッド，PIP関節手掌部のバー，中手骨手掌部の丸いパッドの3点支持となっている．

伸展方向へゴムの張力で補助するため，指用小型逆ナックルベンダと同様，アウトリガーが背側へ突出してしまう．

手関節装具(wrist hand orthosis；WHO)

手関節装具は手指関節から手関節の動きを制御するもので，関節の運動補助，拘縮の改善，保持，固定を主な目的とする．構造は前腕部から手関節を越え，手指に及ぶものもあり，上肢装具の中でも最も種類が多い．ここでは主に手関節背屈装具について述べる．

手関節背屈装具は橈骨神経麻痺など手関節を機能的肢位にて固定，保持を行うものである．掌側支持式と背側支持式があり，掌側支持式のモール

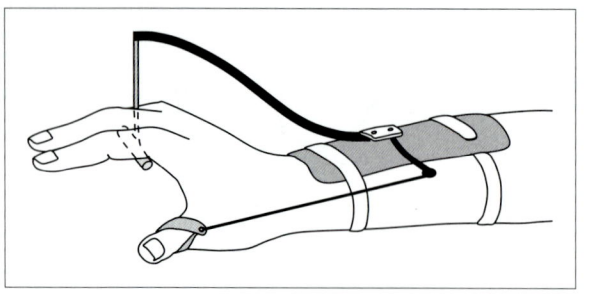

図 16　トーマス型懸垂装具

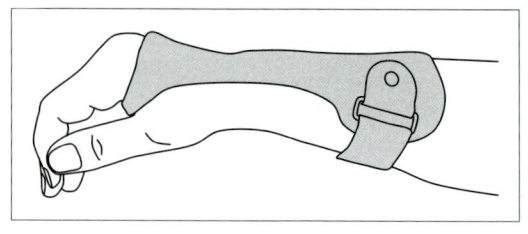

図 17　背側支持装具

◀図 18　短対立装具（ランチョ型）

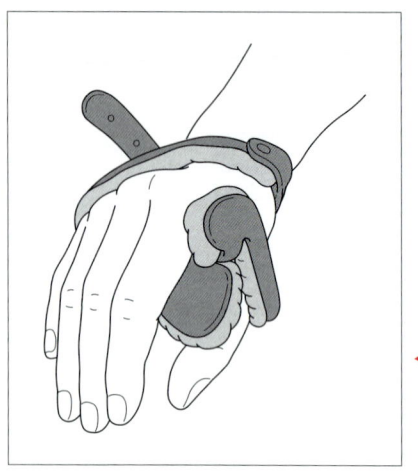

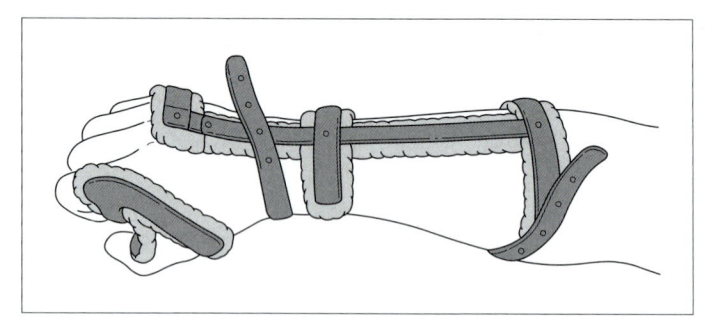

図 19　長対立装具（ランチョ型）

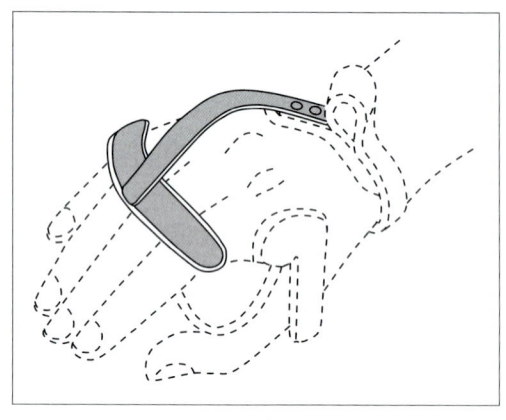

図 20　虫様筋バー

ド型（図 13）やワイヤーで製作されるオッペンハイマー型装具（図 14），楕円型をした手掌パッドがついたパネル型カックアップ装具（図 15）などあり，背側支持式にはPIP関節にバーをかけて吊るす方法のトーマス型懸垂装具（図 16）や背側支持装具（図 17）などがある．

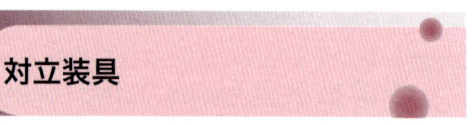

対立装具

対立装具は母指と他4指を対立位に保持するために用いる装具である．各種のタイプがあり，エンゲン型はプラスチックモールドにて製作されるが，ここでは金属フレームなどで製作されるランチョ型について述べる．

正中神経低位麻痺では母指の対立運動が不能となるため，対立バーにて母指を対立位を保持し，ウェブススペース（1指と2指の間の水掻き）を十分開くようCバーにて掌側外転させる短対立装具（図 18）を用いる．

正中神経高位麻痺では母指の対立に加え指の屈曲が不能となり，その機能を代償するために手関節を機能的肢位に固定する目的で長対立装具（図 19）を用いる．その他，虫様筋の麻痺によりMP関節の屈曲が不能となり過伸展し，また，浅・深指屈筋のどちらか残存している場合，対立装具にアウトリガーとして虫様筋バー（図 20）を取り付けることで，MP関節を屈曲位に保持し握り動作を可能としている．

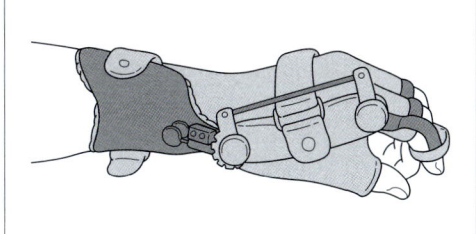

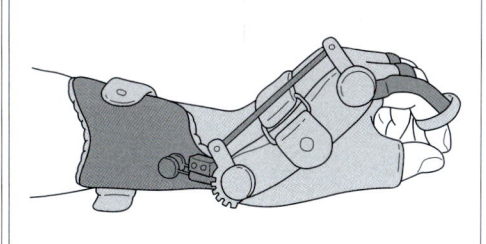

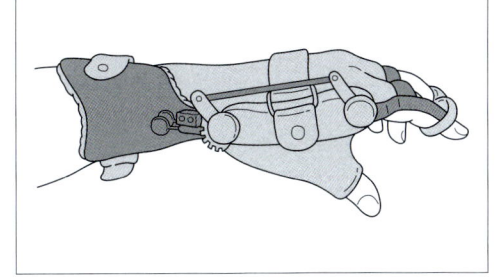

図 21 手関節駆動式把持装具(エンゲン型の改良)
 a：休息時の肢位
 b：背屈時
 c：掌屈時

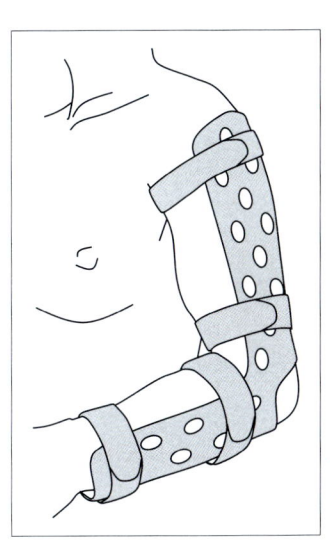

◀図 22 肘固定装具

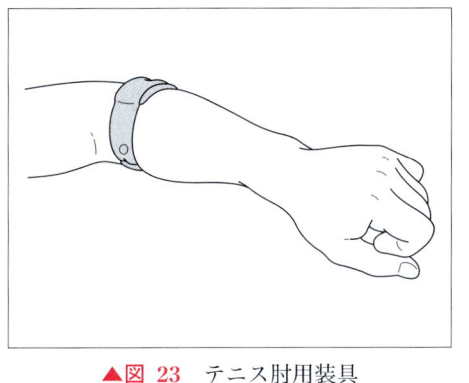

▲図 23 テニス肘用装具

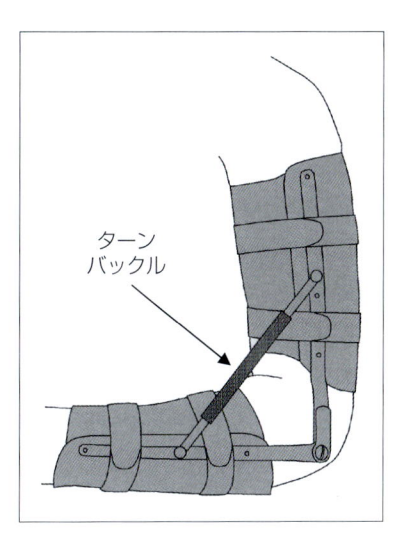

図 24▶ ターンバックル式

ターンバックル

把持装具

　把持装具は脊髄損傷などの対麻痺で，筋力低下により把持動作が不能な場合に用いる．橈側の MP 関節と手関節に継手が取り付けられ，手関節の掌背屈の動きを利用し母指と示指，中指とで3点つまみを行う装具である．この3点つまみを行う力源は残存神経節レベルで異なり，指駆動式，手関節駆動式，対外力源などあるが，ここではエンゲン型を改良した手関節駆動式把持装具(図 21)を述べる．

　手部はモールドタイプでエンゲン型の短対立装具となっており，薄いステンレン製の指カフ，軽合金製の前腕支持部，4節リンク機構により構成されている．

　手関節駆動式の特徴は，手関節を背屈した時(図 21-b)に MP 関節が屈曲することで3点つまみが行われ，掌屈すると(図 21-c)MP 関節が背屈し3点つまみが開く機構となっている．したがって，この装具を使用するためには手関節の背屈が MMT[4]以上で，前腕回内，手関節，MP 関節の可動域が正常で，母指，示指間に拘縮がないものとする．また手継手の近くにある操作レバーで手関節の角度を自由な位置に固定し，把持しやすい

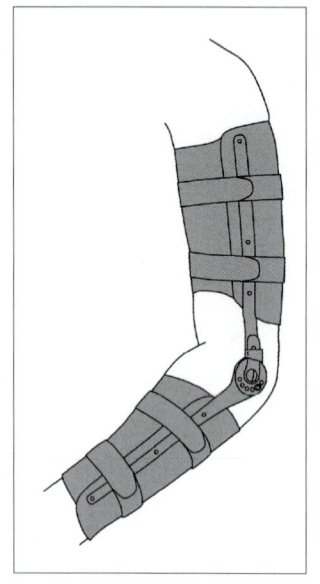

図 25 ダイヤルロック式

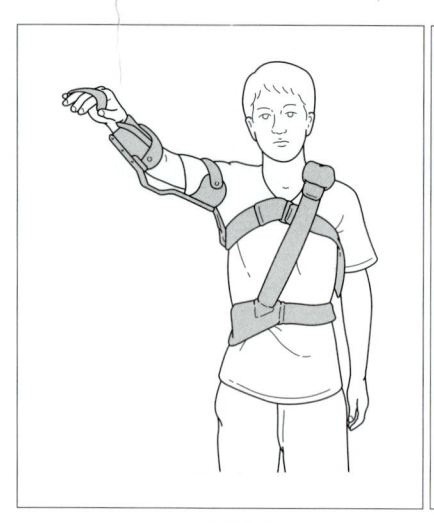

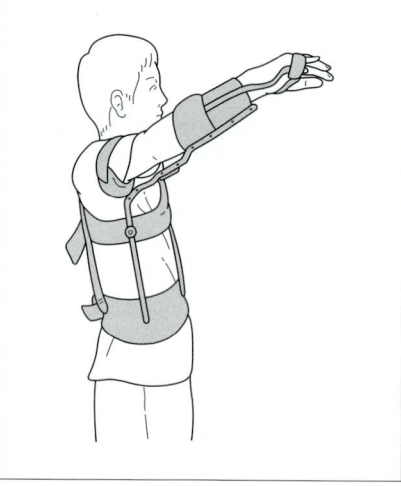

a：前額面　　　　　　　b：矢状面
図 26 肩外転装具

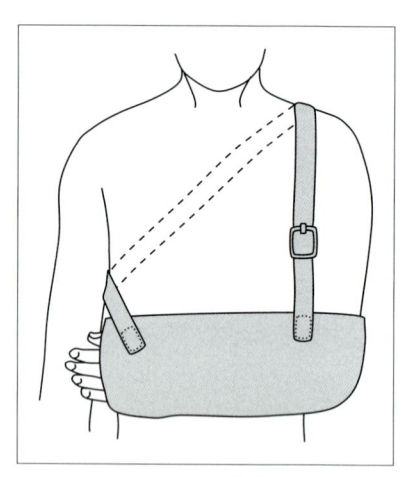

図 27 標準型腕吊り（アームスリング）

角度を決めることができる．

肘装具

　肘装具は肘関節の動きを制御するもので，肘固定装具(図 22)など肘関節中心とした装具が多い．その他にテニスなどによる上腕骨外側上顆炎に用いられるテニス肘用装具(図 23)もある．外側上顆のやや遠位にバンドを巻きつける簡単な装具であり，効率よく痛みを抑えるために薄いパッドを取りつけることもある．

　また古くから用いられている肘の屈曲拘縮の改善のため関節角度を無段階に調整できるターンバックル式(図 24)や，関節角度をある一定に固定できるダイヤルロック式(図 25)などもある．

肩装具

　肩装具は肩関節の動きを制御するもので，関節の保持，固定を行う装具が多く，代表的な肩装具にエアープレーンと呼ばれる肩外転装具や腕吊り（アームスリング）がある．

1. 肩外転装具

　肩外転装具(図 26)には，肩をある一定の肢位に固定するものや，既製品においては肩と肘に継手を持ち，両継手ともさまざまな肢位に固定できるように調節機構が備わっている．また上肢と装具の重量を支えるために，同側の腸骨稜上縁，胸郭を支持点として体幹に及ぶ構成となっている．

2. 腕吊り

　腕吊りは肩関節の亜脱臼に多く用いられ，三角巾のように簡単なものから外転装置付きの装具も

ある．分類として肘を屈曲させるタイプと伸展させるタイプとに分けられる．屈曲位では肩関節を内転，内旋位に保持し，伸展位では肩関節の動きを制約しないようにする．図は標準的な屈曲タイプの腕吊りを示す(図27)．

骨折用装具

上肢における骨折用装具も骨折部位によりさまざまな種類があるが，ここでは1例として上腕骨骨幹部骨折について述べる．

上腕骨骨幹部骨折には Sarmiento が紹介した機能的骨折装具というのがあるが，これは hydraulic mechanism(装具内の筋群や軟部組織を水圧効果により骨折部の整復を行うメカニズム)による骨折部を固定しながら肘関節の動きを自由にすることで，血行の促進と筋萎縮や骨萎縮の予防を行いながら早期の骨癒合を促すものである．このようなメカニズムを可能にするには上腕部に装着する筒状の装具を内側と外側，または前面と後面からの2枚のシェルで製作し，ストラップを締めることで2枚のシェルが重なり合いながら滑り，装具の周径が小さくなることで水圧効果が増強する(図28-a)構造となっている．また上下骨片の回旋防止と装具のずり落ち防止のために，前腕部もシェルで覆い，上腕部と肘継手で連結したタイプを用いることでより一層回旋を防ぐことができる(図28-b)．

(栗山明彦)

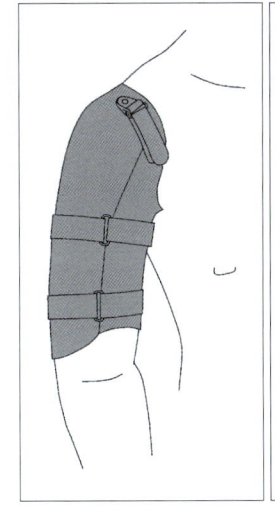

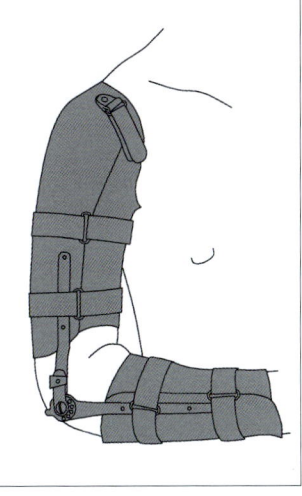

a：上腕スリーブ　　b：上腕骨回旋防止付き
図 28　上腕骨骨折用(機能的骨折装具)

■■ 文　献 ■■
1) 矢崎　潔：手のスプリントのすべて，第1版，三輪書店，1994．
2) Fess EE，内西兼一郎(監訳)：手の装具療法，第1版，医学書院，1983．
3) 加倉井周一，徳田章三：上肢装具，日本義肢装具学会(監修)，加倉井周一(編)，装具学，第2版，医歯薬出版，1994．
4) 加倉井周一，大坪政文：上肢装具，日本義肢装具学会(監修)，加倉井周一(編)，装具学，第3版，医歯薬出版，2003．
5) Anderson MH：Chapter Ⅱ, Functional Hand Splits, Upper Extremities Orthotics, Thomas book, 1979.
6) AAOS：Atlas of Orthoses and Assiitive Device, 3rd, Mosby, 1997.
7) 長野　昭：加倉井周一ほか(編)，新編 装具治療マニュアル 疾患別・症状別適応，第1版，医歯薬出版，2000．
8) 日本工業標準調査会(審議)：福祉関連機器用語「義肢・装具部門」，日本規格協会，1996．
9) 椎名喜美子，志水宏行：末梢神経損傷の装具，川村次郎(編)，義肢装具学，第3版，医学書院，2004．
10) 中村隆一ほか：基礎運動学，第6版，医歯薬出版，2003．
11) 猪田邦雄：上腕骨近位端骨折の装具療法，新 OS NOW 新世代の整形外科手術 装具療法，第1版，メジカルビュー社，2003．
12) Sarmiento A, Latta LL, 荻島秀男(訳)：骨折治療法，第1版，シュプリンガー・フェアラーク東京，1998．

義肢装具の基本的知識
II. 装具

3. 体幹装具

> Key words　製作時期(period), 肢位(posture), 制限方向(direction), 頸椎装具(cervical orthosis), 胸腰仙椎装具(thoraco-lumbo-sacral orthosis), 腰仙椎装具(lumbo-sacral orthosis), 側弯症装具(scoliosis orthosis)

装具とは疾患・疾病，またそれを必要とする時期と期間をよく踏まえた上で，変形の予防や矯正，患部の保護，そして機能の代償などの目的を達成する．体幹装具ではこの目的を頸椎，胸椎および肋骨，腰椎，仙椎からなる脊柱とそれを支える体幹筋群の動きを外部からコントロールすることで達成する．装具によって体幹をコントロールする上で重要なことは，体幹の機能解剖学的構造の理解，前後屈，内外旋および側屈という複合的な3次元的運動の理解，そして目的を理解して装具によるアプローチを決定することである．

体幹装具の名称と分類

体幹装具(spinal orthosis)の分類名称はISOによれば頸椎(cervical)，胸椎(thoracic)，腰椎(lumbar)，仙椎(sacral)の英語表記の各頭文字をとり，頸椎装具(CO)，頸胸椎装具(CTO)，頸胸腰仙椎装具(CTLSO)，胸腰仙椎装具(TLSO)，腰仙椎装具(LSO)，仙腸装具(SIO)のように分類されている(図1)．

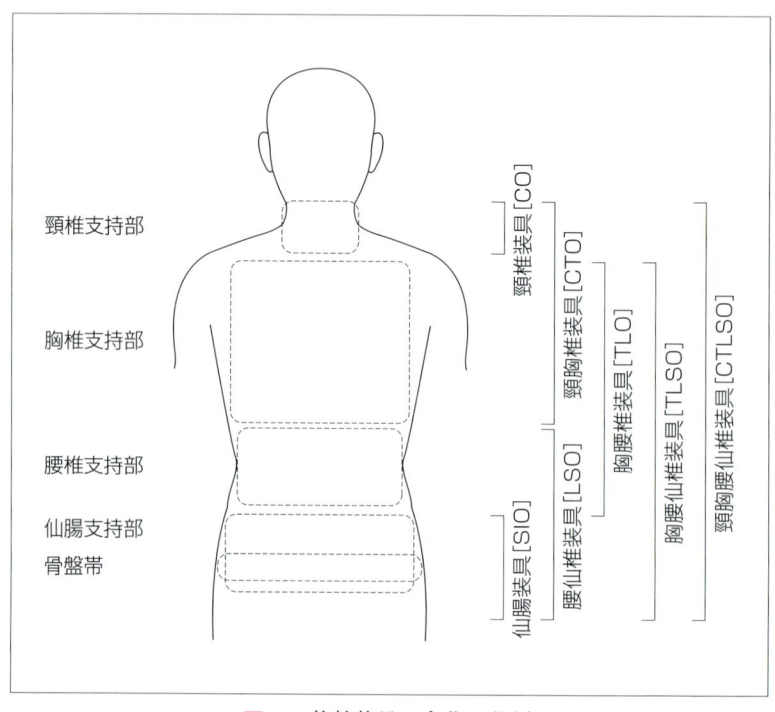

図1　体幹装具の名称と分類

図 2
頸椎カラー
　a：ソフトカラー
　b：フィラデルフィアカラー
　c：フレームカラーターンバックル式

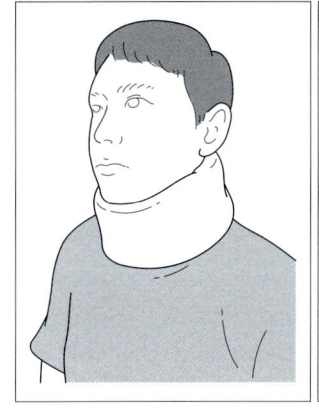

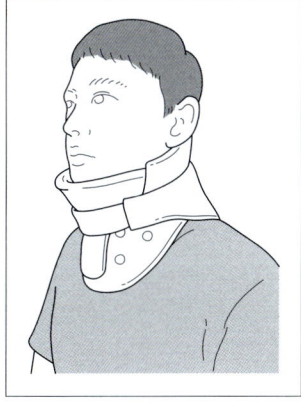

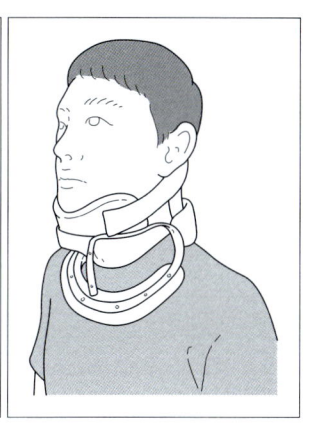

頸椎装具

　頭部と頸部および体幹との適正なアライメント保持と免荷，運動制限を行うために処方される．

　頸部の運動は環軸関節だけではなく，全体的な椎体の動きによって行われる．装具による回旋，側屈方向への制限は，装具で覆う部分を大きく取るなど固定性を増す必要があるが，押さえられる部位に限りがあるため難しい．前後屈方向では下顎を受ける角度や大きさ，後頭部を受けるパッドの位置などに工夫を必要とする．また注意すべき点は下顎の固定方法によっては，開口に問題があることであり，この点については装着時間と時期を検討することが必要である．また，最近は既製品でさまざまな種類の装具が市販されているが，デザインは従来とあまり変わらず材質の変化が中心となっている．

1. 頸椎カラー

　ウレタン等の軟性の材質で製作され既製品として市販されているものが主流である．

　（1）ソフトカラーは軽度な固定・支持に用いられ，保温効果もある．頸部を一周しベルクロなどで固定する．しかし，装着は両手でなければ難しいものが多く，このことから装着者の疾患によっては市販品の場合，片手で装着ができるような加工が必要な場合もある．高さと周径は先のベルクロで調整が可能である．

　（2）フィラデルフィアカラーはプラスタゾート製の本体にプラスチック支柱が取り付けられたもので，上位頸椎の運動制限効果がある．

　（3）ワイヤーフレームをクッション性の素材で覆ったものやターンバックルを用いて前後屈角度が調整可能なものもある（図2）．

2. SOMIブレース

　半完成の装具を臥床したままの状態で患者に適合させ装着することが可能である．

　胸鎖部から剣状突起にかけての胸骨支持部と肩ハーネスからなる体幹部と，胸鎖部から立てられた下顎部と後頭部を押さえる金属支柱を持つ頸椎装具である．下顎部と後頭部にパッドを介し金属支柱で固定するため，頸部の前屈と後屈に対しての運動制限力を発揮する．回旋と側屈に対する制限力は少ない．また頸部の前後屈角度を調整することが可能である（図3）．

3. ハロー（HALO）ベスト

　頸椎装具の中では最も運動制限をもたらす装具であり，前屈，回旋，側屈の動きをすべて固定し部分免荷を可能とする．頭蓋数か所にピンを直接固定し，胸腰椎にまたがるボディージャケットと頭蓋部のピンとを連結固定する．頭蓋部に埋め込まれたピン周囲部の感染対策，および装着者の長期に及ぶ運動制限からくるストレスのケアが注意すべき点とされる（図4）．

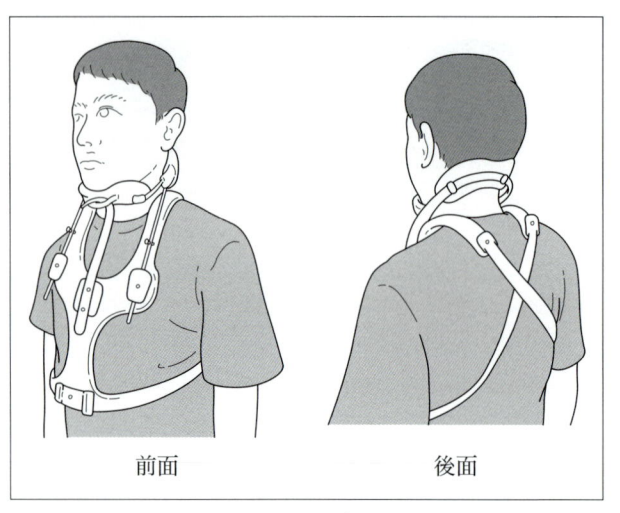

図3 SOMIブレース
　前面　　　後面

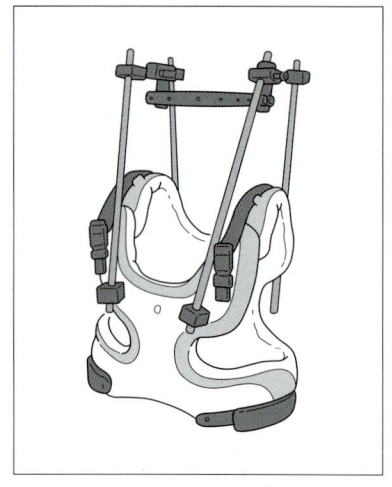

図4 ハロー（HALO）ベスト

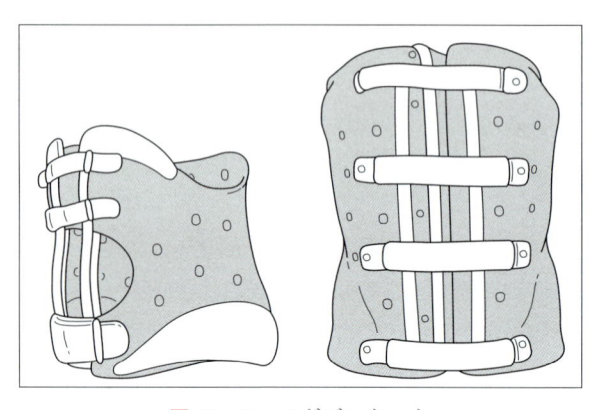

図5 モールドジャケット

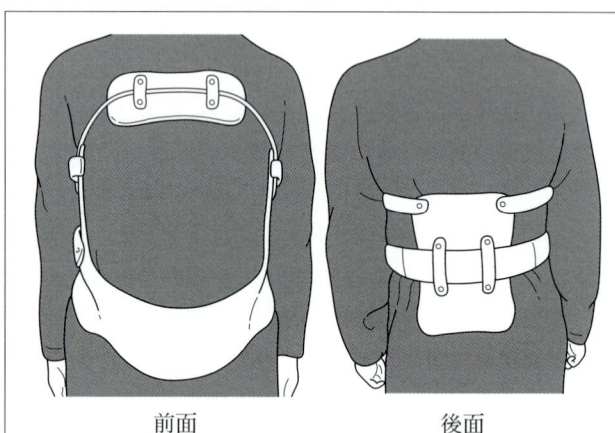

図6 ジュエット型
　前面　　　後面

胸腰仙椎装具

　脊柱の可動域制限範囲および方向は選択可能である．装具に求められることは矯正力の程度，制限方向を理解し，3点固定の原理などを踏まえつつ脊柱をコントロールすることである．

1. モールドジャケット

　体幹を包むように覆い込む形の装具で，一定期間体幹の強い固定を必要とする際に選択される．主にプラスチックで製作され，より強固な固定性を求める場合は金属支柱などで補強をする．欠点としては，その構造上身体のボリューム変化に対しては調整が難しい．適合が悪い場合は，十分な固定効果が得られないばかりか，装具のずり上がりなどが懸念される（図5）．

2. ジュエット（Jewett）型

　胸骨パッドと恥骨パッドによる前面からの支持と，背部パッドによる後面からの支持で3点固定を行い，体幹の前屈を制限し伸展位保持を目的とする装具である．さらなる伸展は可能であり，側方への可動域制限は少ない．金属フレームまたはプラスチックを金属支柱で補強したデザインで製作される（図6）．

側弯症装具

　骨盤帯を基準として，頸椎までの固定，矯正を図る装具と胸椎（腋窩レベル）からの矯正をする装

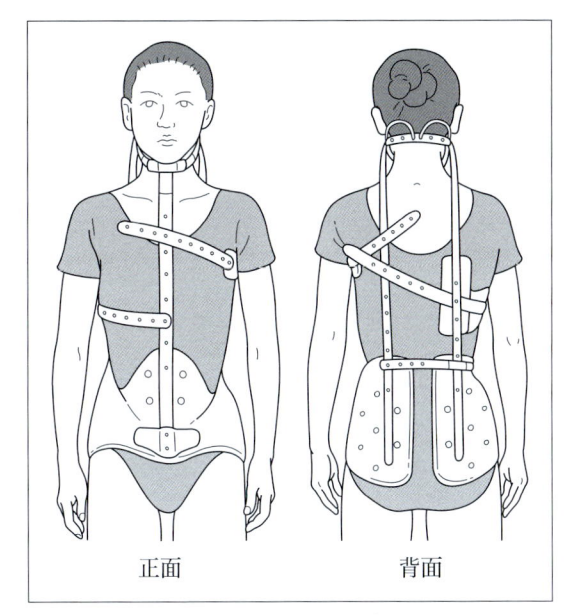

図7　ミルウォーキーブレース

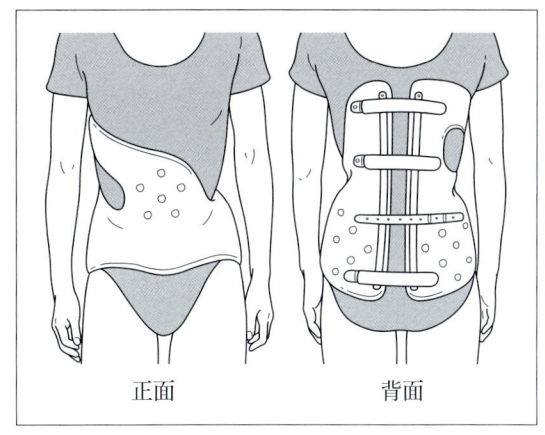

図8　ボストンブレース

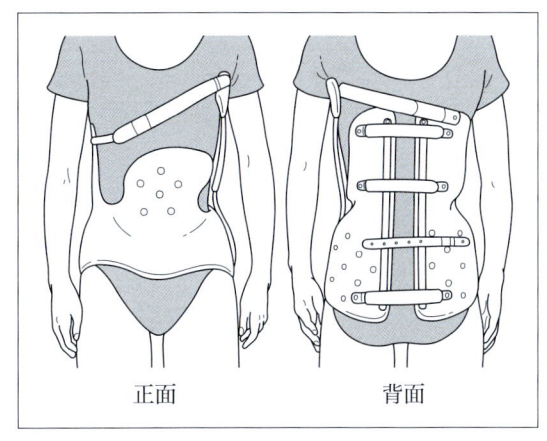

図9　OMC型

具に大きく分けられる．前者はミルウォーキーブレースが代表として挙げられ，後者ではボストン型やOMC型などのアンダーアーム型と呼ばれる装具が代表例である．3点固定の原理を脊柱のカーブに合わせて3次元的にとらえる考え方が必要となるため，装具の製作においてはX線画像を参考にすべきである．またアンダーアーム型と呼ばれる装具は主としてプラスチック製のモールド型で製作される．このような形式の装具ではその構造上，採型(製作)時期の体幹の形状により装具の矯正力と方向が決まってしまうため，矯正する角度や力の調整，成長などの身体変化に起因する調整を行うことが難しい．前記の調整は装具内部にパッドを追加して適時調整するが，限界はある．よって骨の成長期にあたる患者に対して装具の再製作時期の見極めは重要である．

1. ミルウォーキーブレース

腸骨稜をしっかり覆った骨盤帯を矯正の土台として，ネックリングへと続く前方支柱と後方支柱から胸椎パッド，腰椎パッド等を当てることにより側弯の矯正を行う装具．また，側弯の進行度合いによって，肩リングや腋窩パッドなどのアタッチメントを組み合わせて矯正力を高めることができる．側弯の頂椎が胸椎上位の場合に用いられる(図7)．

2. ボストンブレース

アンダーアーム型と呼ばれる．腋窩レベルより下位で，主として腰椎または胸腰椎にカーブを持つ側弯に適応する装具である．ミルウォーキーブレースを原型として発達したとされる．装具本体のデザインで矯正力を持つことが基本であるが，成長もしくは側弯の進行には内部にいくつかのパッドを用いることにより矯正力を調整することができる(図8)．

3. OMC(大阪医科大学式)型

大阪医科大学で考案されたアンダーアーム型装具の一種で，胸椎上位に頂椎を持つ側弯に対しても側方支柱と腋窩パッド(ソラシックパッド)により矯正を行うことが可能な装具である．ミルウォー

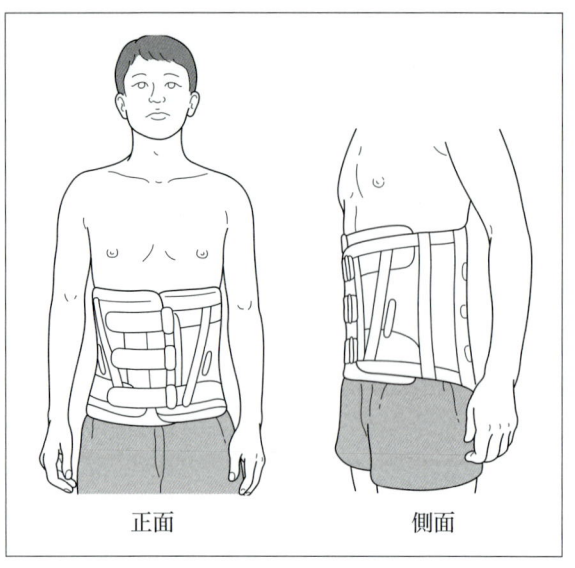

図 10 ダーメンコルセット

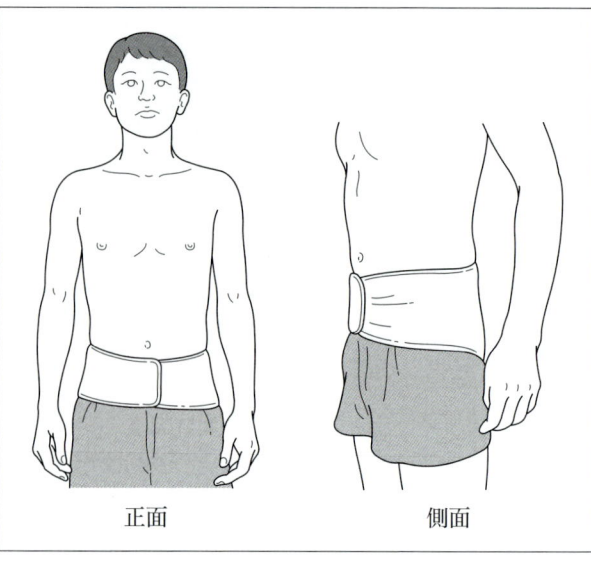

図 11 仙腸バンド

キーブレースをさまざまな理由により受け入れることが難しい場合に有効な選択となる装具である（図 9）．

腰痛に用いる装具

腰痛に用いる装具には多くの種類が存在し，活用され装具療法の有効性を示している．腰痛をもたらす原因には外傷性，不良姿勢などさまざまである．この場合，治療に用いる装具の基本となる考え方は，いずれも脊柱の可動域を制限し良姿勢の保持を主として，患部の保護，免荷などを考えることである．また，立位と座位よる脊柱の筋活動を含む運動学的変化を理解することが重要であり，装具においても立位と座位での変化に対応する柔軟な考え方が求められている．

1. ダーメンコルセット

主として腰部に使用する装具である．運動に対する制限力は弱く，その主たる目的は軽度の患部固定と保温等の心理的効果，また若干の腹圧増強である．素材は衛生面と長時間の装着を踏まえた上で，綿やナイロン等のメッシュ生地が使用される．装具による支持性を考え，金属またはプラスチック製のバネを補強材として用いる（図 10）．

2. 仙腸バンド

仙腸関節に対し運動制限を目的とはせず保護固定を促す装具で環状に仙腸関節を包み込むように装着する．10 cm 幅程度のゴム製のバンドとナイロン製のメッシュ生地を使用して製作された既製品が多く市販されている（図 11）．

（佐々木和憲）

■■ 文　献 ■■

1) Don B Chaffin, et al：Occupational Biomechanics 3rd ed. John Wiley & Sons, 1999.
2) 東山義龍ほか：別冊整形外科 4　義肢・装具, 178-203，南江堂，1983.
3) 丸山　徹，栗山明彦：装具学，第 3 版，109-133，医歯薬出版，2003.
4) 社団法人日本義肢協会（編）：体幹装具，義肢・装具カタログ．
5) Blout WP, et al：ミルウォーキーブレース，山内裕雄（訳），医学書院，1976.
6) 小田　裕：頸椎疾患に対する装具療法，日本義肢装具学会誌，19(3)：191-196, 2003.
7) 中川重範：腰痛症に対する装具療法，日本義肢装具学会誌，19(3)：205-209, 2003.

義肢装具の基本的知識
II. 装 具

4. 下肢装具

> **Key words**　短下肢装具(ankle-foot orthosis)，長下肢装具(knee-ankle-foot orthosis)，膝装具(knee orthosis)，足底装具(foot orthosis)，対麻痺用装具(paraplegic orthosis)，骨折用装具(fracture orthosis)，小児股関節装具(specific hip orthosis for child)

目的と分類（図1）

　下肢装具の目的は，①変形の予防，②変形の矯正，③病的組織の保護，④失われた機能の代償または補助である．変形に対しては患部を中心とした装具の3点支持によって矯正あるいは予防を行い，骨折などの患部に対しては重力から保護する目的で免荷が行われる．また，下肢の機能は主に立位，歩行であり，この機能が失われた際の代償または補助を目的とした下肢装具が多く用いられる．立位には静的な力学的安定性を考慮して関節をコントロールする．歩行には時々刻々と変化する動きに追従した関節のコントロールが必要であり，疾患と症状を把握した上で適切な装具が選択される．

　これらの目的を達成するために，装具は体表に力を加える．この力を加える①場所，②方向，③大きさが重要である．力はシステムとしての装具により供給されるが疾患ごとに，また個々の患者ごとにそのデザインは異なる．

　構成要素の位置は骨突出部や神経血管との位置関係を考慮して，継手位置，支持部位置などについて以下に示す原則がある（図2）．継手位置はなるべく生理的関節軸に適合させることが望ましいが，患足の関節可動域が小さいこと，および物理的・位置的な問題や製作上の困難を考慮して通常は図2に示す基準で製作される[1]．

短下肢装具（主として歩行用）

　足関節は複合関節であり，底屈・背屈と内がえし・外がえし（病的には内反・外反）をコントロールするために図3に示す3点支持を基本として装具のデザインを構成する．また，歩行や日常生活動作を考慮して可動性を持たせる場合と，不安定性が著しい場合などで強固に固定してしまう場合とがある．

1. 短下肢装具による歩容矯正

　二足歩行は多くの文献で解説されており，ここでは省略する．二足歩行を行うための機能を障害されるとさまざまな病的歩行が生じる．問題が足

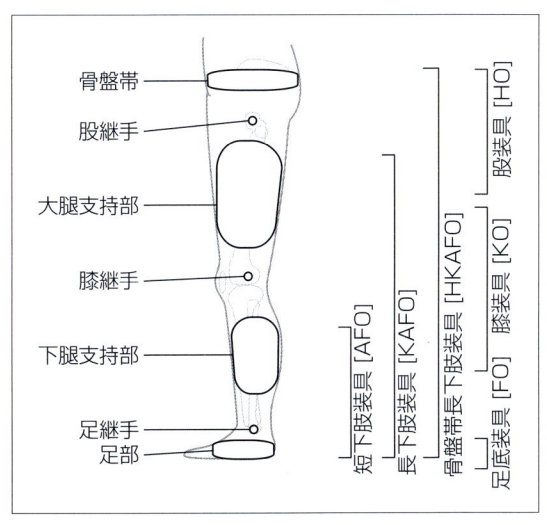

図1　下肢装具と構成要素の名称

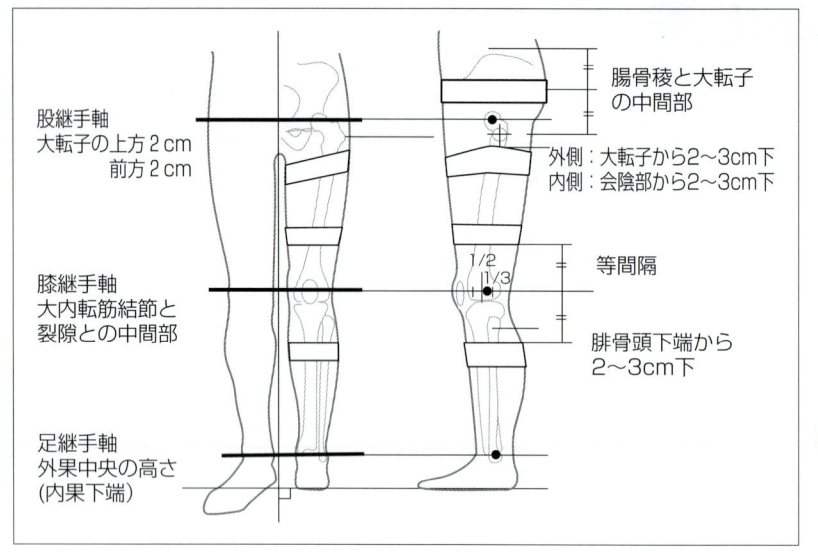

図 2 金属支柱下肢装具の継手位置と支持部の原則

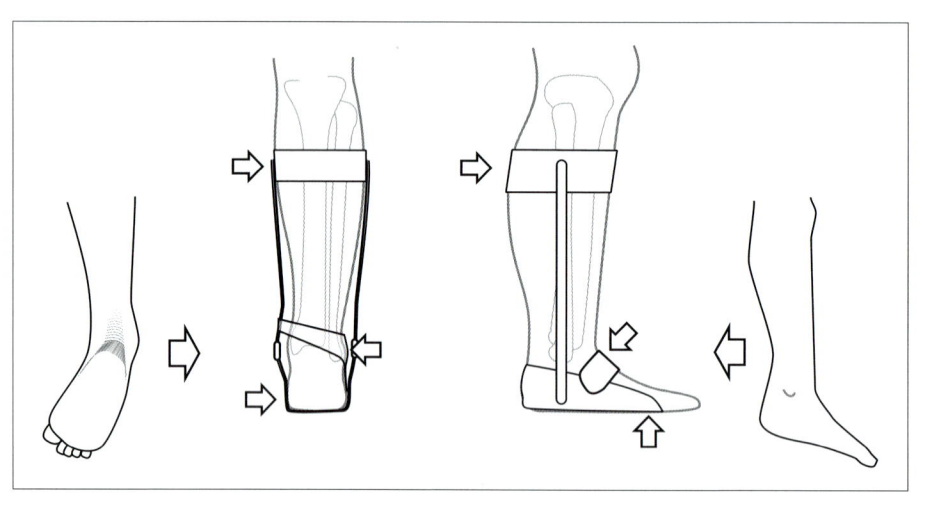

図 3 3点支持による足関節のコントロール

関節の機能である場合には短下肢装具によって歩容が改善される．ここではその1例として麻痺による尖足歩行を示し，短下肢装具を用いた場合の典型的な装具歩行例を示すことによって装具に求められる機能を解説した（図4）[2)4)]．歩行周期の特徴点ごとに正常歩行の肢位と対比させて示すが，短下肢装具によって正常歩行に近づけるという考え方ではなく，ケースごとの不安定性に対して足関節にどの程度の拘束を与えるとより安定するかという考え方に基づいている．

1）立脚相前半（踵接地直後）

a）**正常**：踵接地の後前脛骨筋の作用により制御された底屈運動があり，足底接地へ移行する．

b）**尖足**：尖足位で接地するので足底全接地，あるいはつま先接地から立脚相に入る．

c）**装具**：尖足を引き起こしている力につり合わせた装具の矯正力が必要になる．さらに，装具の持つ力と床反力との微妙な加減によって踵接地以降の底屈を許す底屈制動と，足関節を90°以上底屈できなくする底屈制限とがあり，機構が異なる．

2）立脚中期

a）**正常**：片足で体重を支持する時期で，反対側を前方に推進する．

b）**尖足**：尖足を引き起こしている力により床反力は正常よりも前足部の方に作用する．極端な場合には踵が浮いて前足部のみで体重支持する．これによって膝関節には伸展方向のモーメントが生じることになる．

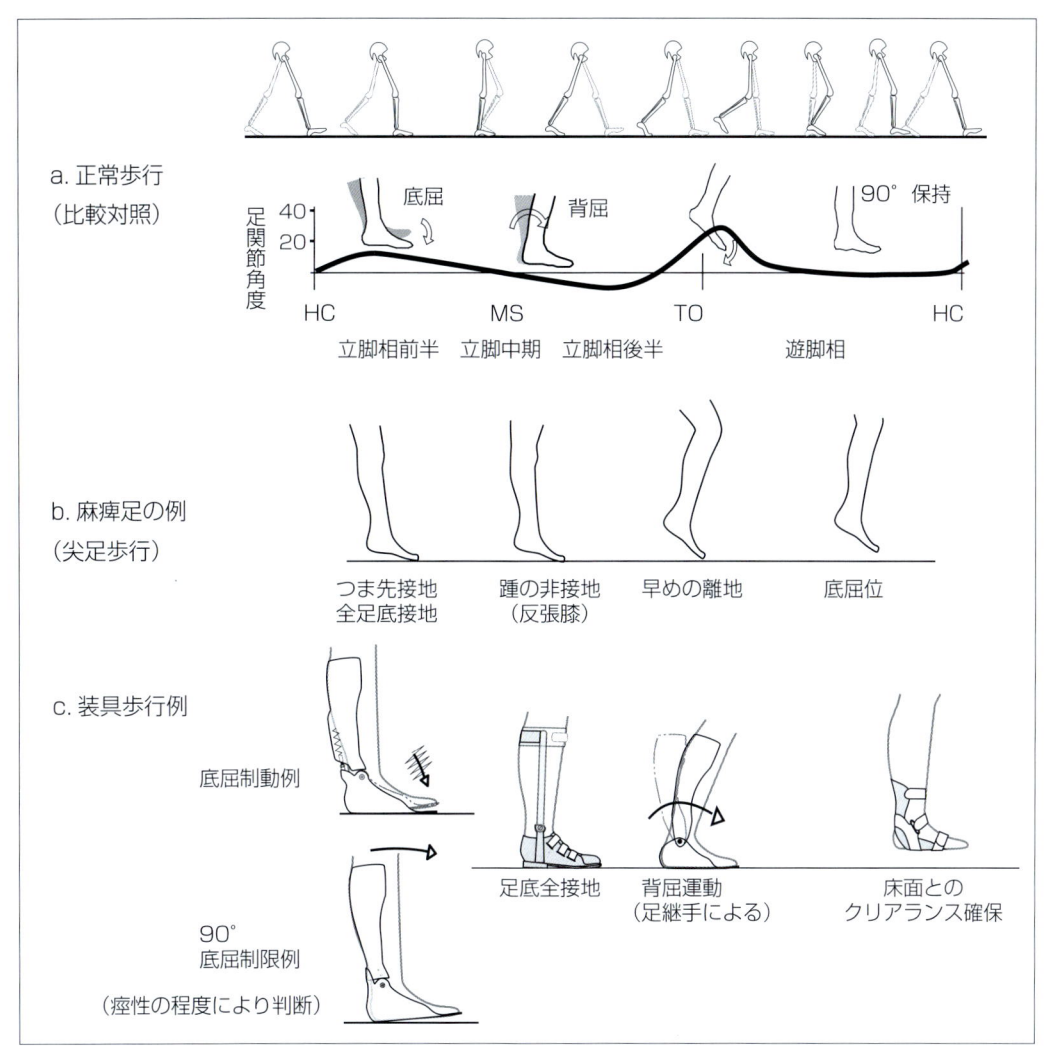

図 4 正常歩行，尖足歩行例と短下肢装具による歩容矯正例
 a：正常歩行の各時期
 b：病的歩行の1例としての尖足歩行
 c：歩容改善の1例として短下肢装具に求められる機能

(文献2より改変)

c）装具：足関節90°肢位で接地して安定した体重支持ができ，床反力は後方に作用するため膝の伸展モーメントは減少する．摩擦によるしっかりした接地面を確保する．

3）立脚相後半

a）正常：足底位置は固定であるが体幹を推進するために足関節は背屈運動となる．遊脚相への移行では足関節の蹴り出しが生じている．

b）尖足：尖足を引き起こしている力により足関節背屈は妨げられ，体幹の推進は困難となる．この時期に膝への伸展モーメントは最大になり，反張膝が懸念される．蹴り出しもできないため膝より上位を使った早めの離地を行うことが多い．

c）装具：継手に背屈機能があることが望ましい．背屈が生じない装具歩行例もあるが，歩行以外の日常生活動作でも，例えば椅子からの立ち上がり時など，背屈可動性が必要な場合が多い．なるべく装具が背屈を妨げないことが重要である．また，蹴り出しを補助する装具もある．

4）遊脚相

a）正常：膝，股関節の二重振り子運動によって前方に脚を運ぶ．足関節は90°に支持され床面

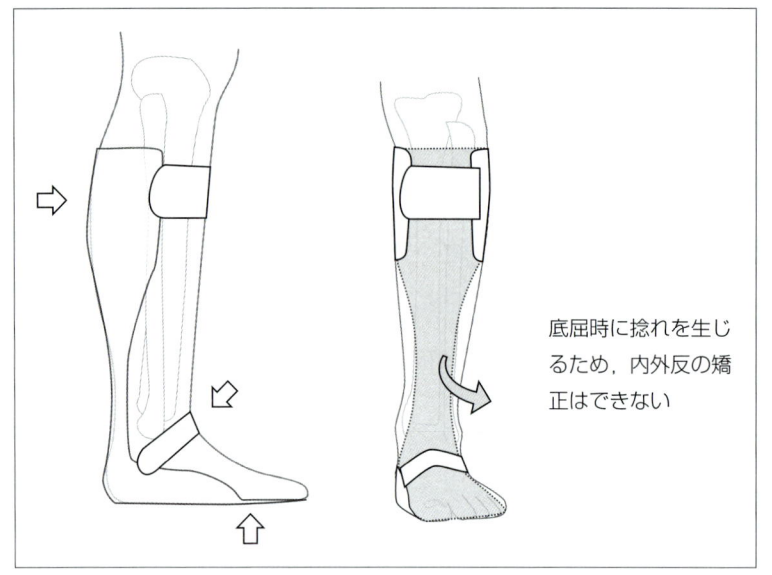

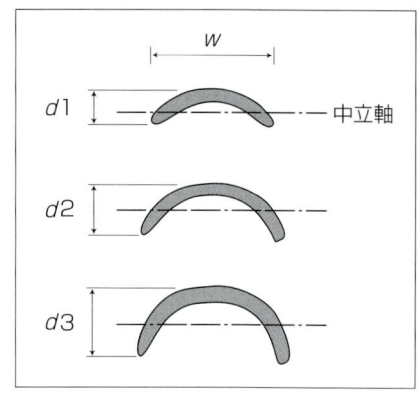

底屈時に捻れを生じるため，内外反の矯正はできない

図6 後方支柱のトリミングと制動力の関係

◀図5
モールド型プラスチック短下肢装具
いわゆる靴べら式装具（shoehorn type）

とのクリアランスを確保する．

b）尖足：尖足位のため，床面と接触する可能性がありつまずきによる転倒が懸念される．そのため，上位関節の代償で，ぶん回し歩行など二次的な病的歩行が生じている場合もある．

c）装具：尖足を矯正することによってつま先が上がり，床面とのクリアランスが確保される．

以上，症例数が多いと考えられる尖足を例として解説した．また，弛緩性麻痺の例では体重支持のために3自由度である足関節の拘束が必要となり，歩行に必要な可動性以外の自由度を拘束する．

2．モールド型

モールド成形されたプラスチック装具であり，支持部に撓みによる可動性を与えることによって歩行時の足関節運動に追従するデザインである．しかし，捻れが生じるため内・外反の矯正は困難である（図5）．

可動性はトリミングによって決まる．後方撓み支柱のトリミング幅を下腿周計の1/2ほどの深いトリミングラインで製作した場合は足関節固定に近い矯正力を得ることが可能で，これよりもトリミングラインを浅くしていくことによって徐々に曲げ応力（可動時の抵抗）を減じることができる．しかし，中立軸からの距離の二乗に影響し，どちらかというと横幅 w よりも，後方支柱断面の縦幅 d に影響を受け，単純に横幅を1/2にしたからといって曲げ強度が1/2とはならない（図6）．

下腿長の1/2程度の短いモールド型短下肢装具が用いられることもある．簡便で軽量という利点があるがその反面，強度的な面から適応を考慮する必要がある．

モールド型の装具の場合は足関節角度の初期設定が重要であり，採型時の角度や履物の踵高さの違いによって立位歩行に悪影響が出るので注意が必要である（図7）[1]．

図8はヘミスパイラルAFO[5]であり，底・背屈運動に伴って巻き戻しが生じることで回旋のコントロールが可能となる．尖足と内反に対する3点支持が実現されている．この他にもプラスチックモールドタイプにはさまざまなデザインがある．

3．両側金属支柱

従来型は両側金属支柱のものが多く用いられてきた（図9）．これらは矯正力と耐久性に優れるため，現在も用いられており，運動の拘束という観点では強度の面でプラスチック装具に勝る．

一般的なものは固定式足継手を用いたデザインで足関節内外側の金属支柱により足関節運動を強固に1自由度に拘束できる．足板の継手摺動部の削り角によって可動域（底背屈の制限角度）を設定

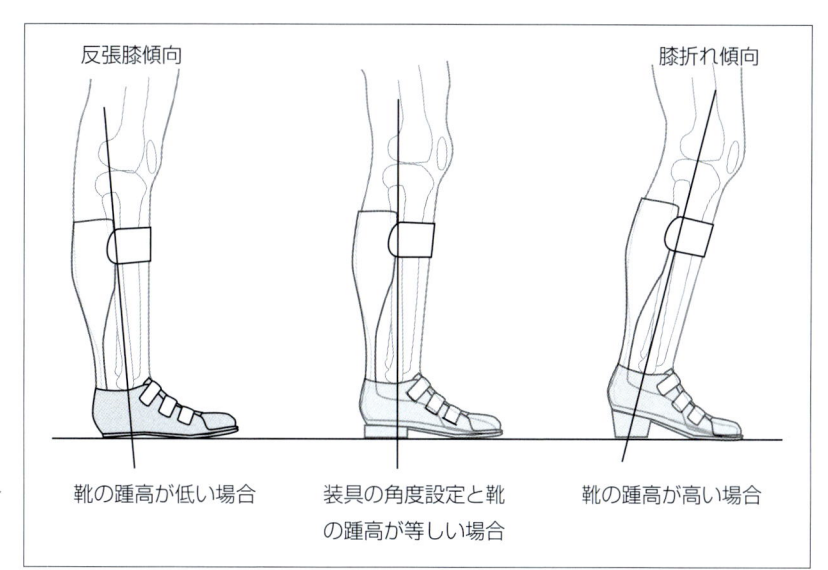

図 7
足関節初期角度の不適合
（文献 1 より改変）

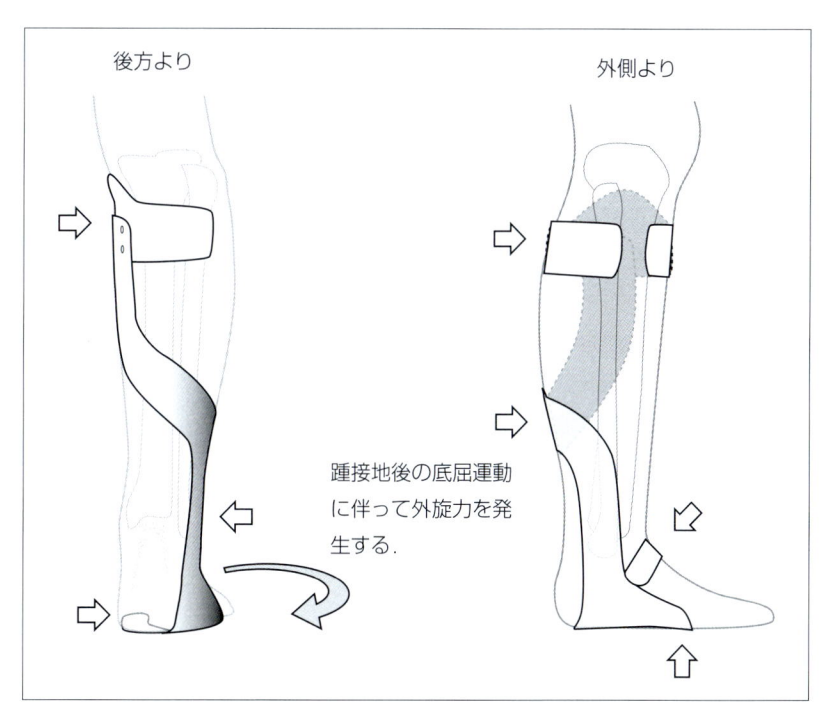

反張膝傾向　　　　　　　　　　　　　　　　　膝折れ傾向

靴の踵高が低い場合　　装具の角度設定と靴　　靴の踵高が高い場合
　　　　　　　　　　の踵高が等しい場合

後方より　　　　　　　　　　　　　　外側より

踵接地後の底屈運動に伴って外旋力を発生する．

図 8
ヘミスパイラル AFO
（文献 6 より改変）

できる．

図 9-b, c は W クレンザック継手である．立位歩行訓練段階で用いることが多く，ロッドを挿入して可動域制限の調整を行うことが多い．下垂足程度であれば付属のバネを挿入して底屈制動を行うことができるが通常は 90° 底屈制限を行い，バネは背屈の補助として用いられ，過去の文献では"lift assist"と記載されている[6]．

4. 継手付きプラスチック短下肢装具

最近ではプラスチックモールド型の装具に継手を埋め込むデザインが多く用いられており，従来の靴べら式モールドタイプに比べると剛性が高く，可動性も良い．また，デザインを工夫することによって内外反矯正用のストラップを組み合わせることもできる．

継手には大別して撓み式継手と摺動式継手があ

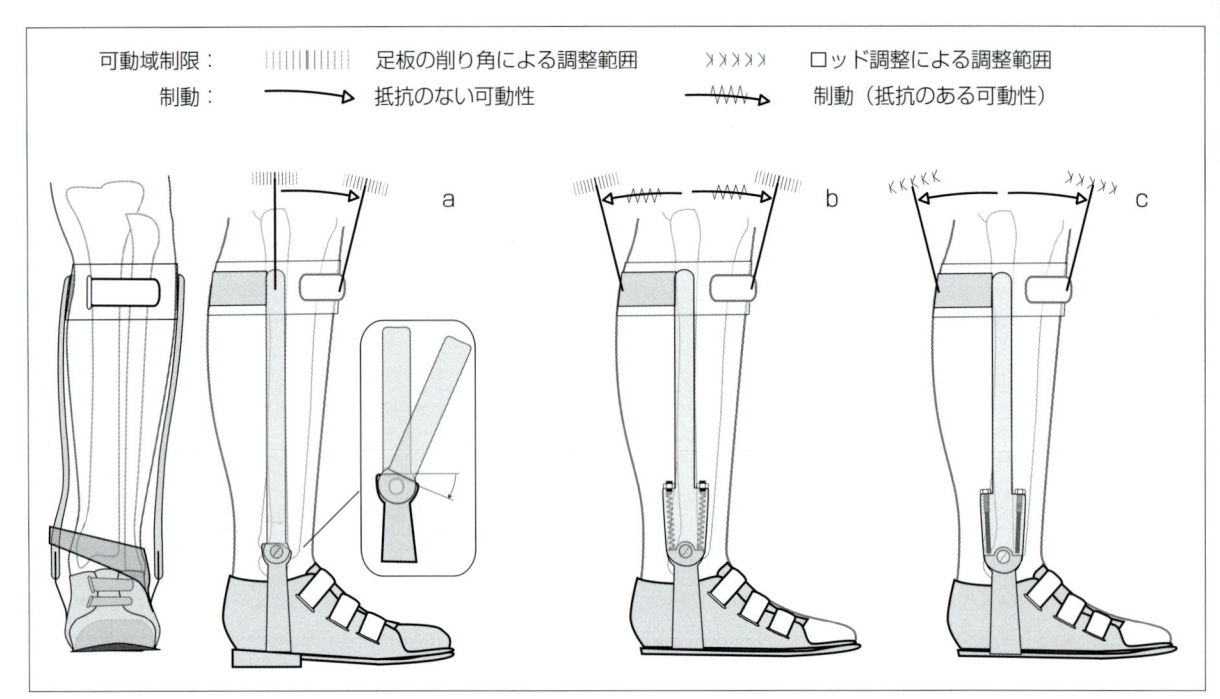

可動域制限： ||||||| 足板の削り角による調整範囲　×××× ロッド調整による調整範囲
制動： → 抵抗のない可動性　→〰〰 制動（抵抗のある可動性）

図 9　代表的な両側支柱短下肢装具
a：固定式継手，いわゆる conventional type
b：W クレンザック継手（バネ入り）
c：W クレンザック継手（ロッド入り）

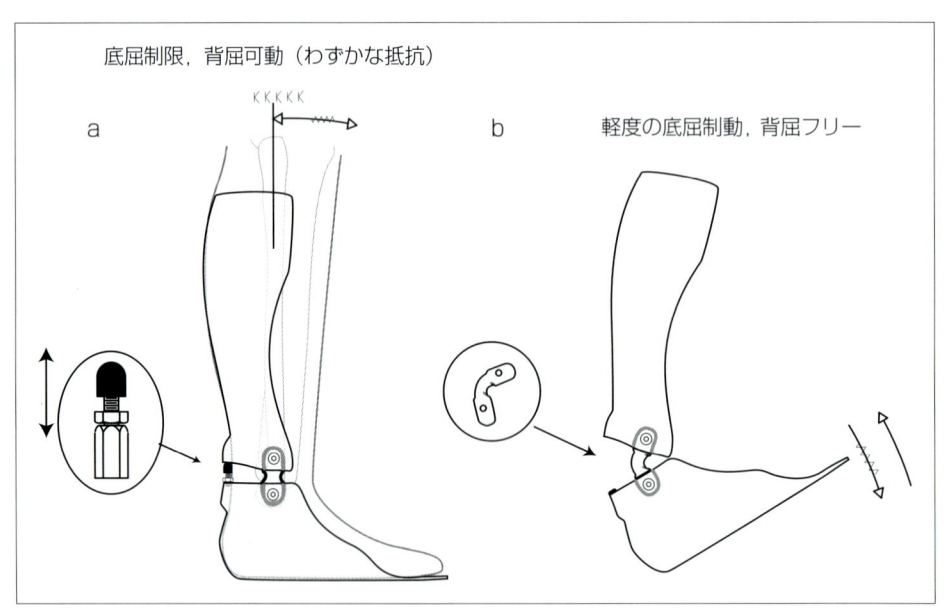

図 10　撓み式の足継手付きプラスチック AFO
a：モーションコントロールリミッター付き
b：初期角度を背屈位としたドルジフレクションアシスト継手

り，撓み式はジレット，タマラック（商品名）などの市販品がある．ポリウレタンなどの弾性素材製が主流で継手自体には可動域制限の機能はないので，底屈を制限する後方デザインや，制限角度を微調整するモーションコントロールリミッターなどが用いられる（図 10-a）．ウレタン素材の弾性

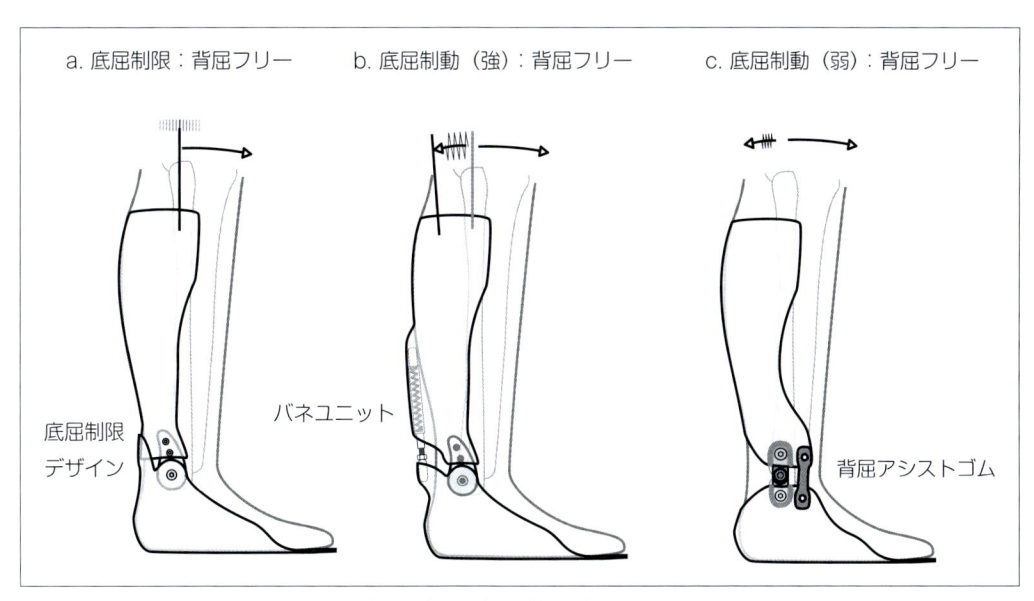

図 11 摺動式の足継手付きプラスチック AFO
a：オクラホマ継手　　b：DACS AFO　　c：ギャフニー継手

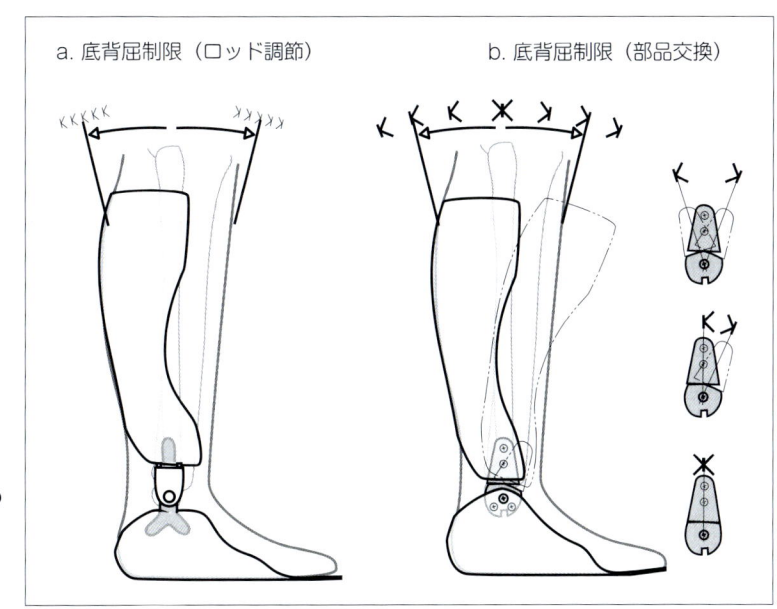

図 12
継手付きプラスチック AFO
底・背屈制限の調整が簡便なもの
　a：PDC 継手
　b：USMC SELECT ANKLE

による制動効果は弱いが，初期角度を背屈位に設定することによって底屈の抵抗（制動効果）を増したものもある（**図 10-b**）[7]．

摺動式は単軸の機械軸を持つもので，多くの種類がある．撓み式と比較して継手の位置設定に手間を要する．ポリプロピレン製の継手は比較的薄く，熱成形ができるので内外果部の形状にフィットさせることができる．金属製のものは軸位設定を慎重に行う必要があり，専用のジグなどを用いる．設定不良の場合には底・背屈時に継手とプラスチックの接合部にストレスが生じる．**図 11** の例では継手自体には制限・制動の機能はないため底屈制限が可能なデザインを取り入れたもの，背屈アシストゴムを取り付けたもの，DACS のバネユニットのような制動機構があるものを挙げる．DACS はバネを交換することによって制動力の調整が可能でかなり強い制動力まで期待できる[8]．

継手自体に制限・制動機構を持つものもある．

下肢装具　**221**

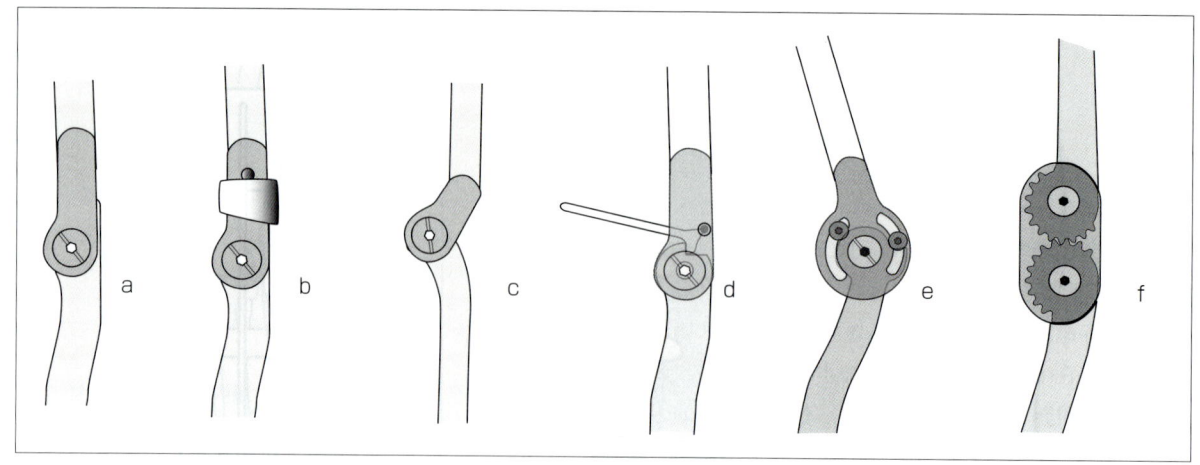

図 19　膝継手の種類
a：遊動式　　　　　　b：リングロック（ストッパー付き）
c：オフセット　　　　d：スイスロック
e：ダイヤルロック　　f：二軸継手

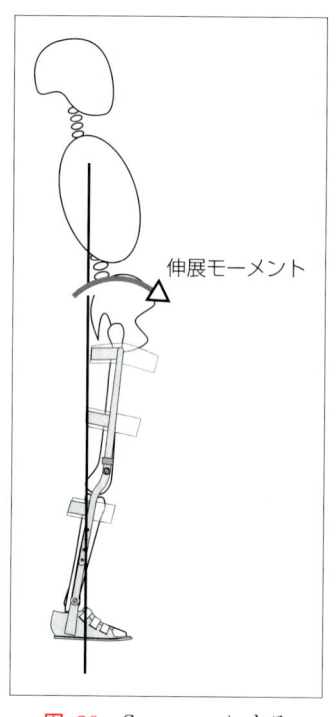

図 20　C-posture による立位姿勢

要な要素となる（図 17）．矢状面での屈曲（膝折れ）と伸展（反張膝）のコントロールが主となり，これに加えて内反/外反膝のコントロールが必要な場合には膝当てのパッドに相応のデザインが必要である．また，主として麻痺性疾患の訓練過程で使用するものと症状が固定した場合の立位歩行の補助を目的とするものとでは，目的は同じ立位歩行の補助であるが，使用期間と環境等により装具の主構造および構成要素が異なる．図 18-a, b は訓練過程で使用される治療用装具の例を示した．基本的には各種の短下肢装具に訓練の経過に応じて取り外し可能な大腿部の要素を追加した構成である．図 18-c, d は症状固定の障害者が更生用装具として使用する例を示した．プレティビアルシェルなどの治療用装具ではあまりみられない要素が有効な場合もある．強度を上げるため，鋼製の膝継手や足板の補強なども用いられる．

　膝継手がロックされた長下肢装具を用いて歩行訓練を行う場合は，機能的下肢長が長くなるために健足側を補高することが必要となる．また，ポリオ後遺症など長時間の歩行に使用される場合は立脚相での膝を安定させ，なおかつ遊脚相では膝屈曲を許して機能的下肢長を短縮させるオフセット継手を用いることもある．一般的な膝継手の種類を図 19 に示す．

長下肢装具

　足関節に加えて，機能を失った膝関節をコントロールする．対麻痺に用いる装具については次節に記載する．短下肢装具の足関節コントロールに膝関節の 3 点支持が加わり，付属品の膝当てが重

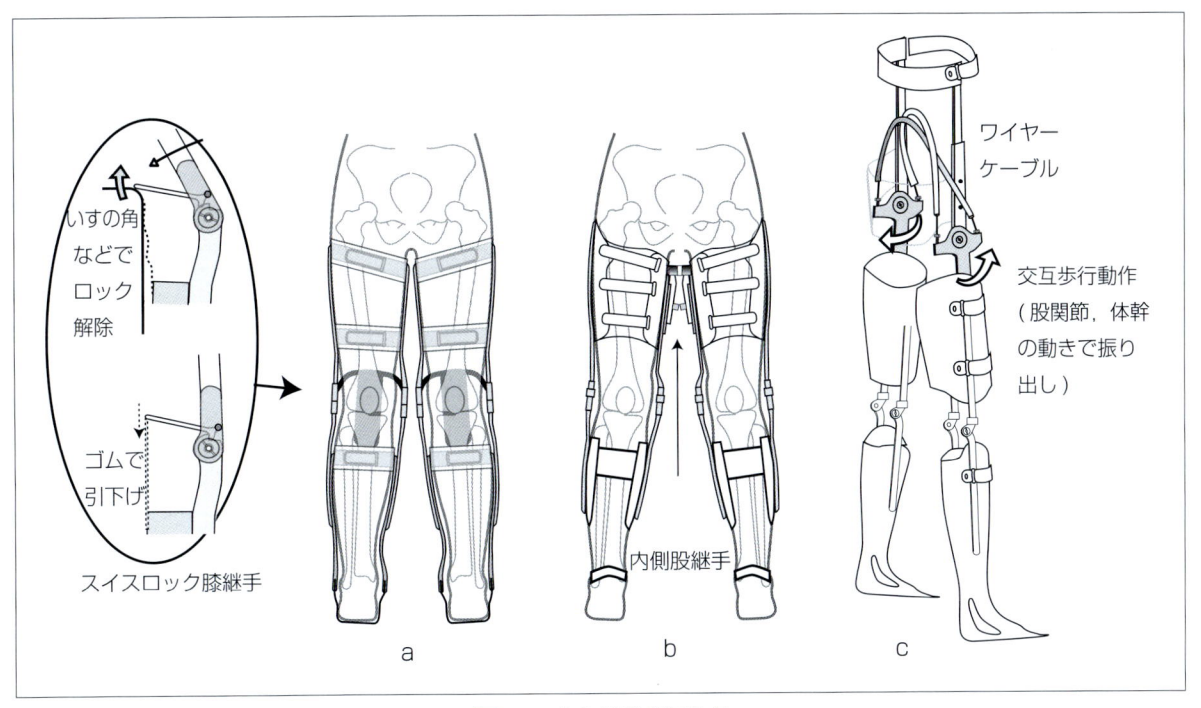

図 21 主な対麻痺用装具
a：両長下肢装具　　b：内側股継手付き長下肢装具　　c：RGO

対麻痺用装具

　両下肢の機能障害における立位歩行では装具が不可欠であり，上肢による支持も重要な要素である．このようなケースでの立位姿勢は C-posture と呼ばれる特殊なものとなる(図20)．重心線を股関節中心より確実に後方にずらすことで常に股関節伸展モーメントを発生し，いわゆるジャックナイフ現象を防ぐ姿勢をとる．

　装具歩行には図 21 の装具などが用いられる．従来型の骨盤帯付長下肢装具，両長下肢装具は一般的であり，図 21-a はスイスロック膝継手を使用した例であり，後方で連結されたロック解除バーを持ち上げることによって膝のロックが解除される．クラッチなどで両手が塞がった状態でも，いすやベッドの端にこのバーを引っ掛けてロックを解除し，座位に移行できる．

　また，近年では内側股継手で左右の長下肢装具を連結するデザインがあり，股関節の屈曲伸展以外の運動を拘束することによって安定性を増す．骨盤帯部がないことから着脱や車いすへの移乗の際に簡便である(図 21-b)[12]．

　図 21-c は骨盤帯付長下肢装具をワイヤーやリンク機構を応用して交互歩行を実現したものである．発表時には片側の股関節屈曲を反対側の伸展力に利用するコンセプトであったが，体幹部の後屈動作が遊脚側の伸展力に応用できることが示され，胸椎レベルの麻痺に対しても交互歩行の可能性を示している[13]．いすから立ち上がる際の補助シリンダーを追加したものもある．

膝装具

　膝関節はころがりと滑りが同時に起こり，その回転中心は屈曲につれて移動する．本来はこれに追随する機構を持つ膝継手が望ましいが，なるべく簡単化された機構で実現するために2軸継手が多く用いられている．

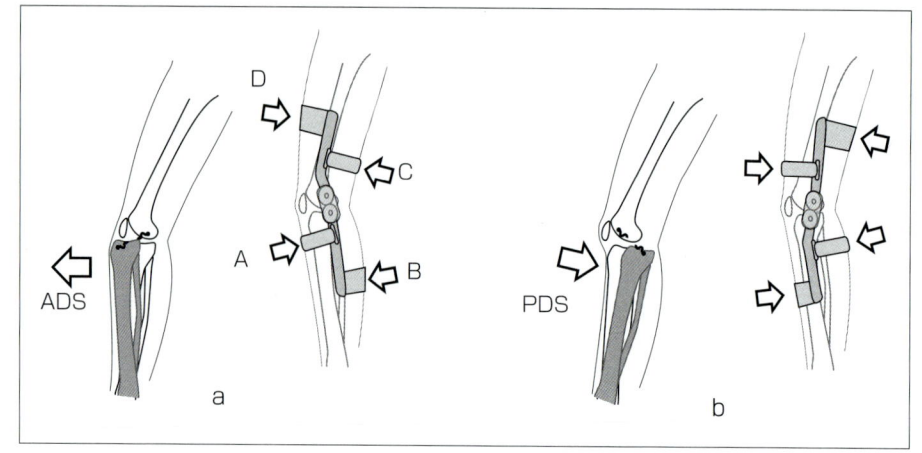

図 22 膝関節動揺を抑制する装具
a：前方引出し動揺　　b：後方引出し動揺

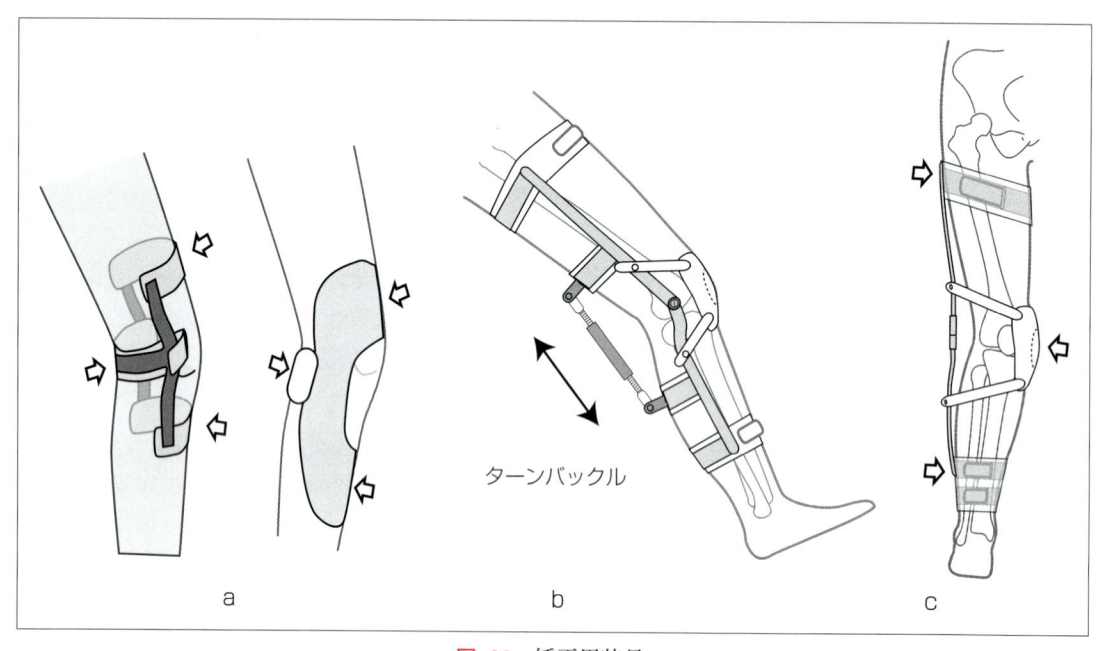

図 23 矯正用装具
a：反張膝用装具　　b：屈曲拘縮の矯正装具　　c：X脚矯正用装具

1. 膝関節動揺に対する装具

靱帯損傷などによる膝関節動揺を抑制することを目的とした装具であり，動揺の方向によってパッドやストラップの位置決めを行う（図22）．例えば，前方引き出し動揺を示す例では下腿上部の前方引き出しを防ぐパッドとストラップAを配置し，そのカウンターとしてB, Cを配置するものである．屈伸の際に下腿上部の前方引き出しと同時に大腿骨下部の後方引き出しも考えられることからA, C, Dの3点支持も考慮した4点支持構造が一般的である[14]．

2. 膝関節の矯正用装具

反張膝を矯正する装具としてスウェーデン式膝装具とNYU式装具の2種を示す（図23）[15]．いずれも3点支持の原理で膝窩部の押さえを中心とした構成である．

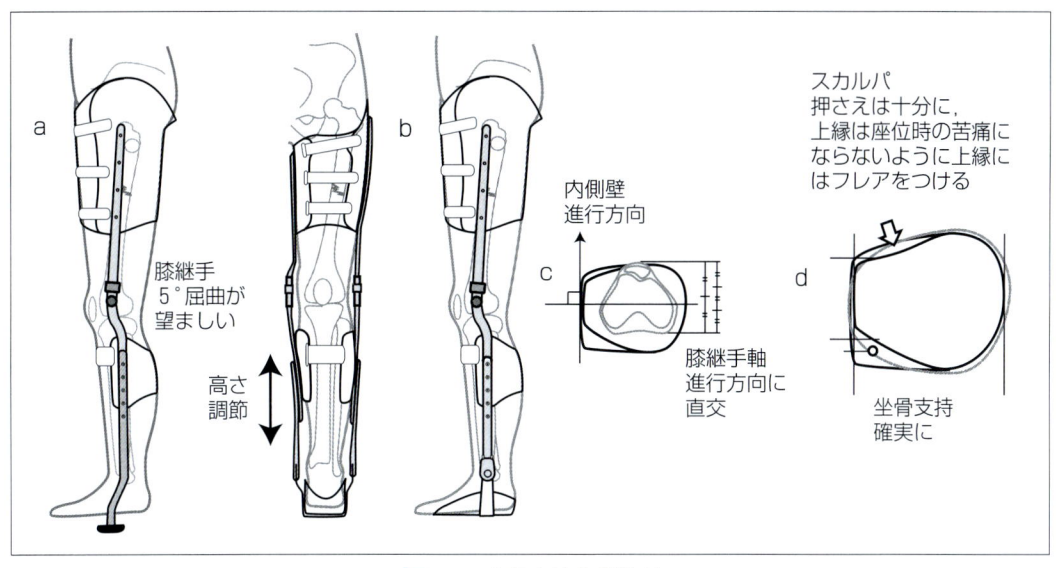

図 25 坐骨支持免荷装具

屈曲拘縮では矯正に対してかなりの反力があるためにかなりの強度を必要とする．図 23-b はターンバックルを用いた例を示すがダイヤルロック膝継手も効果的である．図 23-c は X 脚，O 脚を矯正する装具であり，前額面での 3 点支持矯正を行う．小児が長時間装着することを考慮すると，力が作用する面の圧分散を良くして傷ができないような配慮が必要となる．

3. 軟性装具

通称の膝サポーターであり，力学的な支持はそれほど見込めないが保温効果といった物理的効果も見込まれる（図 24）．また，図 22 の原理に基づいてストラップを追加することもできる．

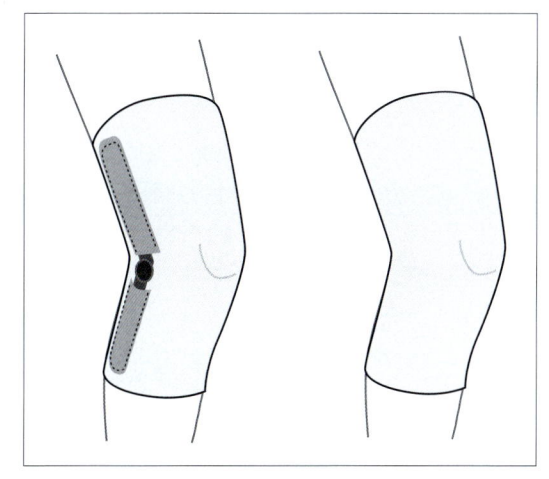

図 24 軟性装具

骨折用免荷装具

骨折部位を免荷することによって早期立位歩行を目的とするもので，大腿部用の坐骨支持免荷装具と下腿用の PTB 免荷装具とがある．パッテン底を用いた免荷十分型と踵のみを浮かせるデザインの免荷不十分型とがある．足部ユニットをネジ止めとして高さ調節が可能なデザインで製作される．

1. 大腿部免荷用

大腿骨骨幹部骨折では坐骨結節部での体重負荷を装具の大腿シェルで受け，これに接続する十分な剛性を持った構成要素で床面にバイパスする原理である．坐骨結節はシェルの坐骨支持面にしっかり乗るように製作する（図 25）．体重負荷は坐骨結節部への負荷を主とし，側壁部分での負荷は骨折部位へのストレスとなるので好ましくない．

2. 下腿部免荷用

下腿部の骨折に対して体重を膝蓋靱帯で支持す

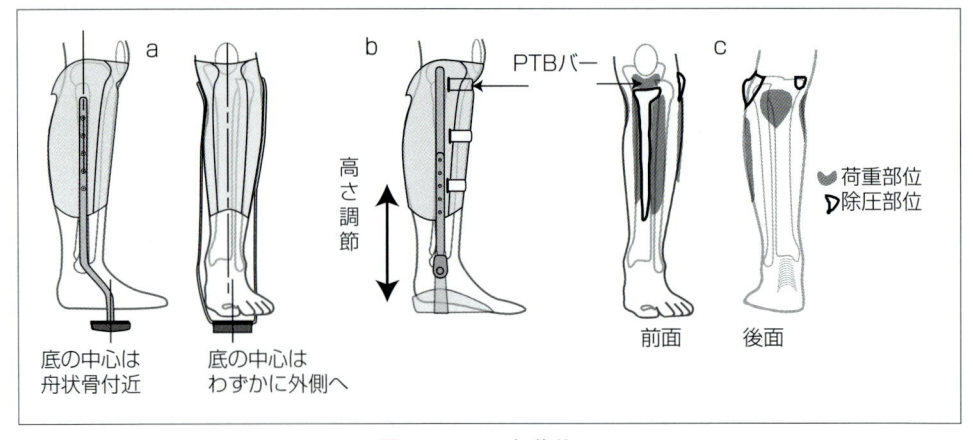

図 26 PTB 免荷装具
a：免荷十分型　　　b：免荷不十分型　　　c：シェルの荷重部位と除圧部位

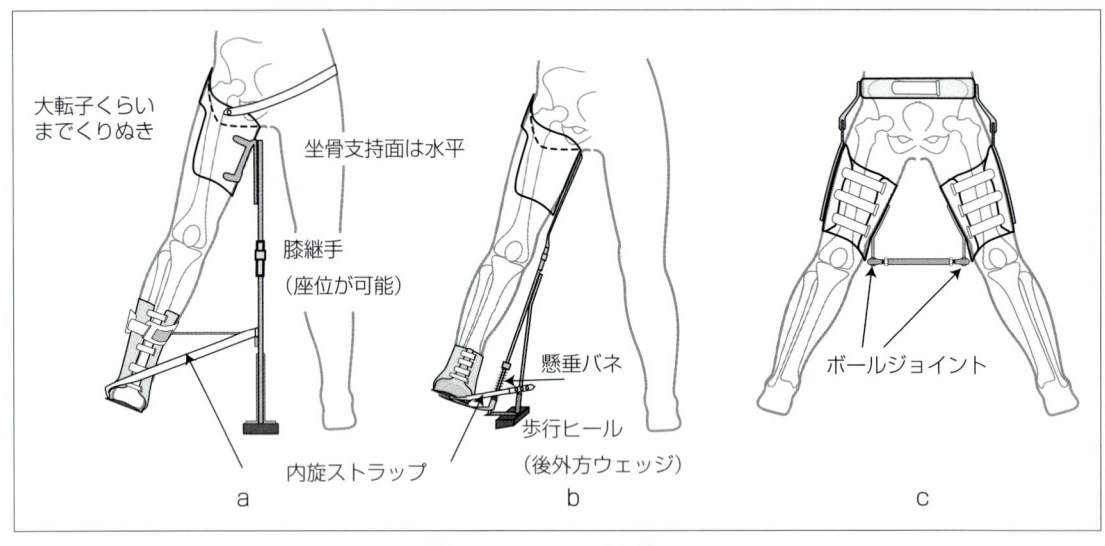

図 27 ペルテス病用装具
a：改良型ポーゴスティック　　　b：トライラテラル　　　c：スコティッシュライト

る構造であり，PTB 免荷（patellar tendon bearing）と称する（図 26）．大腿用と同じく，免荷十分型と免荷不十分型がある．下腿部は骨突出部が多いため，荷重部位と除圧部位とを明確にしてから採型し，シェルを製作する．シェルは PTB 下腿義足に類似し，いわゆる PTB の部分での負荷が主となる．このため膝窩部の十分なカウンターが必要になる．

小児股関節装具

小児の股関節疾患であるペルテス病と先天性股関節脱臼に用いられる装具は特異なデザインであることから，別途章立てして記載する．

1. ペルテス病用装具

ペルテス病の装具療法は罹患部を臼蓋へ収納（containment）し，さらに，大腿骨頭を免荷する方法と，しない方法がある．図 27-a，b は免荷するタイプである．骨頭部を免荷するのみであれば大

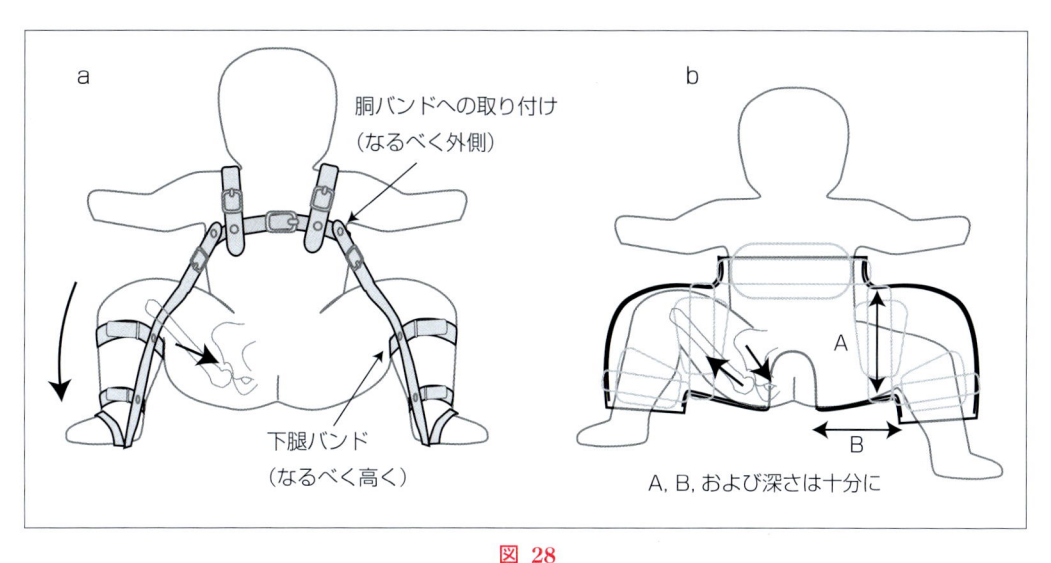

図 28
a：リーメンビューゲル　　b：ゆるい開排位装具（ぶかぶか装具）

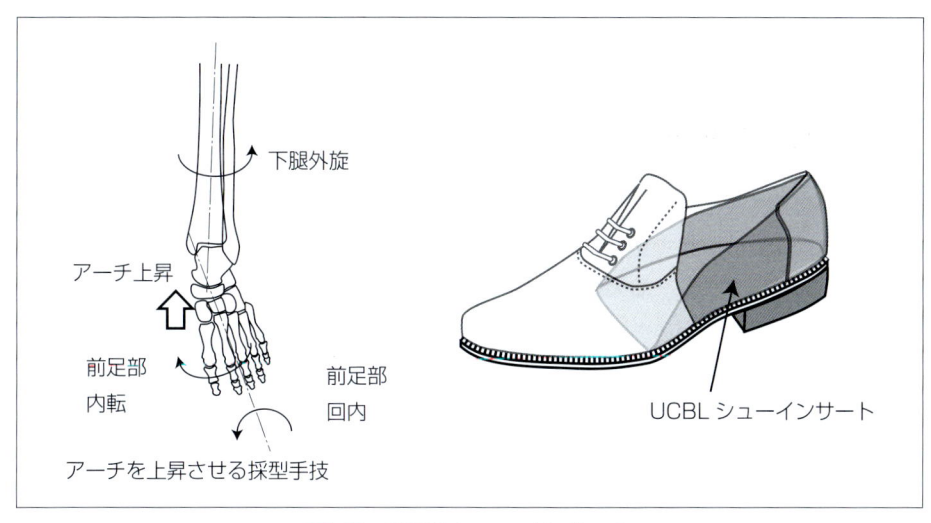

図 29　UCBL シューインサート

腿骨骨折用と同じタイプの坐骨支持免荷装具で目的を達成できるが，罹患部の収納も同時に行うためにこのように股関節を外転，内旋させる[16]．図27-c は免荷せず収納のみを行う装具で，両側疾患に対しても効果が見込まれ，また，下腿部に支持要素がなく，膝，足関節を拘束しない簡素化されたデザインである．

2. 先天性股関節脱臼用装具

先天性股関節脱臼の保存療法に多く用いられる装具にリーメンビューゲルがある（図 28-a）[17]．この装具は患児の股関節を開排位に保持し，脱臼した骨頭を寛骨臼に近づけ，股関節周囲筋に対しても良い影響をもたらす．この装具は軟性素材を利用したベルトと留め具で構成される．図 28-b はゆるい開排位装具で通称ぶかぶか装具と呼ばれる．プラスチック製のシェルに股関節開排位で収納し，患肢に対して十分なゆとりがあるので中で足を動かすことができる．

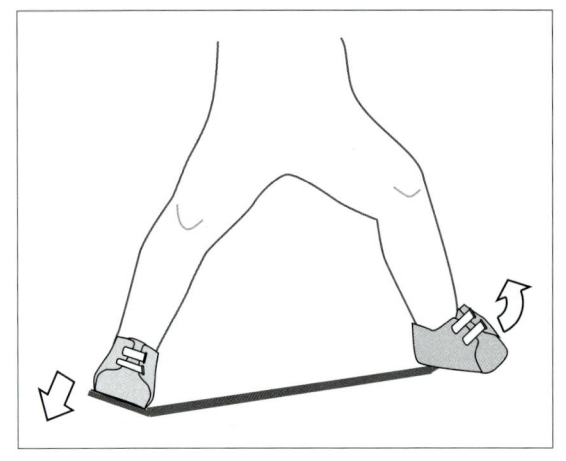

図30 デニスブラウン装具

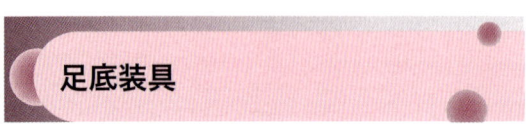

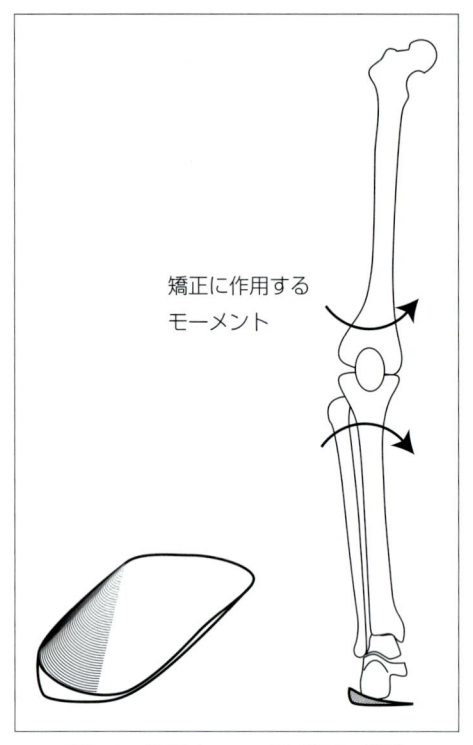

図31 外側ウェッジと矯正の概念

足底装具

1. アーチサポート

ヒト足部の特徴はアーチ構造であり，これによって圧分散がなされることである．骨配列の異常によってこれが失われた場合は圧集中が起こり痛みや潰瘍といった足部疾患が生じる．この症状を緩和する目的で使用されるのがアーチサポートであり，多様なデザインがある．足部の変形がある場合は靴型装具とともに用いられるが，アーチサポートのみで対応が可能なケースでは深靴や大きめのスポーツシューズの中に挿入して用いられる．アーチは内側縦アーチ，外側縦アーチ，中足骨アーチを患足の形状に合わせて成形する（次稿参照）．

2. UCBL シューインサート

バイオメカニカルな採型手技により矯正位にて採型するのが特徴である．下腿を外旋（＝足部を下腿長軸周りに内旋）させ，距骨下関節の動きを利用してアーチの再形成を行うもので，同時に前足部を内転させる（図29）．製作は靴に合わせることも重要なポイントとなる[18]．

3. 小児内反足用デニスブラウン装具

両方の足底装具を連結し，患児の動きによって内反足の動的な矯正効果をねらった装具である（図30）．バーの曲げ具合を調節して最適な矯正効果が得られるようにする[19]．

4. 外側ウェッジ

変形性膝関節症による膝内反変形，もしくは膝内側部の痛みに対して膝関節内側部の除圧を目的として足底に外側ウェッジを用いることがある．シリコンや硬質スポンジで成形されたものが多く，布製のフォルダに入れて装着し，その上から靴を履くことができる（図31）．

（高嶋孝倫）

■■ 文　献 ■■

1) 渡辺英夫ほか：下肢装具，加倉井周一（編），装具学，51-108，医歯薬出版，2003．
2) 高嶋孝倫：プラスチック短下肢装具の現況．日本義肢装具学会誌，19：114-119，2003．
3) 石神重信：リハビリテーションからみたプラスチック短下肢装具の課題と展望―処方限界と禁忌を中心として．日本義肢装具学会誌，6：229-234，1990．

4) 日本整形外科学会,日本リハビリテーション医学会(監修):義肢装具のチェックポイント,第6版,医学書院,2004.
5) Lehneis HR:Plastic spiral ankle-foot orthosis. Orthot & Prosthet, 28:3, 1974.
6) Redford JB ed:Orthotic Etcetera, William & Wilkins, 1980.
7) 大石暁一,高嶋孝倫:脳卒中に対する下肢装具療法.MB Med Reha, 48:11-18, 2004.
8) 山本澄子ほか:片麻痺者のための背屈補助付短下肢装具(DACS AFO)の開発.日本義肢装具学会誌,13:131-138, 1997.
9) 渡辺英夫:プラスチック装具の適応と限界―金属支柱付装具との比較.リハ医学,18:91-96, 1981
10) 松田靖史ほか:油圧を利用した短下肢装具の開発.日本義肢装具学会誌,17:S, 60-61, 2001.
11) 飛松好子:脳卒中片麻痺者に対する軟性装具の開発,第19回日本義肢装具学会学術大会講演集,19(S):248-249, 2003.
12) Kirtray C:A medialy-mounted orthotic hip-joint for paraplegic walking systems preliminary report on the "polymedic walker" device, Polymedic Technical Note, 1992.
13) Douglas R:The LSU reciprocating-gait orthosis. Orthopedics, 6:834-839;1983.
14) 栢森良二:成人膝関節疾患,装具治療マニュアル,245-262,医歯薬出版,2000.
15) Lehneis HR:The Swedish knee cage, Artif Limbs, 12:54-57;1968.
16) 渡辺英夫,米満弘之:ペルテス病の装具.臨床整形外科,7:1023-1031, 1972.
17) 鈴木良平:先天股脱の軌跡,医歯薬出版,1988.
18) Henderson WH:UC-BL SHOE INSERT Casting and Fabrication, Bulletin of Prothetics Research, Spring, S129-S149, 1969.
19) Alvin HC, et al:Congenital and Acquired Disorders, ATLAS of orthoses and Assistive Devices, 3rd ed, AAOS, Mosby, 479-500, 1997.

義肢装具の基本的知識
II. 装具

5. 靴型装具

> **Key words**　靴（shoes），靴型装具（orthopedic shoes），整形靴（orthopedic shoes）

　靴は装具を必要としない健常者も使用するものであり，足の障害のために特別な靴が必要となるケースでは，靴型装具が用いられる．そこで，まず共通する一般靴の知識として最小限必要な事項を整理し，特別な靴である靴型装具の要素について述べる．

1. 一般靴に共通する名称と構造

　靴はその高さから長靴，半長靴，チャッカ靴，短靴に大別される．デザインではまず紐付きかスリップオンか，次に紐付きならば内羽根（バルモラル）と外羽根（ブラッチャー）の選択肢があり，靴型装具では紐に代えてマジックテープを使用することが多いようである．特殊なデザインとしてモカシンやパンプスがあるが靴型装具に用いることは少ない．

　靴は図1に示す基本要素で構成される．底付けの方法にはセメント法，グッドイヤーウェルト，マッケイ縫いがあり，それぞれで構造が若干異なる．

　靴は体重を支える際の力学的安定性に加えて外見が求められる．そこで留意すべきは底型のデザインであり，底をソール，ヒールおよびそれらをつなぐジョイントに分割して考えられる．靴型装具では体重を支えるヒール部とソールのボールガース部分には十分な幅が必要であるが，ジョイント部とソール先端のつま先部を細くすることによって外見を良くすることも可能である．図2の実線は普通の紳士靴の底型で破線は細身の婦人靴の底型である．外見はまったく違った靴になるが，同様の機能をもたせることができる．

　靴の材料は天然皮革，合成皮革，布等であり平

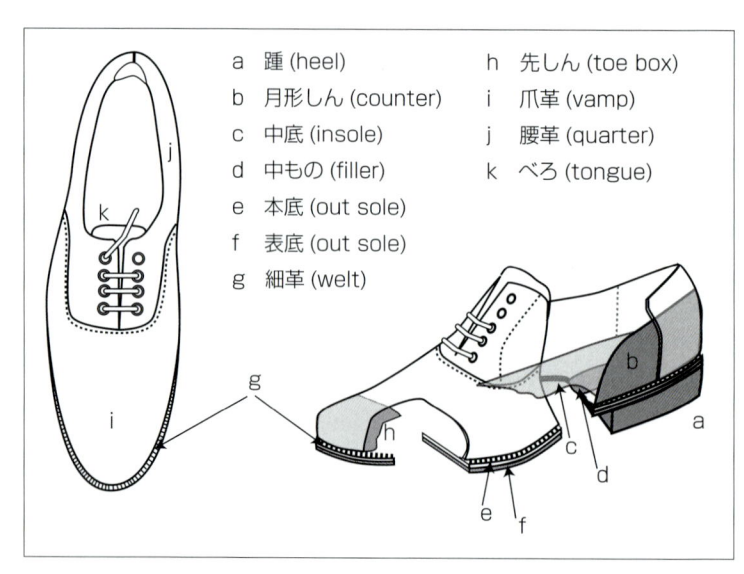

a　踵 (heel)
b　月形しん (counter)
c　中底 (insole)
d　中もの (filler)
e　本底 (out sole)
f　表底 (out sole)
g　細革 (welt)
h　先しん (toe box)
i　爪革 (vamp)
j　腰革 (quarter)
k　べろ (tongue)

図1　バルモラル，セメント方式による一般靴の部品名称

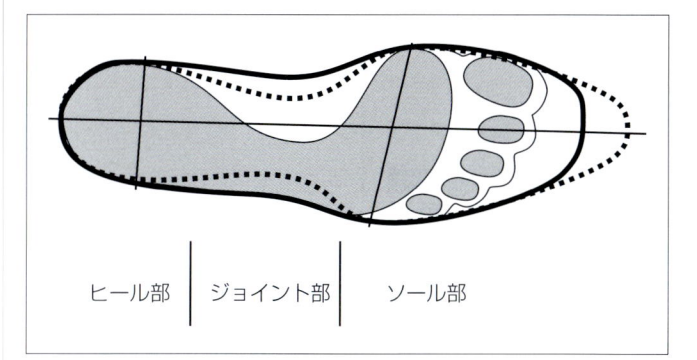

図2　フットプリントと底型デザイン

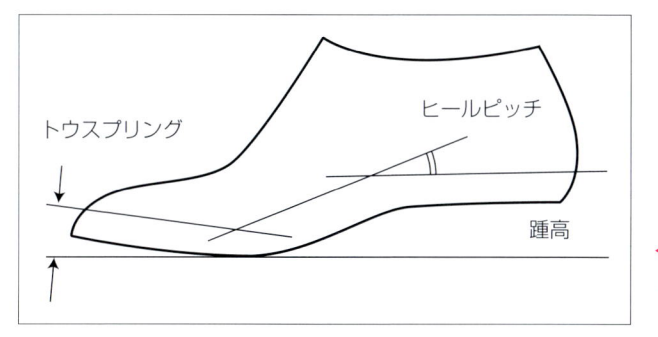

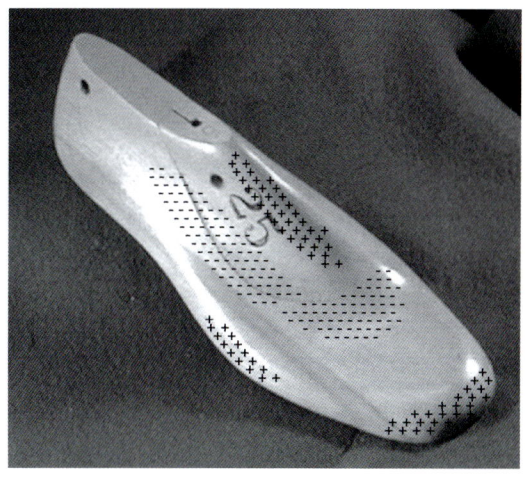

図3　一般的な短靴の木型

図4　トウスプリングとヒールピッチ

図5 ▶
特殊な木型
　a：標準ストレートラスト
　b：アウトフレアラスト
　c：インフレアラスト

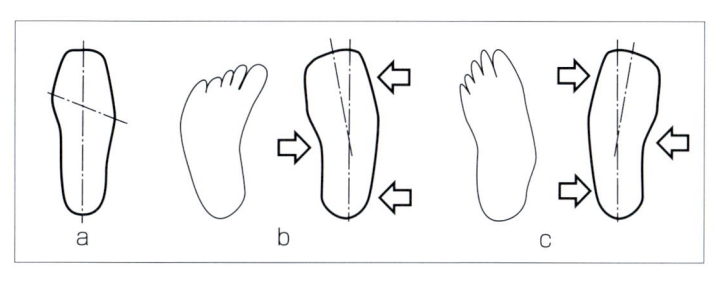

面状の柔軟な素材を立体的に加工するために木型と呼ばれる靴の型が必要になる．木型は足を締め付ける部分と緩める部分を考慮して設計されており足型とは異なる．一般的な短靴の例を図3に示す．足の形状と比較して締め付け部分に"－"，浮かせる部分に"＋"を記した．また，靴に踵をつける際に踏み返しを容易にするためトウスプリングとヒールピッチが設定される（図4）．

2. 靴型装具の木型

靴型装具の制作にあっては，①一般の木型にフェルト等で補正した木型を用いる方法と，②足の変形が著しい場合などで陽性モデルから作成した木型を用いる方法とがある．厚生労働省では①を整形靴，②を特殊靴と分類する．

木型は一般的にはストレートラストで製作されるが，小児変形足などにはアウトフレアラスト，インフレアラストが用いられ，それぞれ3点支持の原理による矯正効果もある（図5）．

3. 靴インサートと靴

アーチの低下が起こる外反扁平足ではアーチを矯正，あるいは保持する目的から靴インサートが用いられる（図6-a）．また，症状が固定した内反足では立位の安定のために後足部に保持用の靴インサートを用いる場合がある（図6-b）．その際にはインサートを収納し，支持効果を得るための補強要素を持った靴が必要となる．足底装具を深靴（extradepth shoe）や大きめのスポーツシューズに挿入して用いる方法もあるが，変形が著しい患足

義肢装具の基本的知識
II. 装具

6. 歩行補助具

Key words　ケイン(cane)，クラッチ(crutch)，歩行器(walker)

歩行補助具

歩行補助具は，重心位置を適切に制御できず，転倒の恐れのある歩行に際して，その支持面積を広げ，安定性を増すために用いられる．歩行のバランス改善，荷重支持面積の増大・再配置，下肢への免荷による疼痛回避，感覚入力の補助などを図る．中心となる免荷・荷重負荷の減少量は，使用する補助具の形式や患者の訓練程度によって異なってくる．

歩行補助具は，ケイン，クラッチ，歩行器の3つに大別される(図1)．

ケイン(cane)

ケイン(狭義の杖)は，保持する手と床面との間で使用される．手による1点支持のために免荷能力は少なく，かつ手の機能が維持され体幹バランスの良いことが前提である．杖先には滑り止めをつけるが，一定以上の角度がつくとうまく保持できなくなる．

1. T字杖ほか

手の把持部分に種々のデザインがあり，我が国ではT型をしたT字杖が代表的であるが，他にC型の伝統的なもの，さらにより握りやすいよう工夫したfunctional grip caneなどがある．使用者に合わせて適当な長さに切断するが，長さの調節が可能なアジャスタブル型もある．杖の長さとして，杖の先端をつま先の前方15 cm，外側15 cmに接地させた際，杖の上端は大転子の高位に達し，体重支持に適した肘関節20〜30°屈曲位をとるようにする．

特に合併する問題がなければ，杖は健側で使用し，患肢と同時に前に進めるのが原則である．また階段昇降の場合には，昇る際には健側の下肢から，降りる際には患側の下肢から動かす(good to heaven, bad to hell と覚えるとよい)．

2. 多脚杖 [quad (quadripod) cane, tripod cane]

把持はやはり手による1点支持であるが，床に接地する脚部を途中から3〜4本として支持面積を増している．バランス不良の代償となって安定性を高めるが，免荷には役立たない．また底面形状が規定されているので，常に杖を垂直につかなければならない．

クラッチ(crutch)

クラッチでは手の把持の他にもう1か所，松葉杖では腋窩，ロフストランド式では前腕，カナダ式などでは上腕を用いて複数の保持を行う．これらの複数の支持点で上肢がしっかりと固定されるので，支持性にも優れ，両側に使えば，移動時に下肢の荷重を完全免荷することができる．

1. 松葉杖(axillary crutch)

松葉杖は腋窩と手の2点で保持する杖の代表であり，免荷，支持性拡大の目的で最も多く使われ

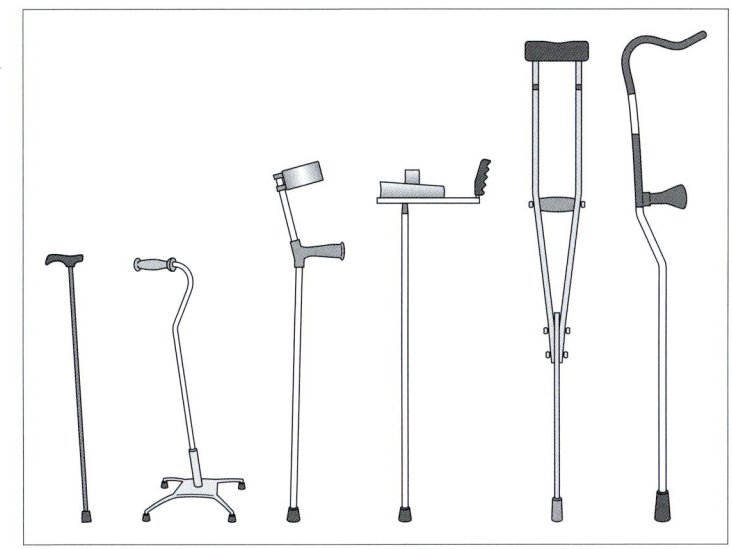

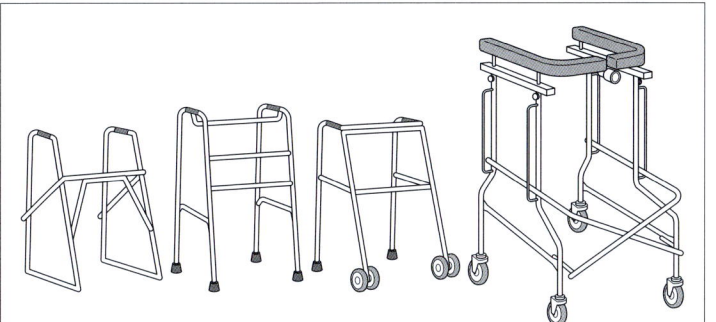

図 1
歩行補助具
　a：左から，T字杖，四脚杖，ロフストランドクラッチ，前腕支持クラッチ，松葉杖，オルソクラッチ
　b：左から，固定型歩行器，交互型歩行器，前輪付き歩行車，四輪式歩行車

る．使用にあたっては，上肢の固定には肩周囲筋が，杖の振り出しには三角筋が，そして手で握るためには手根伸筋群，母指や手指の屈筋群がそれぞれ効いている必要がある．

　松葉杖の長さの調節に際しても，手の握り部分は大転子部に一致し，杖へのプッシュオフと荷重のために20°ないし30°の肘屈曲が適切な位置関係となる．

　万が一腋窩へ過剰な圧迫が加わると，腋窩神経麻痺の危険もあるので，脇当てと腋窩との間に2横指ほどの余裕が必要となる．腋窩で体重を支持するのではなく，上腕と体幹で挟みつける．Ortho-crutch と呼ばれるパイプを曲げた構造のものもある．

2. Nonaxillary crutches

腋窩以外の上肢部分と手で保持するクラッチである．上腕と手で支持するカナダ式クラッチがあり，もともとポリオのために上腕三頭筋が弱く，肘が支えにくい場合に用いられたが，我が国ではほとんど見かけない．Forearm crutch ないし arm crutch とも呼ばれるロフストランド杖と前腕支持クラッチが代表である．

1) ロフストランド杖 (Lofstrand forearm crutch)

我が国ではエルボークラッチとも呼ばれている．松葉杖と異なって腋窩への圧力がかかることなく，荷重を手と前腕で受けてしっかりとした固定が得られるので，免荷用として用いられるほか，固定性にも優れるので，運動失調や上肢筋力低下例でも広く利用されている．

2) 前腕支持クラッチ (forearm support or platform crutch)

前腕支持クラッチは肘台式，プラットフォーム

式とも呼ばれている．水平な支持板に握り部分を加えた構造に前腕を載せることで，肘を通じて上肢を支え，手，手関節そして前腕の一部を荷重から逃がす．関節リウマチのため，手や手関節における荷重支持が困難な場合，松葉杖が使用できない上腕の開放創や植皮がある場合，また橈骨遠位端骨折と大腿骨骨折の合併といった，一側の上肢・下肢での荷重が禁忌となる多発骨折患者の場合，などに用いられる．

歩行器（walker）

歩行器は，金属フレームから成る歩行補助具である(図1-b)．患者を囲む形の広い支持面積を持つので安定性は高く，かつ上肢と歩行器自体を経由して荷重を支えることで，下肢にかかる荷重を軽減することができる．杖使用時よりも支持性があるので，平行棒内歩行と杖歩行の中間レベルに相当する患者に適応となる．したがって骨折した下肢であってもかなりな免荷が可能となる．

床面が平坦に作られている病院や施設内では，歩行練習の一部として有効性を発揮する．歩行器が杖などの補助具に比べて大きくかさばる欠点も，こうした平坦な使用場面では問題が少ない．しかしながら自宅や屋外では，段差が多いこと，狭くて使いにくいことなどから，ほとんど使用されない．

標準型歩行器は4脚が基本的な形状であり，広い支持面積を持ち，下肢の荷重を減らすのに役立つ．歩行器の4つの脚はゴム製のキャップ，金属製のキャップ（すべり式歩行器），あるいは車輪（転がり式歩行器）からなる．使用する床面の性状と歩行時の患者の安全性・安定性の両者を考慮して，2輪から4輪の車輪数を選択し，固定型（すべり式）と組み合わされる．フレームに可動性を持たせ，交互歩行式とした歩行器も用いられる．

（赤居正美）

■■■ 文　献 ■■■

1) 日本整形外科学会，日本リハビリテーション医学会(監修)，伊藤利之，赤居正美(編)，義肢装具のチェックポイント，第7版，医学書院，2007．
2) 川村次郎(編)：義肢装具学，第3版，医学書院，2004．
3) 加倉井周一(編)：装具学，第3版，医歯薬出版，2003．

義肢装具の基本的知識
II. 装具
7. 車いす

> **Key words** 車いす(wheelchair)，基本構造(basic structure)

　車いすは，脊髄損傷，脳血管障害など日常の移動手段としての歩行能力が不十分な者が使用する「補装具」に位置づけられている．

　我が国における車いすは，1921年頃に作られた「廻輪自動車」が最初であるとされ，その後1940年頃北島藤次郎氏によって作成され傷痍軍人箱根診療所において使用されていた「籐製車いす」を経て，1964年に開催された東京パラリンピックを契機に本格的に生産されるようになった．1971年には手動車いすのJIS規格が制定されている．

車いすの種類

　車いすの種類は，その分類の基準によりさまざまな分け方がある．平成18年改正のJIS手動車いす[1](JIS T 9201：2006)による分類では表1のとおりとなる．手動車いすは自走用と介助用に大別され，この他にも電動車いすがある．また近年では，手動車いすに電動の動力ユニットを外付けする方式も存在し，これらはパワーアシスト形と呼ばれている．

　一方，電動車いすは，前述の構造上による分類がそのまま当てはまる．駆動方式は電動であることの他に，コントローラーの操作方法(手首，顎，頭部)によっても分類ができる．

　介助用車いすには標準型の他に，座位変換形としてリクライニング機構とティルト機構があり，いずれもバックサポートの上部に，頭部までを覆うヘッドエクステンション部またはヘッドレストを備える．いずれも体幹の支持性が不十分なため，直立座位保持が不可能な場合に使用する．リクライニング機構は同時にフットサポートおよびレッグサポートが連動して挙上する挙上機構とともに用いられ，最大で頭部から足部までを平坦とすることができる．ティルト機構はシートとバックサポート，レッグサポートそれぞれの間の角度は固定されたまま，後方へ回転することで頭部の位置を下げることができ，リクライニング式のように殿部の前方への滑りを防ぐことができる．

車いすの基本構造

　一般的な手動車いす(自走用)の基本構造と各部の名称を図1に示す．なお，ここで使用する名称は，平成18年改正のJIS手動車いす[1](JIS T 9201：2006)で定める名称である．この他，手動車いすには介助用がある．介助用車いすは主輪径が小さく，手押しハンドル部にブレーキレバーが

表1　手動車いすの分類

手動車いす	自走用	標準形 室内形 座位変換形 スポーツ形 パワーアシスト形 特殊形
	介助用	標準形 室内形 座位変換形 浴用形 パワーアシスト形 特殊形

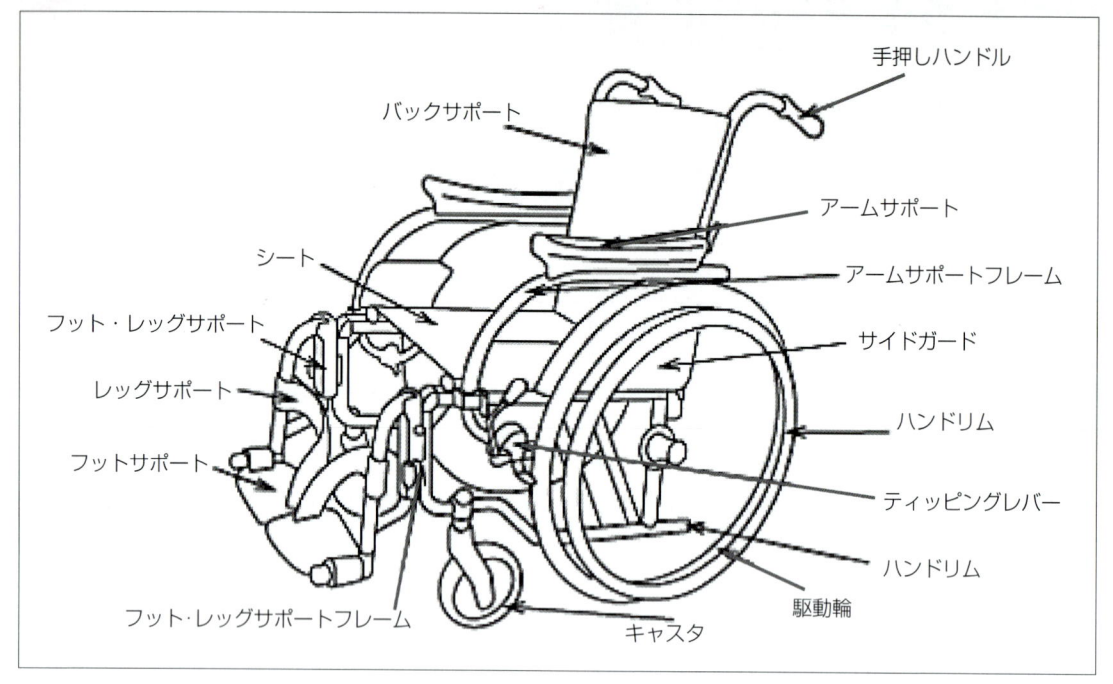

図1 車いす各部の名称
(文献1：p26 附属書2，図1より引用，一部改変．各部名称は文献1による)

車いす各部の選択

ここではシート，バックサポート，フット・レッグサポート，アームサポートの種類について述べる．シートやバックサポートは一般的にはスリング式と呼ばれ，布状の合成繊維からできている．これは折りたたみを容易にするためでもある．しかし布状のシートやバックサポートでは安定した座位保持が不可能な例も存在する．その場合はソリッド式を用いる．ソリッド式のバックサポートには，体幹の側方安定性確保を目的とした種々の形状のものがある(図2)．

フット・レッグサポートの形状では，直角アプローチによる移乗動作の際のシートとベッド間を接近させるため，開き式や着脱式が普及している(図3)．

介助を含む側方アプローチでの移乗動作の際に，アームサポートが殿部の移動を妨げることの対策として，アームサポート部を移動させる多くの方法が考えられている．これらは目的と好みに応じて選択することができる(図4)．

車いすの寸法の決定

車いすは使用者の身体寸法，機能，使用目的などによって決定される．図5に，JISの定める車いすの寸法図[1]を示す．これらの項目の値を決定する過程を採寸という．

車いすの製造過程は，採寸図を基に，ステンレス，アルミなどの素材のパイプを折り曲げ，溶接して，一品ずつ生産する方式が永らく主流であった．しかし1990年代以降は，何種類かの規格品の基幹フレームと，調節式，交換式のパーツを組み合わせ，調整して供給するモジュラー化・アジャスタブル方式の割合が増加している．

電動車いす

電動車いすは道路交通法上歩行者と同様に位置

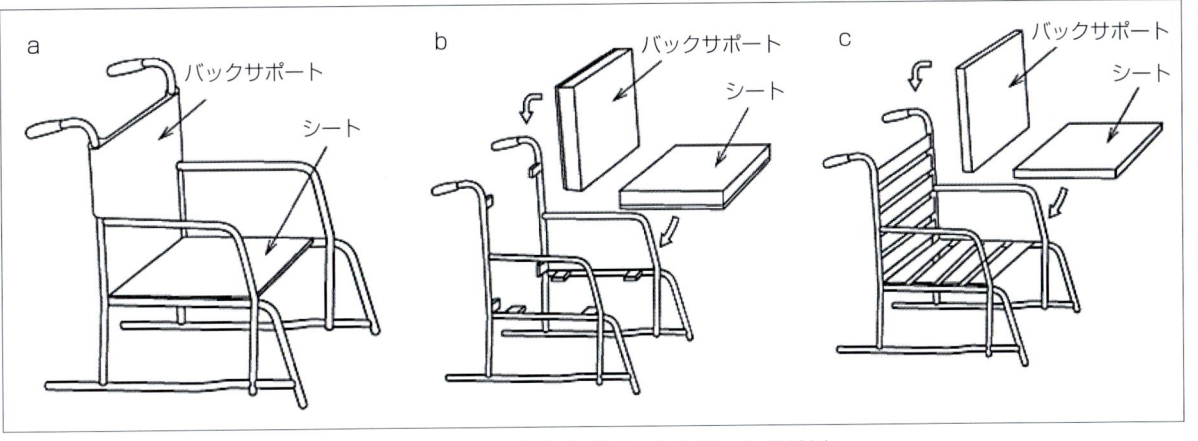

図 2 シートおよびバックサポートの種類

a：スリング式．最も普及している方式．折りたたみが容易だが，長期仕様で歪みが生じる．
b：ソリッド式．剛性があり，支持性に特に優れる．折りたたむためには一旦取り外す必要がある．
c：張り調整式．ベルクロ付きの複数のベルトで構成される．背部の弯曲に合わせた形状に設定が可能．

（文献1：p27 附属書2，図3 より引用，一部改変．各寸法部名称は文献1による）

図 3 フット・レッグサポートの種類

挙上式はバックサポートのリクライニング機構と併せて使用する．
開き式と着脱式はセットで使用される．車いすをベッド等に接近させることを目的とした機構．

（文献1：p27 附属書2，図4 より引用，一部改変．各寸法部名称は文献1による）

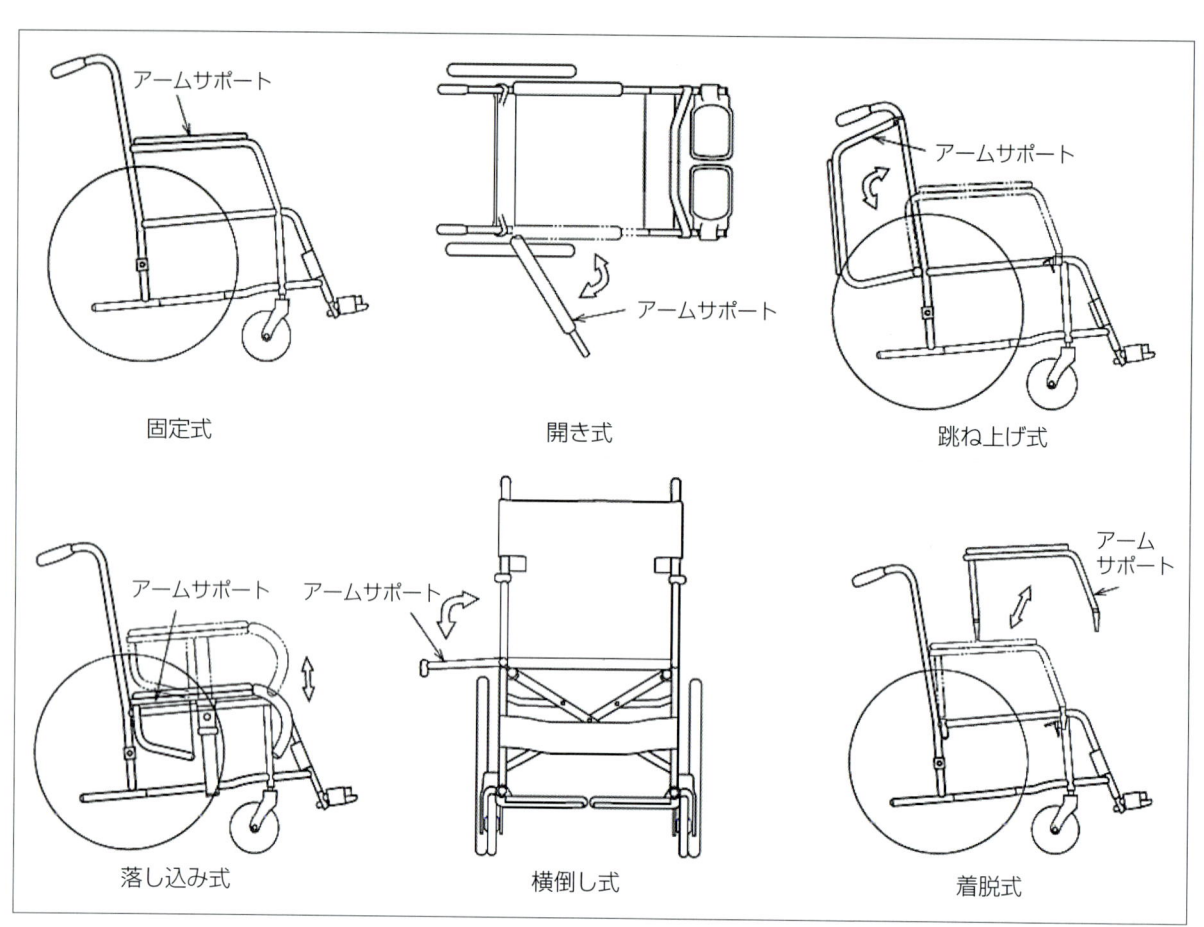

図 4 アームサポートの種類

アームサポートの種類は，移乗動作時に妨げとならぬよう，その位置を変える方式による違いである．
(文献 1：p29 附属書 2，図 7 より引用，一部改変．各寸法部名称は文献 1 による)

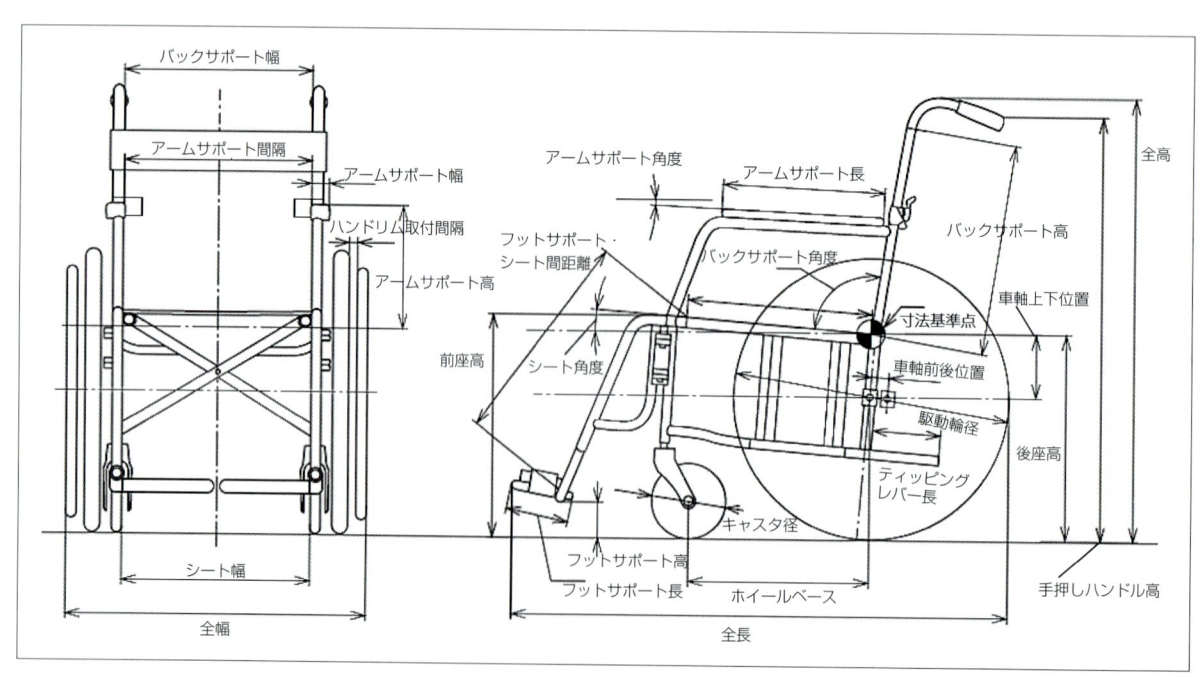

図 5 車いす寸法図
(文献 1：p7，図 1 より引用，一部改変．各寸法部名称は文献 1 による)

づけられており，その速度も最大でも時速 6 km 以下に規制されている．一般的に電動車いすは，車いすの駆動が不可能な重度の障害を有する例で用いられており，前述のリクライニング機構やティルト機構をはじめさまざまな機構が用意されている．また使用者の機能が制限されていることから，コントローラーも手を用いる方式のみならず，頭部や顎の動きを用いる方式も選択できる．またリクライニングやティルトなどの際のスイッチにも，呼気を利用した方式や，頭部で操作する方式などが選択できる．

なお，最近高齢者に普及してきている電動三輪車も，福祉用具の分類上は電動車いすに位置づけられている．

（水上昌文）

■■ 文　献 ■■
1) 日本工業標準調査会：JIS T 9201 手動車いす，日本規格協会，2006.

義肢装具の基本的知識
III. 材料

義肢装具の素材

> **Key words** 金属(metal)，プラスチック(plastics)，発泡材(foam material)，ゴム(rubber)，皮革(leather)

義肢装具の素材は多岐にわたり，力学的強度の十分な構造材料と，形状変化に対応できる軟性材料が用いられている．義肢装具の素材選択には，目的の機能を実現するための力学的性質のみならず，製作時の加工性や入手の容易さといった要素も重要である．ここではこれらの素材の特徴を簡単に述べる．

金属

構造材料としての金属は他の材料には置き換えにくく，装具の支柱や継手，骨格構造義肢の部品に用いられる．金属材料としては鉄，アルミニウム，チタンおよびそれらの合金が用いられている．

1. 鉄

一般的に用いられる鉄材は炭素を含む炭素鋼であり，炭素量によって分類される．

低炭素鋼(軟鋼：炭素量0.2～0.3％)は高強度，延性に富み，加工性が良い．汎用鉄材のほとんどが含まれる．中炭素鋼(半硬鋼・硬鋼：0.3～0.7％)は高強度，高靱性の鋼材で，能動フックや装具の金属支柱に用いられる．高炭素鋼(炭素工具鋼：0.7～1.7％)は高硬度，高脆性の工具用の鋼材である．

ステンレスは鋼に10％以上のクロム(Cr)を添加した特殊鋼であり，酸化クロムの表面皮膜により耐食性が向上する．義肢装具では主としてオーステナイト系が用いられている．

2. アルミニウム

比重が2.7と鉄に比べて約1/3と軽い，一般的な軽量構造材料である．加工性，熱伝導性に優れ，耐食性も良い．能動フックや骨格構造義足に使用されている．銅(Cu)やマグネシウム(Mg)との合金はジュラルミンと呼ばれ，機械的性質に優れた代表的な軽量高強度の材料である．装具の支柱等に使用される．さらに他元素との合金である，より高強度の超ジュラルミンや超々ジュラルミンがある．

3. チタン

比重4.51と鉄とアルミニウムの中間であるが，強度が高く，比強度はステンレス鋼や普通鋼を上回る金属材料である．耐食性に優れ，人体への影響も少ないため，義肢装具用の金属材料としても好ましい．義足部品や金属支柱に使用されている．

プラスチック

軽量かつ成型加工性に優れた材料として不可欠である．高分子材料の一種であり，熱可塑性プラスチックと熱硬化性プラスチックに分類される．工業用プラスチックは多くの種類があるが，義肢装具にはポリエチレン，ポリプロピレン，アクリルといった汎用プラスチックが用いられている．

1. 熱可塑性プラスチック

鎖状の高分子からなり，加熱すると軟化して成

型加工が可能となり，冷却すると固化するプラスチックをいう．多くの熱可塑性プラスチックはシート状で供給され，軟化に100℃以上の温度を必要とする．

1）ポリエチレン

エチレンを重合して製造される最も単純な構造を持つ高分子である．一般に密度を基準にして分類され，低密度ポリエチレン（LDPE，分子量の違いにより軟性ポリエチレンと硬性ポリエチレンがある），中密度ポリエチレン（MDPE，代表例：テペレン），高密度ポリエチレン（HDPE，代表例：サブオルソレン），超高密度ポリエチレ（UHDPE，代表例：オルソレン）がある．密度が高くなるにつれて機械的強度や耐熱性は増すが，軟化温度も高くなるため，成型加工は難しくなる．

他の低分子との共重合体も多様な性質を示し，エチレン酢酸ビニル共重合体（EVA）は，酢酸ビニルの含量に応じて柔軟性が増し，低密度ポリエチレンに近い性質からゴムに近い性質まで変化する．ポリエチレンイオノマー（代表例：サーリン）はエチレンとメタクリル酸塩との共重合体で，イオン架橋により強靱性と高い弾力性を兼ね備える．透明かつ成形性に優れ，義肢ソケット等に使用される．

2）ポリプロピレン

プロピレンを重合した高分子．軽量（比重約0.90）で機械的性質，剛性，曲げ疲労性などに優れ，これらの特性はプラスチックAFOの可撓性を実現させる．ただし，低温衝撃性が劣り，成形収縮率も大きい．ポリプロピレン-ポリエチレン共重合体（通称：コポリマー）はプロピレンと5％程度のポリエチレンを共重合させた高分子であり，ポリプロピレンの低温衝撃性や耐候性が改善されている．

3）ポリエステル

エステル結合を主鎖に持つ高分子で，ポリエチレンテレフタレート（PET）が一般にもよく知られる．その透明度と加熱時の成形性から義肢用チェックソケットにPETG（代表例 DURRPLEX）が用いられる．また，ポリエステル繊維は不織布として義肢ソケットの積層材や，ダクロンテープとしてベルトに使用される．

4）アクリル

メタクリル酸エステルを主成分とする高分子．通常ポリメチルメタクリレート（PMMA）のことを指す．透明度が高く，耐候性に優れ，成型加工性，機械的強度，熱的特性などのバランスが良い．樹脂注型可能な繊維強化プラスチックの母材として義肢ソケット等に用いられる．

5）低温域熱可塑性プラスチック

100℃以下で軟化するプラスチックは熱湯で容易に軟化することから，作業療法でのスプリント製作に利用される．主な素材としてはポリカプロラクトン（PCL）やトランス-1,4-ポリイソプレン（TPI）がある．

2. 熱硬化性プラスチック

高分子が化学結合により架橋し，網目状の三次元構造を有するプラスチック．一度硬化すると加熱しても再び軟化することがない．代表例として不飽和ポリエステルが義肢ソケットに使用される．

3. 繊維強化プラスチック

プラスチックを繊維に浸透させた後，硬化，成形した複合材料．FRP（fiber reinforced plastics）と呼ばれる．母材のプラスチックと芯材となる繊維の組み合わせで，金属に匹敵する比強度を持つものもある．プラスチックとして不飽和ポリエステル，アクリル，エポキシ樹脂が，繊維として綿，ナイロン繊維，ガラス繊維，炭素繊維が用いられる．特に炭素繊維強化プラスチック（CFRP）は，高い強度と剛性を有する軽量材料として，義足部品やポリオ用装具に導入されている．

発泡材（フォーム材，スポンジ）

空気を含む多孔質物質であり，高分子材料を発泡したものが多い．軽量かつ衝撃吸収性，断熱性，

吸音性を有する．ポリエチレンフォームとポリウレタンフォームが代表的なものであり，ポリエチレンフォームは義足のソフトインサートや，装具の内張りとして使用される．ポリウレタンフォームは，硬質フォームが殻構造義肢の木材の代替物として利用されたり，軟質フォームが義足のフォームカバーやクッション等の圧力分散材として使用されたりする．

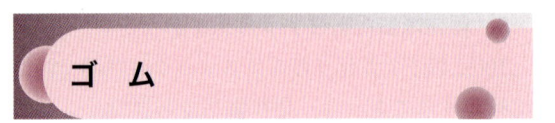

ゴム

ゴムは弾性を最大の特徴とする伸縮性に優れた高分子である．天然ゴムの主成分はポリイソプレンであり，ゴム樹から採れる白い乳濁液（ゴムラテックス）から製造される．補強充填材としてカーボンブラックが用いられるため，多くの天然ゴムは黒色である．合成ゴムは石油を原料とする合成高分子材料であり，スチレンブタジエンゴム（SBR），ブタジエンゴム（BR），イソプレンゴム（IR）が汎用ゴムとして知られ，特殊ゴムとしてニトリルゴム（NBR），クロロプレンゴム（CR），シリコーンゴム（Q），ウレタンゴム（U）などがある．

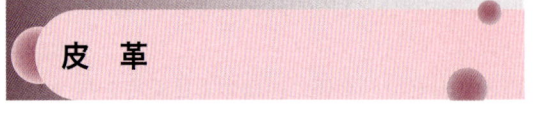

皮革

天然皮革は適度な通気性，柔軟性，伸縮性を兼ね備えた素材である．動物の皮膚からなめし処理等の工程を経て作られる．なめしとは，皮のタンパク質を化学的に固定・安定化させる製革工程の1つであり，柔軟性，通気性，耐水性，耐熱性，耐腐食性といった性質が付与される．タンニンなめしされたヌメ革，さらに加脂された茶利革，クロムなめしによるクロム革が主に使用される．

合成皮革と人工皮革は天然皮革を模倣して製造されたものである．特に人工皮革は基布に特殊な不織布を用い，表面樹脂層に微細な連続気孔を持つポリウレタンを使用したものである．均質性，耐水性，色落ち，軽さなど天然皮革の特性より優れているものもある．

その他

1．シリコーン

ケイ素と酸素からなるシロキサン結合を骨格とした高分子．オイルからゴムまで種々の形態をとる．元素名であるシリコン（silicon）と区別するためシリコーン（silicone）と呼ばれることが多い．シリコーンは耐熱・耐寒性，電気絶縁性，耐薬品性に優れ，人体への影響も少ない．シリコーン樹脂は柔軟性，粘弾性は良好であるが，引裂強度は低い．義手の装飾グローブ等に使用されるほか，義足ライナー用素材として急速に普及している．

2．熱可塑性エラストマー

物理的結合による架橋構造を有するゴムは熱可塑性エラストマーと呼ばれ，ゴムとプラスチックの中間的素材として注目されている．加熱により架橋構造が崩れ熱可塑的プラスチックと同様に成形加工が可能である．

（中村　隆）

■■ 文 献 ■■

1) 山内　繁ほか：義肢装具材料の加工法．PO アカデミージャーナル，4(2)：60-94，1996．
2) 田中宏太佳ほか：素材・材料学，リハビリテーション MOOK 7 義肢装具とリハビリテーション，金原出版，2003．
3) 青山　孝ほか：義肢装具材料の現状と将来．日本義肢装具学会誌，20(3)：112-140，2004．

義肢装具と医療福祉制度

Key words: 社会保障制度（social security system），補装具（prosthetic appliance），障害者自立支援法（handicapped person independence support law），介護保険制度（long-term care insurance system）

義肢装具の公的な支給体系

　義肢装具は，災害補償制度，医療保険制度，福祉制度，公的扶助制度などによって公的な給付が行われている（表1）．

　年金制度（厚生年金保険法，農林漁業団体職員組合法）により，福利厚生事業の一環として更生用の義肢・装具，車いすが支給されていたが，現在は給付が停止されている．

（1）災害補償制度（労働者災害補償保険法，公務員災害補償法，船員保険法）：治療期間中は，治療用の装具や仮義足などを療養費払いで支給する．症状固定後は，更生用として義肢・装具，車いすが支給される．

（2）医療保険制度（健康保険，国民健康保険，船員保険，各種共済組合）：治療用としてのみ，装具や仮義足が療養費払いで支給される．

（3）社会福祉制度（戦傷病者特別援護法，障害者自立支援法（児童福祉法，身体障害者福祉法））：更生用の義肢・装具，車いすなどが支給される．なお，障害者自立支援法による支給は，児童福祉法・身体障害者福祉法により行われていたこれまでの現物支給から，補装具費の支給へと変更になっている（後述）．

（4）公的扶助制度：生活保護制度である．治療材料として装具などが支給される．

【各種制度の優先関係】

　法的な取り決めはないが，一般的に災害補償保険制度がすべてにおいて優先される．次に，医療保険制度が社会福祉制度に優先する．後に述べる介護保険制度の対象となっている装具や車いす等は，社会福祉制度に優先する．

障害者自立支援法による義肢装具の支給体系

1. 障害者自立支援法

　2000年に身体障害者福祉法の改正が行われ，障害福祉サービスは2003年4月より，行政がサービスの受け手を特定し，サービスの内容を決定する「措置制度」から，障害者自らがサービスを選択し，契約によりサービスを利用する「支援費制度」へと移行になった．この支援費制度により，サービス利用者数は大幅に増加するなど変化がみられたが，同時に以下のような問題点が指摘されていた．

（1）身体障害，知的障害，精神障害ごとの縦割りのサービス提供であり，施設・事業体系がわかりにくく使いにくい（精神障害者は支援費制度の対象になっていない）．

（2）サービス水準に地域差がある．

（3）サービス増加に対し財源確保が困難である．

　「障害者が地域で自立して生活できる社会」という支援費制度の理念を引き継いだ上で，上記のような問題を解決し，日本のどの地域においても一定水準のサービスを安定して受けられるようにするための法律として，2006年4月より障害者自立支援法が施行された（一部）．

　障害者自立支援法のポイントとしては，①今まで別々の制度によってサービスが提供されていた

表 1　義肢・装具の公的支給体制

社会保障区分	労災			
制度	労働者災害補償保険	公務員災害	公共企業体	船員保険
法律	労働者災害補償保険法（1947）	国家公務員災害補償法（1951）地方公務員災害補償法（1967）	労働協約	船員保険法（1940）
経営・運営主体	政府	政府　地方公務員災害補償基金	各企業体	政府
所管機関	労働基準局	人事院　地方自治体		船員保険会
窓口	労働基準監督署	人事担当部		都道府県保険課　社会保険事務所
補装具の種目				
義肢	○	同左	同左	○
装具	○			○
座位保持装置				
車いす	○			○
電動車いす	○			○
歩行器	○			○
頭部保護帽				
収尿器	○			○
歩行補助つえ	○			
盲人安全つえ	○			
義眼	○			
眼鏡	○			○
点字器	○			
補聴器	○			○
人工喉頭	○			
ストマ用装具	○			
費用負担	なし	なし	なし	なし
処方・適合検査	労災病院　義肢採型指導医（骨格義肢は講習受講者）	実施機関に一任		船員保険病院　社会保険病院
製作業者の指定	なし	実施機関に一任		なし

身体障害，知的障害，精神障害の3つの障害に対する福祉サービスを一元化すること，②実施主体を市町村へ一元化すること，③利用者本位のサービス体系に再編すること，④支給決定に際して障害程度区分を導入すること，⑤サービス量と所得に応じた負担を行うことなどが挙げられる．福祉サービスの体系は大きく変わり，自立支援給付（介護給付，訓練等給付，等）と地域生活支援事業という大きな2つの枠組みによって，障害者・児の自立を支援するかたちとなった（図1）．

これに伴い，これまでの身体障害者福祉法および児童福祉法による補装具給付制度は，2006年10月よりこれまでの現物給付から，自立支援給付である補装具費の支給へと変更になった．

2. 補装具

「補装具」とは障害者自立支援法（身体障害者福祉法，児童福祉法）で規定されている法律上の用語である．これに対し，義肢，装具，車いすは使用目的や技術特性によって命名された学術上の用語である．

【補装具の定義】

補装具の定義については，「福祉用具給付制度等検討会」（1998年）の中で報告されている．最近では，「補装具等の見直しに関する検討委員会」の中間報告（2005年6月）において整理され，次の3

表1 義肢・装具の公的支給体制（つづき）

社会保障区分	社会福祉	
制度	戦傷病者援護	身体障害者福祉・児童福祉
法律	戦傷病者特別援護法（1963）	障害者自立支援法（2005） ※身体障害者福祉法，児童福祉法より移行
経営・運営主体	政府	政府
所管機関	都道府県	市町村
窓口	都道府県	市町村
補装具の種目		
義肢	○	○
装具	○	○
座位保持装置	○	○
車いす	○	○
電動車いす	○	○
歩行器	○	○
頭部保護帽	○	
収尿器	○	
歩行補助つえ	○	○（つえを除く）
盲人安全つえ	○	○
義眼	○	○
眼鏡	○	○（色めがねを除く）
点字器	○	
補聴器	○	○
人工喉頭	○	
ストマ用装具	○	
費用負担	なし	あり（定率負担）
処方・適合検査	都道府県知事への委任	身体障害者更生相談所 指定育成医療機関 保健所
製作業者の指定	都道府県知事への委任	市町村指定

つの要件を満たすものを補装具としている．

(1) 体の欠損または損なわれた身体機能を補完，代替するもので，障害個別に対応して設計・加工されたもの．

(2) 身体に装着（装用）して日常生活または就学・就労に用いるもので，同一製品を継続して使用するもの．

(3) 給付に際して専門的な知見（医師の判定書または意見書）を要するもの．

なお，さらに説明として，

a)「障害個別に対応して設計・加工されたもの」とは，身体機能の補完，代替を適切に行うための処方，選定に基づくものであり，またその使用に際しては，適合や調整を必要とするものをいう．

b) 身体に装着（装用）の「装用」とは，必ずしも身体に密着させるということではない．いわば装置使用という意味であり，障害種別に応じた多様な使用方法を含む．

c)「日常生活に用いる」とは，日常生活のために行う基本的な毎日のように繰り返される活動に用いることをいう．

d)「就学」とは義務教育に限るものではなく，療育等も含めた広範な教育形態を意味し，また「就労」も企業での雇用に限るものではなく多様な働き方を意味する．

e)「同一製品を継続して使用」とは，原則的には種目，名称，型式に応じた耐用年数の期間使用することをいう．

と付け加えられている．

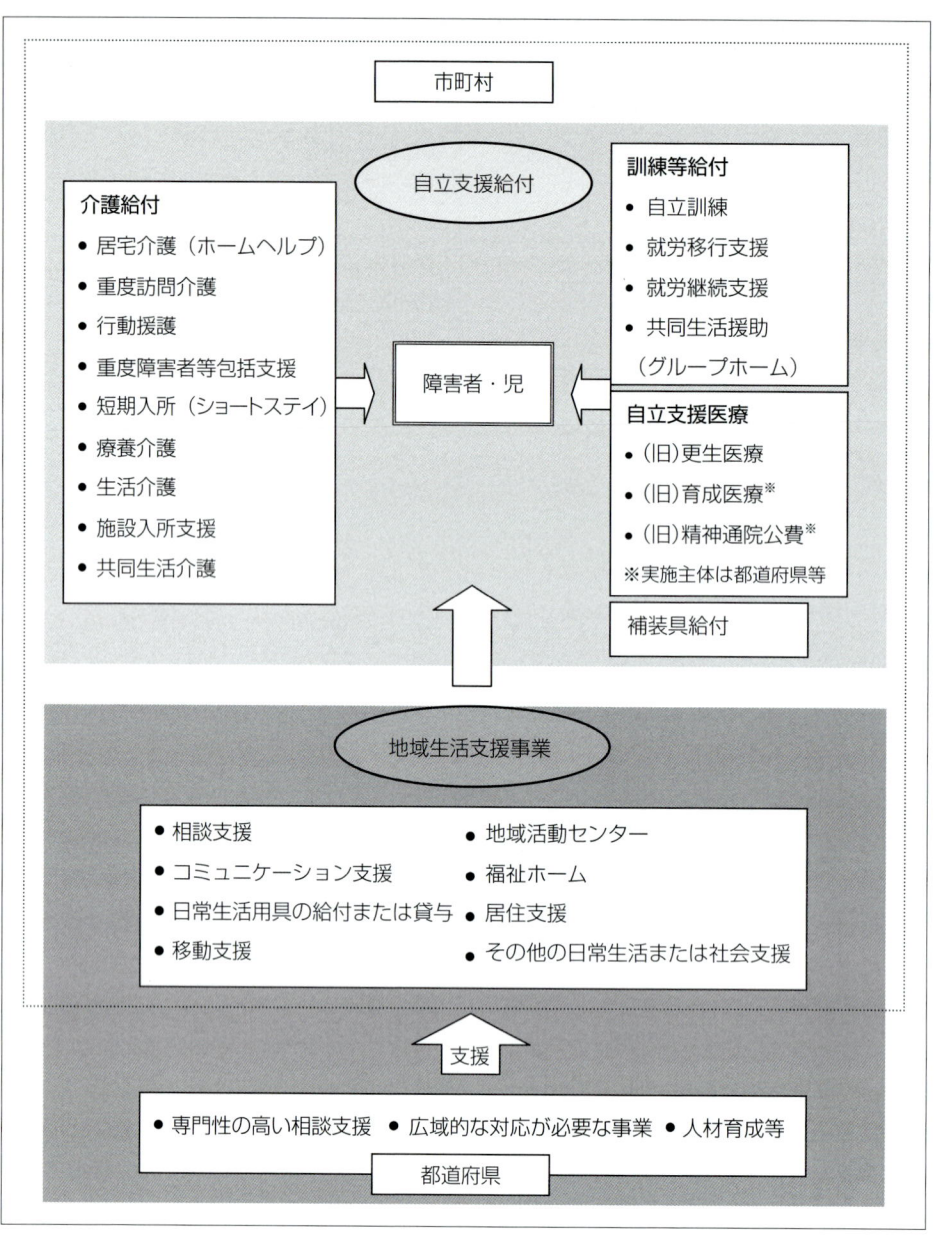

```
                        市町村
                
            介護給付              自立支援給付      訓練等給付
            • 居宅介護（ホームヘルプ）            • 自立訓練
            • 重度訪問介護                      • 就労移行支援
            • 行動援護                          • 就労継続支援
            • 重度障害者等包括支援                • 共同生活援助
            • 短期入所（ショートステイ）→ 障害者・児 ←（グループホーム）
            • 療養介護                         自立支援医療
            • 生活介護                          •（旧）更生医療
            • 施設入所支援                      •（旧）育成医療※
            • 共同生活介護                      •（旧）精神通院公費※
                                              ※実施主体は都道府県等
                                              補装具給付

                        地域生活支援事業

            • 相談支援             • 地域活動センター
            • コミュニケーション支援   • 福祉ホーム
            • 日常生活用具の給付または貸与 • 居住支援
            • 移動支援            • その他の日常生活または社会支援

                        ↑支援
            • 専門性の高い相談支援 • 広域的な対応が必要な事業 • 人材育成等
                        都道府県
```

図1　総合的な自立支援システム

【補装具の種目】

補装具の種目範囲は，これまで身体障害者福祉法，児童福祉法により規定されていたが，障害者自立支援法の施行に伴い範囲の見直しがなされ，新たに表2に示すように規定された．肢体不自由関係の項目では，頭部保護帽，つえ（歩行補助つえのうち「つえ」のみ），収尿器，点字器，人工喉頭，ストマ用装具が補助具から日常生活用具へ移行し，重度障害者用意思伝達装置が日常生活用具から新たに補装具へ移行となった．また，色めがねについては補装具の種目から廃止された(表3)．

補装具の交付にあたり，規定されている種目には該当するものの基準の型式等では対応できない場合は，基準外補装具（障害者自立支援法施行に伴い，特例補装具という名称へ変更）として交付が可能である．

表 2 補装具の種目(障害者自立支援法)

【肢体不自由関係】
1. 義肢
　義手:上腕義手, 肩義手, 肘義手, 前腕義手, 手義手, 手部義手, 手指義手
　義足:股義足, 大腿義足, 膝義足, 下腿義足, 果義足, 足根中足義足, 足指義足
2. 装具
　上肢装具, 下肢装具, 体幹装具
3. 座位保持装置
4. 車いす
　普通型, リクライニング式普通型, 手動リフト式普通型, 前方大車輪型, リクライニング式前方大車輪型, 片手駆動型, リクライニング式片手駆動型, レバー駆動型, 手押し型, リクライニング式手押し型
5. 電動車いす
　普通型(4.5 km/6.0 km), 手動兼用型, リクライニング式普通型, 電動リクライニング式普通型, 電動リフト式普通型
6. 歩行器
　六輪型, 四輪型(腰掛つき/腰掛なし), 三輪型, 二輪型, 固定型, 交互型
7. 歩行補助つえ
　松葉づえ, カナディアンクラッチ, ロフストランドクラッチ, 多点杖, プラットホーム杖
8. 重度障害者用意思伝達装置
9. 児童のみ:座位保持いす, 頭部保持具, 起立保持具, 排便補助具
【視覚障害関係】
1. 盲人安全つえ:普通用, 携帯用
2. 義眼:普通義眼, 特殊義眼, コンタクト義眼
3. 眼鏡:矯正眼鏡, 遮光眼鏡, コンタクトレンズ, 弱視眼鏡
【聴覚障害関係】
補聴器
　標準型箱型/耳掛型, 高度難聴用箱型/耳掛型, 挿耳型(レディメイド/オーダーメイド), 骨導型(箱型/メガネ型)

表 3 障害者自立支援法に伴う補装具および日常生活用具の種目変更

補装具		日常生活用具	
頭部保護帽 歩行補助つえ (つえのみ) 収尿器 点字器 人工喉頭 ストマ用装具 (紙おむつを含む)	日常生活用具へ移行	重度障害者用意思伝達装置	補装具へ移行
		浴槽(湯沸器) パーソナルコンピュータ 盲人用はかり/電卓/タイムスイッチ	廃止
色めがね	廃止		

3. 補装具費給付の流れ(図2)

　補装具を必要とする利用者は, 市町村へ申請を行う(①). 市町村は支給にあたり必要があると認めるとき(後述)には, 身体障害者更生相談所等の厚生労働省令で定める機関へ判定依頼(障害者の場合)または意見照会(障害児の場合)を行い(①-1, 2), 支給を決定する(②).

　支給決定後, 利用者は補装具製作業者と契約を行い, 製作を行う(③). 身体障害者更生相談所等は製作にあたって, 必要に応じて製作指導および適合判定を行う(③-1, 2).

　製品が完成し利用者へ引き渡しが行われたら(④), 利用者は製作業者に対して支払いを行う(⑤).

　本来は補装具費の支給であり, 支払いは利用者が業者に対し全額を支払うこととなるが, 利用者にとって負担が大きいため, 代理受領方式によって支払いを行うことを可能としている(⑥). すなわち, 利用者は業者に対し自己負担額を支払い,

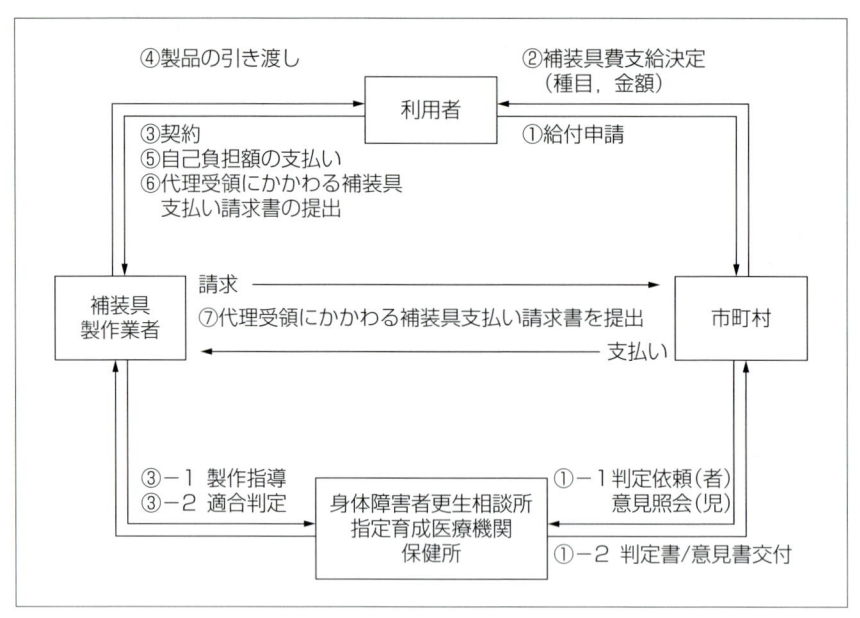

図 2　補装具費支給の流れ（代理受領の場合）

表 4　補装具給付にかかわる判定事務の取り扱い

更生相談所が判定		市町村が判定	
更生相談所に来所 （直接判定）	医師が作成する 補装具給付意見書	医師が作成する 補装具給付意見書	市町村のみ （意見書省略）
義肢 装具 座位保持装置 電動車いす	補聴器 車いす（オーダーメイド） 重度障害者用意思伝達装置		眼鏡，義眼 車いす（レディメイド） 歩行器 盲人安全つえ 歩行補助つえ

業者が残りの補装具費を市町村に請求し，市町村から業者へ支払いが行われる（⑦）．

代理受領を行うにあたっては，補装具製作業者が市町村との間で代理受領についての契約等を行っていること，また利用者が業者に代理受領の委任をしていることが必要となる．

【判定依頼の必要な場合】

補装具は定義の中でも，「給付に際して専門的な知見（医師の判定書または意見書）を要するもの」とされているように，原則的には支給にあたり医師の判定（意見）が必要である．障害者については更生相談所による判定が，障害児については指定育成医療機関等の医師が作成する意見書がこれにあたる．しかし種目によっては，直接判定ではなく書類判定のみでも可能なものや意見書を省略して市町村で決定できるものがある．表 4 に障害者の場合の判定事務の取り扱いを示す．なお，市町村によって種目が異なることがあるので注意が必要である．

4. 補装具費の額と利用者負担

補装具費は，厚生労働大臣が定める基準により算定した費用の額（これを「基準額」という）から決定される．この基準額は，これまでの身体障害者福祉法，児童福祉法それぞれの規定に基づいて定められていた「補装具の種目，受託報酬の額等に関する基準」をもとに作成された基準が当面利用される．

補装具や日常生活用具の種目・基準額については，より適性化を図るため今後も見直しが行われていく予定であり，そのための専門委員会が設置されている．

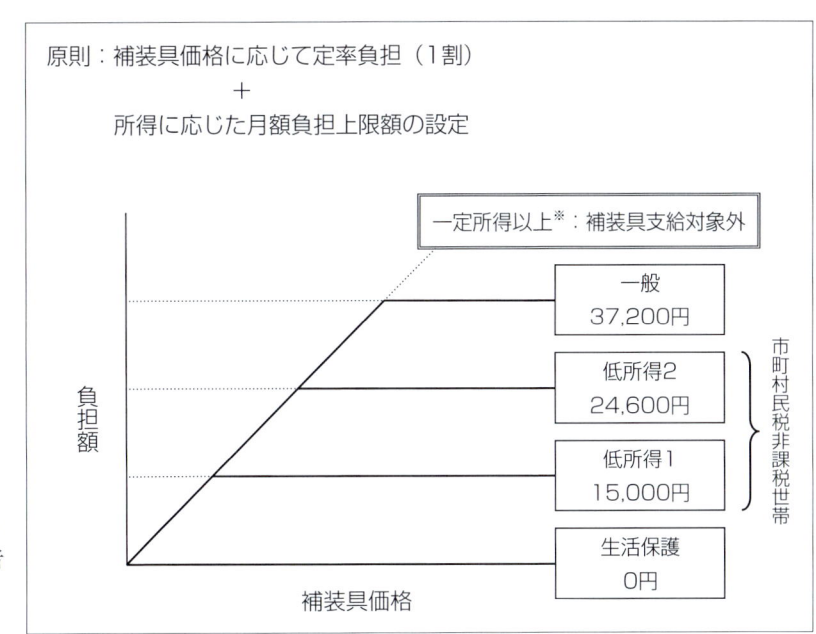

図3
補装具費の利用者負担
※一定所得：本人または世帯員のうち市町村民税所得割の最多納税者の納税額が50万円以上の場合

原則：補装具価格に応じて定率負担（1割）
＋
所得に応じた月額負担上限額の設定

一定所得以上※：補装具支給対象外

区分	月額上限
一般	37,200円
低所得2	24,600円
低所得1	15,000円
生活保護	0円

低所得1・2：市町村民税非課税世帯

縦軸：負担額　横軸：補装具価格

　補装具給付に対する利用者負担は，これまでの補装具給付制度では所得に応じた応能負担であったが，障害者自立支援法では，他のサービスの利用者負担と同様に，基準額に対して定率の1割負担となる．負担額については所得に応じて月額の負担上限額が定められている．逆に一定の所得以上では補装具費そのものが給付対象外となっている（図3）．

5. 身体障害者更生相談所の役割

　身体障害者更生相談所は，都道府県および政令指定都市が設置する機関で，身体障害者に関する専門的判定（医学判定，心理判定，職能判定など）や相談指導などを行う機関である．補装具に関しては，市町村からの依頼に応じて，処方を行うとともに適合判定を行っている．身体障害児については，必要に応じて補装具の構造・機能等に関する技術的な助言を行っている．

介護保険制度

　介護保険法は，高齢者人口の増加による要介護者の増加・重症化，また介護者の高齢化などの問題に対し，介護を社会全体で支える仕組みを作るため，1997年に制定され，2000年4月より施行された．

　介護保険の保険給付として，補装具や日常生活用具の一部が貸与されるようになった．表5に介護保険で貸与または購入となった福祉用具を示す．①車いすおよび車いす付属品，⑦歩行器，⑧歩行補助つえが補装具との共通種目となっている．

　65歳以上または40歳以上65歳未満で特定疾病に該当する障害者は，介護保険の受給者に該当するが，共通種目について原則的には介護保険による支給が優先されるため，障害者自立支援法（身体障害者福祉法）による補装具費給付はされない．ただし，介護保険で貸与される福祉用具は基本的には標準的な既製品の中から選択するため，身体状況等から既製品では対応困難で，個別対応が必要な場合は障害者自立支援法（身体障害者福祉法）での処方が可能である．その場合は，更生相談所等の判定に基づいて要否が検討される．明らかに個別対応が必要な場合のみではなく，福祉用具の選択にあたって医学的判断を求めることが適当と判断される場合にも補装具申請を行い，判定を受ける．

　介護保険では，介護支援専門員（ケアマネージャー）が利用者に対し介護福祉サービス計画（ケアプラン）を策定し実施されている．必要な福祉用

表 5 介護保険の対象となった補装具，日常生活用具

	項 目
貸　与	①車いすおよび車いす付属品 　　車いす：普通型車いす，普通型電動車いす，手押し型車いす 　　車いす付属品：クッションなど車いすと一体的に使用されるもの ②特殊寝台および特殊寝台付属品 ③褥瘡予防用具 ④体位変換器 ⑤手すり（取り付け工事不要のもの） ⑥スロープ（取り付け工事不要のもの） ⑦歩行器 ⑧歩行補助つえ 　　松葉づえ，カナディアンクラッチ，ロフストランドクラッチ，多点杖 ⑨認知症老人徘徊感知器 ⑩移動用リフト（つり具部分を除く）
購入費支給	①腰掛便座 ②特殊尿器 ③入浴補助用具（入浴用いす，浴槽用手すり/いす，入浴台，浴室用/浴槽内すのこ） ④簡易浴槽 ⑤移動用リフトのつり具部分

具についても，ケアプランの中で検討・選択される．福祉用具の選択にあたっては，福祉用具専門相談員が選択・使い方にあたってのアドバイスを行っているが，福祉用具の情報提供は行えても，身体状況や生活スタイル，住環境を含めてのより専門的な適合評価まで行えているかという点では不十分さもあり，専門家による支援体制作りが今後の課題である．

（栗林　環，小池純子）

■■ 文　献 ■■

1) 伊藤利之：義肢装具の支給体系，義肢装具のチェックポイント第 6 版，医学書院，2003．
2) 伊藤利之(編)：補装具給付事務マニュアル，中央法規出版，2003．
3) 伊藤利之：車いす供給システムと今後の対応，車いす・シーティング―その理解と実践―，はる書房，2005．
4) 厚生労働省：補装具の見直しに関する検討委員会中間報告書，2005．

Key words INDEX

■■■ 和　文 ■■■

あ

足装具　88
アテトーゼ　101
安全管理　128
ASIA機能障害尺度　62
エネルギーコスト　114

か

介護保険制度　247
外旋固定　52
外転固定　52
外反足　74
外反扁平足　94
外反母趾　74
下肢切断　13
下腿義足　185
下腿切断　185
片側骨盤切断　168
片麻痺　124
関節リウマチ　88,124
義肢　9,133
義肢装着訓練　13
義手　133
義手の操作　137
義手部品　137
義足　133,162
機能的装具　80
基本構造　239
基本操作訓練　21
胸腰仙椎装具　44,210
金属　244
筋電義手　9,21,137
靴　232
靴型装具　88,232
クラッチ　236
車いす　239
痙直型両麻痺　101
頸椎手術　38
頸椎装具　38,88,210
ケイン　236
ケースカンファレンス　128
外科的変換　32
腱　58
後療法　38
股関節離断　168
骨折　80
骨折用装具　215
ゴム　244

さ

サイム義足　185
サイム切断　32,185
在来式ソケット　168
坐骨収納型ソケット　168
肢位　210
四辺形ソケット　168
社会保障制度　247
修復腱　52
上位頸椎　38
障害者自立支援法　247
上肢装具　202
小児肢関節装具　215
初期屈曲角度　168
随意制御　168
ストライドコントロール　168
整形靴　232
制限方向　210
製作時期　210
脊髄損傷　62,114,124
切断　1
仙腸装具　44
先天性脛骨欠損症　32
先天性股関節脱臼　94
先天性内反足　74,94
先天性腓骨欠損症　32
装具　58,74,80,198
装飾用義手　137
足根中足切断　185
足底装具　215
足底板　67
足部　162
足部義足　185
足部疾患　74
側弯症装具　210
損傷　58

た

大腿義足　168
大腿近位限局性欠損症　32
大腿切断　168
多発性神経障害　118
短下肢装具　215
単神経障害　118
断端管理　1
チームアプローチ　128
中下位頸椎　38
長下肢装具　215
対麻痺用装具　215
手　58
手関節装具　88
動的腱固定効果　62

な

軟性コルセット　44
二重ソケット　168
二分脊椎　94
脳血管障害　108
脳性麻痺　101
能動義手　21
能動式義手　137

は

発泡材　244
皮革　244
膝関節　67
膝関節離断　168
膝義足　168
膝装具　67,215
膝継手　162
肘装具　88
ヒップバンパ　168
ヒッププロテクター　80
2つの要素　52
部品　162
ブラウン手術　32
プラスチック　244
ブルンストローム回復段階　108
ペルテス病　94
歩行器　236
歩行補助具　121
歩行補助装具　114
補装具　247
保存療法　67

ま

股義足　168
股義足ソケット　168
股継手　162
末梢神経　118
ミルウォーキー装具　44
免荷装具　80

や

有窓式ソケット　168
用語　198
腰仙椎装具　44,210

ら

リーメンビューゲル　94
理学療法　13
理学療法評価　13
リハビリテーション　58,108

欧文

A

ambulation aids　121
amputation　1
ankle disarticulation　185
ankle-foot orthosis　215
a soket with window　168
athetosis　101

B

basic structure　239
basic training　21
body-powered prosthesis　21
body-powered upper limb prosthesis　137
brace　80
Brown procedure　32
Brunnstrom recovery stage　108

C

cane　236
case conference　128
cerebral palsy　101
cerebral vascular accident　108
cervical orthosis　38,88,210
cervical spine operation　38
components of upper limb prosthesis　137
congenital clubfoot　94
conservative treatment　67
control of upper limb prosthesis　137
conventional socket　168
cosmetic upper limb prosthesis　137
crutch　236

D

damen corset　44
developmental dysplasia of the hip　94
direction　210
disarticulation socket　168
double socket　168
dynamic tenodesis effect　62

E

elbow orthosis　88
energy cost　114

F

fibular hemimelia　32
flexible flatfoot　94
foam material　244
foot　162
foot disease　74
foot orthosis　88,215
fracture　80
fracture orthosis　215
functional brace　80

G

gait aids　121
gait orthosis　114

H

hallux valgus　74
hand　58
handicapped person independence support law　247
hemiplegia　124
hip bumper　168
hip disarticulation　168
hip disarticulation prosthesis　168
hip joint　162
hip protector　80

I

immobilization in abduction 52
immobilization in external rotation 52
initial flexion angle 168
insole 67
ischial-ramal containment socket 168

K

knee-ankle foot orthosis 215
knee brace 67
knee disarticulation 168
knee disarticulation prosthesis 168
knee joint 67,162
knee orthosis 215

L

laceration 58
leather 244
Legg-Calvé-Perthes disease 94
long-term care insurance system 247
lower extremity amputation 13
lower limb prosthesis 133
lumbo-sacral orthosis ; LSO 44,210

M

metal 244
Milwaukee brace 44
mono-neuropathy 118
myoelectric prosthesis 9,21
myoelectric upper limb prosthesis 137

N

non-weight-bearing orthosis 80

O

orthopedic shoes 88,232
orthosis 58,74,198

P

paraplegic orthosis 215
partial foot amputation 185
partial foot prosthesis 185
parts 162
Pavlik harness 94
period 210
peripheral nerve palsy 118
pes valgus 74
physical therapy 13
physical therapy evaluation 13
plastics 244
poly-neuropathy 118
postoperative management 38
posture 210
prosthesis 9,133,162
prosthetic appliance 247
prosthetic fitting exercise 13
proximal femoral focal deficiency ; PFFD 32

Q

quadrilateral socket 168

R

rehabilitation 58,108
repaired tendon 52
rheumatoid arthritis 88,124
risk management 128
rubber 244

S

sacral orthosis 44
scoliosis orthosis 210
shoes 232
social security system 247
spastic diplegia 101
specific hip orthosis for child 215
spina bifida 94
spinal cord injury 62,114,124
Standards for Neurological and Functional Classification of Spinal Cord Injury 62
stride control 168
stump management 1
subaxial cervical spine 38
surgical conversion 32
Syme amputation 32
Syme prosthesis 185

T

talipes equinovarus 74
team approach 128
tendon 58
terminology 198
thoraco-lumbo-sacral orthosis ; TLSO 44,210
tibial hemimelia 32
trans-femoral amputation 168
trans-femoral prosthesis 168
trans-pelvic amputation 168
trans-tibial amputation 185
trans-tibial prosthesis 185
two factors 52

U

upper cervical spine 38
upper limb orthosis 202
upper limb prosthesis 133

V

voluntary control 168

W

walker 236
wheelchair 239
wrist hand orthosis 88

最新 義肢装具ハンドブック
(さいしん ぎしそうぐ)

2007 年 11 月 15 日	第 1 版第 1 刷発行（検印省略）
2009 年 7 月 25 日	第 2 刷発行
2011 年 4 月 5 日	第 3 刷発行

編集　三上　真　弘
　　　飛松　好　子
　　　（とび）（かみ）（まさ）（ひろ）
　　　（まつ）（よし）（こ）
　　　大　石　暁　一
　　　高　嶋　孝　倫
　　　（おお）（いし）（ぎょう）（いち）
　　　（たか）（しま）（たか）（みち）

発行者　末　定　広　光

発行所　株式会社　全日本病院出版会
　　　　東京都文京区本郷 3 丁目 16 番 4 号 7 階
　　　　郵便番号 113-0033　電話　（03）5689-5989
　　　　　　　　　　　　　　FAX　（03）5689-8030
　　　　郵便振替口座　00160-9-58753
　　　　印刷・製本　三報社印刷株式会社

©ZEN-NIHONBYOIN SHUPPAN KAI, 2007.

本書の内容の一部あるいは全部を無断で複写複製（コピー）することは，法律で認められた場合を除き，著作者および出版者の権利の侵害となりますので，その場合には予め小社あて許諾を求めてください．
定価はカバーに表示してあります．
ISBN　978-4-88117-038-0　C3047